食品
营养与检验检疫

◎杨 溢 陆飞峰 范莉梅 主编

中国农业科学技术出版社

图书在版编目（CIP）数据

食品营养与检验检疫／杨溢，陆飞峰，范莉梅主编 .—北京：中国农业科学技术出版社，2019. 1（2022.7重印）

ISBN 978-7-5116-3944-8

Ⅰ.①食… Ⅱ.①杨…②陆…③范… Ⅲ.①食品营养②食品检验③食品卫生-卫生检疫 Ⅳ.①R151.3②TS207.3③R155.5

中国版本图书馆 CIP 数据核字（2018）第 282059 号

责任编辑　李冠桥
责任校对　马广洋

出 版 者　中国农业科学技术出版社
　　　　　北京市中关村南大街 12 号　邮编：100081
电　　话　（010）82109705（编辑室）　　（010）82109702（发行部）
　　　　　（010）82109709（读者服务部）
传　　真　（010）82106625
网　　址　http://www.castp.cn
经 销 者　各地新华书店
印 刷 者　北京建宏印刷有限公司
开　　本　710mm×1 000mm　1/16
印　　张　14
字　　数　270 千字
版　　次　2019 年 1 月第 1 版　2022 年 7 月第 2 次印刷
定　　价　56.00 元

前　言

国以民为本，民以食为天，食以安为先，安以质为本，质以诚为根。食品是人类生存最基本的需求，是最重要的消费品，是国家安定、社会和谐的重要基础。同时，随着对外贸易的持续增长，中国在世界食品市场也开始占有越来越重要的地位。食品安全严重影响我国食品市场的全球化进程。保障食品安全，已经成为我国食品产业提高国际竞争力，走向世界市场的必经之路。

受国际性食品与健康问题，如二噁英（Dioxin）、口蹄疫（FMD）、疯牛病（BSE）、禽流感（Avian Flu）等疾病暴发的影响，国际社会对食品质量安全（food safety）的关注程度越来越高。而在我国，由于长期对农业资源环境的不合理开发与利用，导致农业环境污染问题日益严峻。同时，由于食品企业自身社会责任感的缺乏，食品质量控制意识的薄弱和大量食品企业的违规操作，在我国市场监管相对薄弱的情况下，使得食品食用安全和卫生隐患日益突出。因此，重视食品安全，已经成为衡量人民生活质量、社会管理水平和国家法制建设的一个重要方面。

《食品营养与检验检疫》一共分为9章，第一章主要围绕食品安全与食品营养进行了概述，同时分析了二者之间的关系，并且介绍了我国的检验检疫制度；第二章就我国目前食品安全控制的现状进行论述；第三章描述了关于食品安全标准法律制度的现状；第四章和第五章分别介绍了我国食品安全检测以及食品安全检验制度的现状以及存在的问题；第六章详述了我国疾控体系食品检验实验室发展情况；第七章就中国检验检疫制度与功能完善的理论分析、国际比较以及存在的问题进行了阐述；第八章从我国现有的食品安全监管体系着手，阐述了作者对食品安全无缝监管体系建设提出的建议；第九章主要就食品安全检验检测的资源整合与支撑系统的建立进行了详细介绍。

本书由天津市疾病预防控制中心杨溢、河北省邯郸市粮油质量检测中心陆飞峰、新疆维吾尔自治区产品质量监督检验研究院范莉梅担任主编；由中山大学附属第三医院临床营养科连田田、河北新希望天香乳业张建灵、广州城市职业学院王欢、泊头职业学院张新明担任副主编；康奥生物科技（天津）有限公司朱晓光、天津市第二商业学校王群、玉溪市食品药品检验所李学兴、内蒙古农业大学辛匡禹参编。

杨溢编写了第一章至第三章的内容，约 10 万字；陆飞峰编写了第四章至第六章的内容，约 8 万字；范莉梅编写了第七章、第八章的内容，约 6 万字；连田田编写了第九章的内容，约 3 万字。

由于时间急迫，编者水平有限，书中难免存在疏漏和不妥之处，恳请各位老师和广大读者批评指正。

目　　录

第一章 食品安全与食品营养

第一节 食品安全概述

一、食品

关于食品的定义，各国有不同的表述。美国、欧盟、加拿大等认为食品属于工业品范畴。《食品科学与营养百科全书》对食品的描述为：最终成为经过化学/生物化学和物理性质改变了质量和营养价值的产品。美国《联邦食品药品及化妆品法》将食品定义为：人或动物食用或饮用的物品及构成以上物品的材料，包括口香糖。欧盟议会与理事会 178/2002 法规对食品的定义是：不论是否加工、部分加工或者是未加工过的任何用于人类或者可能被人类摄入的物质或产品。加拿大《食品与药品法》将食品定义为：经过加工、销售及直接作为食品和饮料为人类消费的物品，包括口香糖和以任何目的的混合在食品中的各种成分及原料。国际食品法典委员会（CAC）193 号法典规定了食品的分类系统，主要包括植物源性加工食品、动物源性加工食品、多种成分的加工食品及其他可食用品。

我国《现代汉语词典》（第 5 版）中食品是指：商店出售的经过加工制作的食物。《食品工业基本术语》对食品的定义为：可供人类食用或饮用的物质，包括加工食品、半成品和未加工食品，不包括烟草或只作药品用的物质。

本书采用《食品卫生法》的定义，即认为食品是各种供人食用或者饮用的成品和原料以及按照传统既是食品又是药品的物品，但是不包括以治疗为目的的物品。从食品卫生立法和管理的角度，广义的食品概念还涉及生产食品的原料、食品原料种植、养殖过程接触的物质和环境、食品的添加物质、所有直接或间接接触食品的包装材料、设施以及影响食品原有品质的环境。

需要指出的是，食品不同于农产品。农产品在范围上主要包括农业的源性

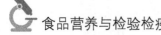

产品及其加工品和制成品；在用途上包括来源于农业的可食用的产品和制成品以及来源于农业的非食用产品和初级加工品。而食品主要是指可供人类食用和饮用的有营养的物品，从范围上看较为强调经过加工和制作的过程，也即包含经过理化性质所改变的过程，向前延伸的范畴包括可供人类食用和饮用的有营养物质中的原材料和成分。

二、食品安全

(一) 食品安全的定义

安全是人生存的基本条件。所谓安全，是指对一个人的人身、健康、财产、名誉乃至最低限度的物质生活的庇护与保障，有时也指国家的安全、社会利益的安全。孟德斯鸠在《论法的精神》中讲到，人的安全乃是至高无上的法律。英国哲学家边沁也把安全提到法律目标之首。

对于食品安全的定义，国内外专家学者有不同的理解。1984 年 WHO 在《食品安全在卫生和发展中的作用》中，将"食品安全（Food Safety）"与"食品卫生（Food Hygiene）"作为同义语，定义为："生产、加工、储存、分配和制作食品过程中确保食品安全可靠，有益于健康并且适合人消费的种种必要条件和措施"。

1984 年 WHO 在《加强国家级食品安全计划指南》中则把食品安全与食品卫生作为两个不同的概念加以区别。其中，食品卫生的范围比食品安全的范围窄一些。食品卫生是指"为了确保食品安全性和适用性在食物链的所有阶段必须采取的一切条件和措施"，而食品安全被定义为"对食品按其原定用途进行制作或食用时不会使消费者健康受到损害的一种担保"。

我国《食品卫生法》第六条规定："食品应当无毒、无害，符合应当有的营养要求，具有相应的色、香、味等感官性状"。这就是对食品本身应该具有的 3 个基本要素的规定。《食品卫生法》第一条指出，其立法宗旨是"防止食品污染和有害因素对人体健康构成危害，保障人民身体健康，增强人民体质"，它从法律上对食品安全性提出了要求。

钟耀广（2005）认为食品安全是一个发展的概念，甚至在同一国家的不同发展阶段，由于食品安全系统的风险程度不同，食品安全的内容和目标也不同。

吴永宁（2003）认为食品安全在我国有两方面的含义，分别来源于两个英语概念：一是一个国家或社会的食物保障（Food Security），即是否具有足够的食物供应；二是食品中有毒、有害物质对人体健康影响的公共卫生问题（Food Safety）。

综上所述，食品安全有广义和狭义之分。广义的食品安全包括所有会使食物有害于消费者健康的急性或慢性危害，是指食品中的有毒、有害物质对人类健康、动植物卫生及其国家经济安全构成的危害或威胁。通常特指的食品危害主要集中于五方面：微生物危害、农药和杀虫剂的残留、食品添加剂的滥用、化学成分（包括生物毒素等）、假冒食品，这些危害还可以广泛延伸到诸如过敏原、兽药残留以及在动物产品中为促进生长而添加的激素等。狭义的食品安全是指食品在卫生、质量方面符合某一系列指标要求的特性，在食品的生产、加工、包装、运输、流通、消费等过程确保食品的消费不会对人体构成危害。

（二）食品安全相关概念辨析

食品安全的内涵非常丰富，与食品卫生、食品质量、食物安全、粮食安全、生物安全、营养安全等都有一定的联系，而且容易被混淆，需要加以区别。

1. 食品安全与食品卫生

食品安全和食品卫生有两方面区别。一是范围不同；食品安全包括食品的种植、养殖、加工、包装、贮藏、运输、销售、消费等环节的安全，而食品卫生通常并不包含种植、养殖环节的安全。二是侧重点不同；食品安全是结果安全和过程安全的完整统一。食品卫生虽然也包含上述两项内容，但更侧重于过程安全。具体来看，食品卫生是指供人类食用的各种食品在生产、运输、储存、加工、销售、烹饪、食用等各个环节必须符合饮食卫生标准，保证各种食品所含营养和能量安全进入人体，参与人体的新陈代谢。"病从口入"指的就是食品的卫生安全问题。

2. 食品安全与食品质量

1996 年，FAO 和 WHO 在《加强国家级食品安全性计划指南》中把食品质量定义为："食品满足消费者明确的或者隐含的需要的特性"。2003 年，FAO 和 WHO 在《保障食品的安全和质量——强化国家食品控制体系指南》中指出，食品安全涉及那些可能使食品对消费者健康构成危害（无论是长期的还是马上出现的危害）的所有因素。这些危害因素是毫无商量余地必须消除的，食品安全具有不可协商性。食品质量包括可影响产品消费价值的所有其他特性。其包括一些不利的品质特性，如腐烂、脏物污染、变色、变味等；还包括一些有利的特性，如食品的产地、颜色、香味、质地以及加工方法。食品安全关注的重点是消费者的健康问题，食品质量关注的重点则是食品本身的使用价值和性状。食品质量和食品安全在有些情况下容易区分，在有些情况下较难区分，因为多数人将食品安全问题理解为食品质量问题。食品安全和食品质量的概念必须严格加以区分，因为这涉及相关政策的制订，以及食品管理体系的内容和构架。

3. 食品安全与食物安全

食品安全是指所有那些危害，无论是慢性的还是急性的，这些危害会使食物有害于消费者健康。食品安全是不可协商的。食物安全主要从食物的数量和食物的资源状况等方面来论述食物的安全性。由于食物的种类范围比食品、农产品更丰富、更广泛，因此食物的来源既包括人类从事生产活动所获得的成果，又包括自然环境中可以食用的各种生物资源。

4. 食品安全与粮食安全

粮食安全（Food Security）是指保证任何人在任何时候都能得到为了生存与健康所需要的足够食品，包含 3 层意思：一是确保生产足够数量的食品；二是最大限度地稳定食品供应；三是确保所有需要食品的人都能获得食品。食品安全（Food Safety）是指品质和特性要求上的安全。粮食安全与社会分配也有关系。阿马蒂亚在《贫困与饥荒》一书中指出，饥荒是指一些人未能得到足够的食物，而非现实世界中不存在足够的食物。食品安全与粮食安全的主要区别有 3 项：一是粮食与食品的内涵不同。粮食是指稻谷、小麦、玉米、高粱、谷子及其他杂粮，还包括薯类和豆类。而食品的内涵要比粮食更为广泛，包括谷物类、块根和块茎作物类、油料作物类、蔬菜和瓜类、糖料作物类、水果和浆果类、家畜和家禽类、水产品类等。二是粮食与食品的产业范围不同。粮食的生产主要是种植业，而食品的生产除了包括种植业、养殖业、林业等大农业之外，还涉及工业。三是发展战略和评价指标不同。粮食安全主要是供需平衡，评价指标主要有产量水平、库存水平、贫困人口温饱水平等。而食品安全主要是无毒无害、健康营养，评价指标主要是理化指标、生物指标、营养指标等。

5. 食品安全与生物安全

生物安全是指现代生物技术的研究、开发、应用及其产品的跨国、跨境转移，不存在可能损害或威胁生物多样性、生态环境以及人体健康和生命安全的物质。总体上说，生物安全就是"控制粮食与农业，包括林业和水产有关的所有生物和环境风险"，该风险包括从外来品种和传入的动植物害虫，到生物多样性侵蚀、跨界牲畜疾病的扩散、战争有毒武器等内容。联合国粮农组织（FAO）农业委员会则认为，食品安全本身就是生物安全的组成部分，生物安全包含所有的解决食品和农业危机的政策和规制框架（包括工具和行动）。生物安全包括3个部分，食品安全、植物生命和健康、动物生命和健康。生物安全因此就与食品安全、环境保护和农业可持续发展有了直接关系。张涛（2005）认为，食品安全与生物安全属交叉关系，其中与生物产品消费相关的安全属于食品安全的范畴，而其他与生物种群、生态环境影响相关的安全则不属于食品安全的范畴。

6. 食品安全与营养安全

营养安全是指人们食用的食品在营养和成分等方面不对人体健康和长期生存繁衍构成威胁的确定程度。营养安全事关每个社会成员的身体健康，与食品安全等密切相关。主要包括食品营养种类安全、营养成分含量和质量安全等方面。

（1）食品营养种类安全。食品营养种类安全是指各种食品提供的营养在种类上是齐全的，不存在营养成分的缺失，也不存在人体所不需要的营养种类。由于供人类食用的食品种类很多，任何一种食品都不能单独提供人体所需各种营养成分，所以食品营养种类安全，还与人们的饮食习惯等因素密切相关。

（2）营养成分含量和质量安全。营养成分含量和质量安全是指各种食品提供的营养在含量上符合食品的质量要求，不存在营养成分含量不达标或超标情况，不存在营养成分含量影响人体代谢和身体健康的情况。同样，营养成分含量安全也与人们的消费行为有关。

食品安全与营养安全有相当部分的交叉，从广义上讲，食品安全应包括营养安全，西方发达国家已把有关营养安全的内容纳入食品安全控制的范围之内，成为食品安全控制新的趋势。

第二节　食品营养概述

一、食品营养的内涵

国民营养的来源，如果按营养物质的性质划分，可分为生鲜食品（农产

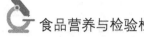

品）、烹饪食品和加工食品。生鲜食品（农产品）即是通过种植和养殖获得的产品，要获得营养丰富的生鲜食品，需要生产者掌握科学的种植生产与管理、养殖生产与管理、收获、运输和储藏保鲜等知识和技能。烹饪食品则以生鲜食品为原料，通过烹煮获得，要获得营养丰富的烹饪食品需要烹饪者掌握原辅料特性、调味和烹饪操作、营养搭配与科学配餐、营养调查与质量评价以及卫生安全管理等知识和技能。加工食品仍以生鲜食品为原料，采用机械设备加工生产获得。要获得营养丰富的加工食品，需要加工生产者掌握食品原料特性、食品加工工艺设计、设备操作技术、产品质量控制、产品检验以及产品包装、储藏等知识和技能。目前我国国民营养状况表现出以下两种分化：

（一）食品消费满足要求，膳食结构不合理

国民经济迅速发展，人民尤其是城市居民收入不断增加，食品消费明显上升。物质丰富了，但存在严重的膳食结构不合理，即营养失衡问题。营养失衡的主要表现为肥胖症、高血压、冠心病和糖尿病等各种慢性病患率增加，并趋向年轻化。造成城市居民营养失衡的主要原因有两个：一是必要的营养知识和技能缺乏，是城市居民营养过剩和失衡的主要原因；二是营养配餐员、营养师普遍不足，尤其是能指导国民膳食营养的高技能公共营养师缺乏。

（二）膳食质量低下，存在营养不良的人群

我国现有的两千多万农村贫困人口和一定数量的城市低保户，膳食质量低，各种类型的营养缺乏、营养不良问题普遍存在。经济落后和贫穷是导致营养缺乏、营养不良的主要原因。而营养不良带来的劳动能力、创造能力低下，又会产生新一轮的贫困或使贫困进一步加剧。食品营养价值评价食品营养价值指食品中所含的热能和营养素能满足人体营养需要的程度。对食品营养价值的评价，主要根据以下几方面：

1. 食品本身结构

食品所含热能和营养素的量，对蛋白质还包括必需氨基酸的含量及其相互间的比值，对脂类尚应考虑饱和与多不饱和脂肪酸的比例。

2. 人对营养元素的消化率

食品中各种营养素的人体消化率，主要是蛋白质、脂类和钙、铁、锌等无机盐和微量元素的消化率。

3. 人体的生物利用率

食品所含各种营养素在人体内的生物利用率，尤其是蛋白质、必需氨基酸、钙、铁、锌等营养素被消化吸收后，能在人体内被利用的程度。

4. 食品影响人的消化能力

食品的色、香、味、型，即感官状态，可通过条件反射影响人的食欲及消化液分泌的质与量，从而明显影响人体对该食物的消化能力。

5. 食品的营养质量指数

食品价格不一定反映食品的营养价值。食品营养价值的高低是相对的。同一类食品的营养价值可因品种、产地、成熟程度、碾磨程度、加工烹饪方式等不同而有很大区别。

二、营养分类

(一) 各类食品的营养价值

按食品对人体的营养意义将食品分为以下 8 类：

1. 谷类食品

指禾本科作物的种子，主要有稻米、面粉、玉米、小米、高粱等，占中国人热能来源的 70% 左右。谷类含 6%~10% 的蛋白质，但生物利用率较低。含 70%~80% 的碳水化合物，主要是淀粉，消化率很高。含一定量的膳食纤维。磷、钙、铁等无机盐类生物利用率低。含维生素 B_1 和烟酸较多，但必须经加碱处理才能被人体利用，含维生素 B_2 少。玉米、小米含少量胡萝卜素。谷类种子碾磨过细将损失较多的维生素和无机盐，糙米的出米率以 92%~95%、小麦的出粉率以 81%~85% 为宜。过分洗米、弃米汤、不适当加碱等也可损失营养素。

2. 豆类食品

指豆科作物种子及其制品，也包括其他油料作物。大豆含蛋白质 35%~40%，为营养价值较高的优质蛋白质。特别是赖氨酸较多，是弥补各类蛋白营养欠缺的理想食品。大豆含油脂 17%~20%，其中含人体必需脂肪酸亚油酸约 50%，是任何其他油脂所不能比拟的。大豆约含 30% 的碳水化合物，其中人体不能利用的占一半，所以考虑大豆的营养价值时，碳水化合物以折半计算为宜。大豆中还含钙、铁、锌、维生素 B_1、维生素 B_2 和烟酸。大豆中也含有抗营养因素，对人有不良的生理作用，但经适当处理（如湿热、发酵、发芽等）后可基本消除。大豆加工成豆制品后，消化率可由整粒大豆的 60% 提高到 90% 左右。其他豆类如小豆、绿豆、花生、葵籽等也与大豆相似，但其蛋白质营养价值稍低。

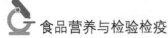

3. 蔬菜、水果

是人体胡萝卜素、维生素 C 和钙、铁、钾、钠等元素的重要来源。所含的膳食纤维、有机酸、芳香物质等也有益于增进食欲，促进消化。含维生素 C 较多的蔬菜主要是叶菜类，如花椰菜、甘蓝等，特别是蔬菜代谢旺盛部分，如嫩叶、幼芽和花部含量较多。水果中则以柑橘、山楂、鲜枣及猕猴桃等含量最多。深绿和黄红颜色的蔬菜、水果含胡萝卜素较多，如苋菜、韭菜、胡萝卜、甘薯和杏等。蔬菜、水果常因加工烹饪不当而损失营养素，如切洗流失、加热氧化、金属离子触媒破坏等，应引起注意。有些野菜、野果常含丰富的维生素和无机盐类，是开发利用大有前途的食物资源。某些蔬菜习惯上废弃的部分，如萝卜缨、芹菜叶中分别含有较多的钙、胡萝卜素、维生素 B_1、维生素 B_2 和维生素 C 等，应注意充分加以利用。

4. 畜禽肉类食品

可供给人体优质蛋白质和部分脂肪，无机盐含量不多但易于吸收利用。也是人体内维生素 A 和维生素 B_2 的重要来源。猪肉含蛋白质量较低，而且所含较多饱和脂肪对人体健康不利，而鸡肉或草食动物肉的蛋白质含量高，因此，营养学家、畜牧学家与食品生产经营部门均主张用鸡肉代替猪肉。

5. 鱼类等水产食品

在蛋白质营养价值方面可与畜禽肉类媲美，所含脂肪 70% ~ 80% 为多不饱和脂肪酸，胆固醇含量也较低，所以远比畜禽肉类脂肪为优。含铁、钙等无机盐和微量元素比畜禽肉类高几倍至十几倍，含丰富的碘和较多的维生素 B_2 和烟酸。鱼肝富含维生素 A 和维生素 D。鱼类以外的海产动物，营养价值与鱼类相似。海产植物如海带、紫菜等含有 10% ~ 30% 的蛋白质，也含较多的钙、铁、碘和维生素。海产品中的砷均是有机砷形式，对人体无害。有的含粗纤维较多，影响消化。

6. 蛋类食品

鸡、鸭、鹅蛋的化学组成基本相似。鲜蛋含蛋白质为 13% ~ 15%，其营养价值最高，为营养学实验研究中的理想蛋白质。含维生素 A、维生素 D 和维生素 B_2 较多。鲜蛋含有抗生物素蛋白和抗胰蛋白酶因素，又易受微生物污染，故不宜生食。蛋白烹调方式对营养价值影响不大。

7. 奶类食品

人和各种动物奶分别对其各自的初生子代营养价值最高，对异己子代的营养价值较低，所以对婴儿应强调母乳喂养。用牛奶时应仿人奶组成调整其营养成分，主要是加水稀释酪蛋白，补充乳（蔗）糖和维生素 A、维生素 D 等。牛奶含蛋白质和钙较多，也是维生素 A 和维生素 B_2 的良好来源，但含铁少，若不补铁，易引起缺铁性贫血。奶粉和炼乳的营养成分与鲜奶基本相同。

8. 食品的加工品

除上述提及者外，主要有罐头、食用油脂、酒类、饮料、调味品和糖果糕点等，其营养价值主要取决于其原料组成，对人类营养素来源不占重要位置。

第三节　食品营养与食品安全之间的关系

一、食品安全与食品营养管理并重

食品营养性与食品安全性是不可分割的两个部分，二者相互依赖、相互促进；如果食品不具有足够的营养价值，那么其安全性便是无意义的；而如果食品不具有安全性，那么食品的营养价值也无法发挥出来。可以说食品营养性是安全性的一部分，而食品的安全性又可以保障食品营养在机体内的正常消化吸收。如果二者不能达到相对平衡的状态，就极易引发食品安全问题，因此，在食品安全管理方面，应当充分发挥食品营养与食品安全监管的力量，保证二者可以协调促进，共同发展。

（一）食品营养与食品安全监管并重的意义

1. 从法律意义上推动食品行业的健康发展

法律是推动食品安全行业健康发展的必要保障，具有无可替代的约束价值。在 2015 年出台的《中华人民共和国食品安全法》中第十章第一百五十条中，对食品安全的定义是指"食品无毒、无害，符合应当有的营养要求，对人体健康不造成任何急性、亚急性或者慢性危害"。这说明在法律层面上，明确规定了食品安全包含了食品的营养要求，而食品的营养性又是食品安全必不可少的一部分。这要求食品检测工作应当从营养与安全两个角度入手，也就是说，食品营养与食品安全管理工作首先从法律意义上推动了食品行业的健康发展，使食品生产等环节能够得到必要的约束。

2. 有利于推动食品营养成分多样性管理的展开

通常食品中会包含多种多样的营养成分物质，但是每一种食品往往偏重于某几种营养素，如肉类食品中主要是蛋白质、脂肪等，而纤维素类食品主要包含了维生素和矿物质等。要想达到食物的营养均衡，需要多样、适量地摄入各种食物。我国现在的食品问题主要集中在食品的安全性上，有一系列的卫生标准法规来约束食品的安全性能，但是对食物的营养方面却没有一部全面的法律来约束管理。如果仅注重食品的安全性，那么食物的营养应用价值就可能被降低或者低估；但是如果一味追求高营养性而不考虑食品对身体的健康安全影响，比如密集的营养素对人体的消化吸收以及代谢的影响，脱离了食品的安全性谈营养显然更不科学。因此，实现二者的并重显得尤为关键。在并重的过程中，相关部门对食品营养物质多样性管理赋予了新的内涵。即，当食用食品后，其营养物质经过人体分解后不会发生拮抗作用，不会产生有害物质，也不会产生有危害性的化合反应。这些规定，不仅实现了安全性与营养性的共赢，也提升了食品营养成分多样性管理工作的科学性与合理性。

3. 提升食品卫生检测标准的规范性

如果食品中的营养物质过于单一丰富，同样会导致安全问题的发生，这是因为人体内脏器官的承受能力是有限的，如果摄入的营养元素过多，消化系统的压力就会加大，继而提升分泌物的含量，使器官出现衰竭、失衡等问题或出现严重病变。例如，近些年来的青少年儿童的肾脏疾病发生率升高，可能就与蛋白质摄入超标和钙片的食用有关，导致营养元素成为食源性的致病因素。因此，加强对食物营养素的均衡性检测十分必要，尤其是即食的预包装食品。

全面加强食品的营养与安全监管，能够有效提升食品卫生检测标准的规范性，使食品营养与安全能够得到均衡管理，食品生产环节更加高效、安全，使食品真正能够满足人们的营养需求，提高人们对食品的满意度。

4. 避免细菌类物质与化合物的过量使用

食用色素、化学添加剂以及某些对人体有益的益生菌类物质，在食品美观、食品口感、食品保鲜等方面发挥着重要的作用，是食品生产中不可缺少的成分，我国针对这些物质制定了相应的规范与标准。以往的食品生产中，为了保证食物营养的大量留存，生产者可能会在食品中加入较多的食品添加剂，虽然在国家规定的标准内，但是如果过量食用，仍会损坏人们的机体健康。而当食品营养与食品安全并重被提出，并落实到实际的监管工作中后，食品生产者的行为得到了更为有效的约束，同时很多生产者也意识到了过量食品添加剂应用的危害性，在生产中会尽量降低与化学性食品添加剂的使用量，努力实现营养性与安全性的平衡与协调。

二、食品营养与食品安全监管并重的途径

为了实现食品营养以及食品安全监管的并重，相关部门应当分别对食品营养管理与食品卫生监管工作进行完善，使二者能够保持相对独立，也可以有效融合，保证食品安全工作的有序推进。

（一）积极关注食品营养问题

在食品营养管理方面，食品安全监管相关人员既要关注营养多样性的增强，也要注意对安全风险的控制。食物摄入要坚持种类多、范围广、数量适宜的原则，实现食品安全与膳食平衡共赢的目的，避免人们因为食物中营养元素过剩或者缺少而出现营养不良性疾病；同时，也可以避免食物单一诱发的代谢损伤以及肝肾损伤等问题的发生；另外，也可以避免细菌性或化学性食物中毒事件的发生。

（二）积极展开食品卫生监管工作

1. 积极借鉴国外先进经验

我国应当对国外先进的法律法规进行分析与借鉴，并结合我国的实际情况加强食品安全标准建设，并将营养管理的内容融入其中，将营养成分作为考察食品安全性的重要因素之一。

2. 完善食品安全信用机制

应当对食品安全信用机制进行完善，营造良好的市场环境，使企业能够树立信用意识，从而自觉规范自身的生产经营行为。

3. 完善食品安全保障体系

应对食品安全保障体系予以完善，包括认证体系、食品管理体系、食品召回与溯源体系以及预警反应机制等，保证监管工作的全面有序。

4. 加强对食品监管工作人员的培训

应当对食品监管工作人员进行必要的培训，使其能够树立起正确的监管意识，全面关注食品营养问题与卫生安全问题，保证二者可以均衡协调，同时保证其具有较强的工作能力与丰富的工作经验。

5. 加强监管力度

应当加强监管力度，明确各部门的权力与责任，监测信息应当及时公布，保证食品市场的公开化以及高度透明化，保证监管的长效性。

第四节　我国检验检疫制度概述

一、基本概念

　　检验检疫是出入境检验检疫的简称，它是由"进出口商品检验""进出境动植物检疫"和"国境卫生检疫"组合成的概念。因此，检验检疫实际包括了商品检验、动植物检疫和卫生检疫三个专业范围的范畴，其实质内容就是"检验"和"检疫"。

　　"检验"（Inspection）在出入境检验检疫学中的狭义概念仅指对出入境商品的品质检验。具体含义是在国家的授权下，根据合同、标准或来样的要求，应用感官的、物理的、化学的或微生物的分辨分析方法，对出入境的商品（含各种原材料、成品和半成品）的质量、数量、重量、包装、安全、卫生以及装运条件等进行检验管理活动，分辨是否符合规定的过程。而广义的"检验"则根据国家的授权，对出入境的商品进行检验、监督管理以及对进出口业务活动提供公正性证明、鉴定等。

　　"检疫"（Quarantine）是以法律为依据，包括 WTO 法律、规则、惯例和国家法律法规，由国家授权的特定机关对有关生物及其产品和其他相关商品实施科学检验鉴定与处理，以防止有害生物在国内蔓延和国际间传播的一项强制性行政措施，或说是为防止人类疫病的传播所采取的防范管理措施。

　　人们通常所说的"商检"本意是商品检验，包括对在国际市场流通的商品检验（进出口商品检验）和对在国内市场流通的商品检验。但由于国内市场的商品检验一般称为产品质量检验，很少将它归入商检范畴。目前，商品检验已经成了进出口商品检验的专用概念。随着出入境检验检疫局的成立，进出口检验检疫工作融合在同一个部门，商检的含义扩大了。处理进出口商品检验，还包括进出境动植物检疫和国境卫生检疫，此为广义的商检；狭义商检即进出口商品检验，即前面提到的狭义"检验"。为避免产生歧义，本书根据目前 WTO 及国家质检总局规定，采用更准确地概念"检验检疫"来讨论有关本文进出口商品的检验检疫的各项内容。

二、壁垒性检验检疫制度的非经济作用机制

非经济性检验检疫壁垒制度分析有多方面内容，本书仅从时滞效应、检验标准、检验比例 3 方面探讨，具体对检验检疫制度上的几个方面进行理论分析。

（一）时滞效应

时滞效应是在办理进出口手续时由于工作人员有意或无意或其他因素造成的商品过境迟缓，它在进出口报检、报关手续、商品检验等方面表现较为突出，主要是通过控制商品出入境的速度来控制或影响贸易的，典型的事例就是有名的"普瓦蒂埃现象"。20 世纪 80 年代初，法国政府规定所有录像机的进口都必须由距离法国北部港口几百英里的内地小镇进行检验，并且规定了复杂的检验手续。另外，小镇的工作人员非常少，难以对付堆积如山的待入境的录像机，结果原来一卡车录像机一个上午就可检查完毕，而现在却需要 2~3 个月。

时滞问题看似简单，但其在商品的进出境过程中确是非常普遍存在的，它的影响程度是不一样的。如果它是有意的行为，那么它的效果是非常显著的，且能持续较长的时间；如果它是无意的，那么它的效果就具有不确定性，但一般来说只在短期或偶然情况下出现。时滞虽然不为人所注意，但它的应用却非常广泛，在进出口报检验、报关手续、进出口文件的申领等程序中随处可见。比如，假设在正常情况下，某检验检疫部门每月能检查完数量为 Q 的进口商品。如果每批商品的数量都为 Q，那么每年所检查的数量为 12Q。如果由于人为因素或制定更加复杂的检验检疫程序，导致工作效率变慢，需要 3 个月才能检查完数量为的货物，那么每年才检查 4Q 数量的货物。这样就大大消减了进口商品的数量。

由于检验检疫过程中存储费用的增加和占用资金的利息损失，时滞问题还产生出口商品成本增加。最终将导致商品价格升高从而转嫁给进口国消费者，并使出口商商品竞争力下降，影响本国福利水平。

（二）检验标准

当提高技术性标准时，就相当于提高检验检疫标准，从而导致生产成本的上升。当检验标准一定时，即在原有壁垒条件下，其产量与成本是一定的；当检验标准提高到变成壁垒时，原出口企业为维持原有出口产量不变，不得不改进技术、工艺或其他改进措施，从而导致该产品总成本的增加，即为跨越壁垒以成本增加为代价，从而削弱本国出口产品的竞争优势，在价格机制作用下，国外的需求数量会下降，最终将使出口产品数量下降。

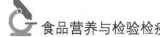

（三）检验比例

检验检疫的对象是进出口商品或进出口商品的质量保证体系。在实施检验检疫前，应首先明确检测方式：全检要明确判定本批商品拒收与否的不合格品数量，然后逐一检测，确定检测时间、检测成本，进而控制进出口商品成本；抽检则要明确抽样标准，制定抽样方案，明确检查水平（正常、加严、放松）、合格判定数与不合格判定数等。抽样检验方式分为四类，其优缺点如下表所示。

表1-1　抽样检验方式

项目	一次抽样	二次抽样	多次抽样	序贯抽样
检查批平均检查个数	大	中	小	最小
每一检查批检查个数的变化	无	稍许	有	有
检查费用（根据需要可自由抽样时）	大	中	小	小
心理效果（存在谨慎感时）	劣	中等	好	好
实施与记录简繁程度	简单	中等	复杂	复杂
适宜场合	单位产品检查费用较低	单位产品检查费用较高	检查费用较高，旨在减少检查个数	检查费用昂贵，必要检查个数

在对商品实施检验时，可根据商品数量和不同的贸易政策等采取不同的抽样检验方式，以通过检验检疫达到调节进出口、限制进出口数量的目的。在商品的检验中，检验检疫机构根据有关法国和技术标准、合同等，对进出口商品实施检测，并依据检测结果评定进出口商品的质量状况。

值得注意的是，这几种非经济机制对于一国的国际贸易是一种双向的约束，它既可以对国外进口的商品进行限制，也可能对本国出口商品产生限制。

综上所述，时滞性一般指由于通过单纯地控制检验检疫流程中某一环节的工作效率以阻碍商品的转移速度，从而使进口商品在检验检疫通关的时间上产生延迟，也称之为简单时滞性。而由于检验检疫标准过高演变成的检验检疫壁垒则是技术性贸易壁垒的体现，是法律、法规、科技层面上的。检验比例是从检验检疫的管理技术模式方式上，按照当时的检验检疫法规，确定检查方式，但也可以以突发事件为由，人为的确定某种危险商品的临时检验比例，以达到保护国内食品安全的目的，造成检测时间延迟。不难看出，检验检疫标准、检验比例可以造成复杂时滞性后果，当检验检疫标准过高而成为检验检疫壁垒时，就构成绝对时滞性——禁止进口（在一定时期内），直到突破该壁垒或壁垒标准降低。以上分析为我国检验检疫部门制定我国的相关检验检疫法规、措施，分析别国的检验检疫法规提供了一定的理论和实践上依据。

三、我国检验检疫制度改革的经济学依据

在我国计划经济体制下，检验检疫业务一直被当成政府行为。那么，在市场经济体制下，检验检疫劳务的性质如何界定呢？本书依当今世界检验检疫劳务性质的特点，把检验检疫劳务分为两个层次，一是检验检疫公共服务劳务（非生产性劳务），二是检验检疫检验生产劳务（生产性劳务），并以马克思主义经济学劳务理论加以分析。

（一）检验检疫的公共服务劳务

检验检疫公共服务劳务是指检验检疫部门为社会公共需要法定履行政府宏观管理与调控职能所提供的那部分非生产服务性劳务，它不创造价值和国民收入，不以盈利为目的，而是为了维护一定社会的政治、经济秩序和社会运行的宏观环境，服务于全体消费者，维护国家经济主权的独立。

（二）检验检疫的检验生产劳务

检验检疫的检验生产劳务是指检验检疫系统为进出口商品的生产交换所提供的商品检验，主要是委托检验、涉外资产评估和鉴定业务等方面的中介技术服务活动。这部分劳务是微观的、直接的、大量存在的。

检验检疫提供检验生产劳务是发生在流通领域里的检测中介技术性劳务，是进出口商品在进出口贸易活动中最终完成、不可缺少的一环，是生产过程在流通领域里的延续，属于增加或创造商品价值的生产性劳务，因而是生产劳动。其价值也通过商品的国际交换得以实现。

以上分析是我国加快发展非各方检验检疫机构的理论依据。知识经济时代，以高技术含量为基础的检验检疫中介技术性检验劳务蓬勃发展，其生产劳动性质和经济属性越来越明显地发挥出来，这也必将成为我国进出口商品检验检疫事业的新增长点。因此我国应加快检验检疫检测劳务权利的开放：比如加快民间资本、国外资本的注入，允许成立不同经济性质的检验检疫机构以及引进国外先进检测设备、技术手段、管理理念和竞争机制等，以促进我国检验检疫事业的健康、快速发展，为我国对外贸易和国内商品的质量提高提供强大的技术支持监督和保障。

第二章 我国食品安全控制的现状

第一节 食品安全控制的基本理论

一、相关概念界定

(一) 食品安全控制的定义

食品安全控制的范围十分宽广,它涵盖了食品安全学科领域的各个方面。食品安全是一个多学科体系,它在管理层面上属于公共安全问题,在科学层面上属于食品科学问题。食品安全不像数学、化学和物理学等学科一样,学科界线十分清楚,学科内涵相对集中,食品安全不仅包括了食品科学的内容,还包括了农学、医学、理学、管理学、法学和传媒学的内容。另外,它甚至与分子生物学的组学技术也有一定的关系。食品安全的学科基础和学科体系相对较为宽广,学科的综合性也较强。由于食品安全的核心问题是保障人类健康,服务对象是人,因此,它与医学领域的毒理学、公共营养与卫生学、药学学科有关;食品安全的研究对象是食品,它与食品原料学、食品微生物学、食品化学、食品科学等密切相关;食品安全在社会层面上主要是管理问题,政府从事食品安全管理主要依靠法律法规,而食品安全执法又需要标准和检测技术和方法的支持,风险分析过程也需要以管理学为基础,它又需要法学、管理学的支持;另外,由于公众的参与意识增强,以及媒体的广泛参与,基于对食品安全事件增加透明度的原则,传媒学也已成为食品安全重要的学科体系之一。

因此,从广义的学科范围和体系分析,食品安全控制包括了毒理学、公共营养与卫生学、药学、食品原料学、食品微生物学、食品化学、食品科学、管理学、法学、传媒学等领域有关的所有控制活动。公共营养与卫生领域的食源性疾病的控制、生物毒素的检测与控制,食品微生物学领域的微生物控制,化学领域的农药残留控制、兽药残留控制,管理学领域的政府监管、食品企业的自我管理、食品安全利益相关者控制，法学领域的食品法规制定与修订，传媒学领域的媒体控制等都属于食品安全控制的范畴。

国际上目前虽然还没有关于食品安全控制的明确定义，但对较为接近的食品控制已有说明，可被认为是国际组织关于食品安全控制的定义。食品控制（Food Control）被FAO/WHO定义为强化国家或地方当局对消费者利益的保护，确保所有食品在生产、加工、贮藏、运输及销售过程中是安全的、健康的、宜于人类消费的一种强制性的规则行为，同时保证食品符合安全及质量的要求，并依照法规所述，诚实、准确地对食品的质量与信息予以标注。FAO/WHO认为食品控制的首要任务是强化食品立法，以确保食品消费安全，使消费者远离不安全、不卫生和假冒的食品，通过禁止出售消费者不期望购买的非天然或不合质量要求的食品的方式来实现。

根据全书的主要研究目标，在上述分析的基础上，本书主要从控制科学角度对食品安全控制进行界定。笔者研究的食品安全控制是指食品生产者、经营者、政府、消费者、中介组织、科技机构等食品安全的相关参与主体为保障食品在生产、加工、贮藏、运输及销售过程中安全、健康、宜于人类消费而实施的各种行为与活动。食品企业自身的质量安全管理、政府部门对食品企业及农户的监督与管理，政府部门和非政府部门对消费者的教育与引导、科技的支撑、媒体的监督等，也属于食品安全控制的范畴。

需要说明的是，本书界定的食品安全控制不同于食品安全管理。食品安全管理在本书特指政府部门为保障食品安全对食品企业、农户、消费者及其他团体与个体实施的管理行为，也就是说，食品安全管理只是食品安全控制的一个组成部分。

（二）食品安全控制的分类

根据食品安全问题的具体情况，食品安全控制的分类可以从食品的类别、控制环节的完整性、控制方式的主动性、所处的历史阶段等角度着手。

1. 食品的类别

根据食品的不同类别，可划分为粮食类食品安全控制、果品安全控制、蔬菜安全控制、畜产品安全控制、水产食品安全控制、转基因食品安全控制等。此外，根据安全食品的不同等级可以划分为无公害食品控制、绿色食品控制和有机食品控制等。

2. 控制环节的完整性

根据控制环节的完整性，可划分为单一环节控制（如农业投入品环节控制模式、食品加工环节控制、食品物流环节控制等）、多环节控制（如食品生产、加工双环节控制，食品储藏、运输、销售等多流通环节控制）以及全程综合控制（如"从农田到餐桌"、食品供应链控制等）。

3. 控制方式的主动性

根据控制方式的主动性，可划分为被动应付型控制和主动保障型控制。被动应付型控制是一种事后控制，主要特征是对既有食品的被动接受，具体表现形式是终端食品市场的监督检验。主动保障型控制则是一种事前控制，主要特征是在食品的生产、加工等前端环节实施主动的控制手段，绿色农药的施用、GMP、HACCP 等的实施都属于主动控制的方式。

4. 所处的历史阶段

根据所处的历史阶段，可划分为传统食品安全控制和现代食品安全控制。传统与现代划分的标准主要包括食品安全控制环节的全面性以及控制方式的主动性。全程系统综合控制、积极主动的控制方式称为现代食品安全控制，不完全控制、非主动的控制方式界定为传统食品安全控制。全程系统综合控制、积极主动的控制方式是食品安全科学控制的标志。

上述各种分类方法是密切联系的，各种划分方法存在交叉，并互为补充。最为典型的是历史阶段划分法实际上是对控制环节完整性划分法及控制方式主动性划分法的重新概括，现代食品安全控制包含了全程综合控制和主动保障控制两方面的特征。另外根据食品类别划分的绿色食品控制的关键在于必须使用绿色农药及化肥等投入品，即重点控制的是农业生产环节，因而也属于根据控制环节划分的单一环节控制的范畴。

二、食品安全控制的基本理论

目前，国内外有关食品安全控制的理论主要包括风险分析理论、"从农田到餐桌"控制理论、食品安全利益相关者理论、食品供应链管理理论以及良好操作规范/危害分析与关键控制点理论。

（一）风险分析是食品安全控制的科学基础

风险分析（Risk Analysis）是针对国际食品安全性应运而生的一种保证食品安全的理论和管理模式，同时也是一门正在发展中的新兴学科。风险分析的目标在于保护消费者的健康和促进公平的食品贸易。《实施卫生与动植物检疫措施协定（SPS）》中明确规定，各国政府可以采取强制性卫生措施保护该国人民健康、免受进口食品带来的危害，不过采取的卫生措施必须建立在风险评估的基础上。在食品领域，国际食品法典委员会（CAC）的标准就是实施措施的基础。

风险分析被认为是制定食品安全标准的基础，也是食品安全控制的科学基础。风险分析建立了一整套科学系统的食源性危害的评估、管理理论，为制定国际上统一协调的食品卫生标准体系奠定了基础；它将科研、政府、消费者、生产企业以及媒体和其他有关各方面有机地结合在一起，共同促进食品安全体系的完善和发展，能有效地防止旨在保护本国贸易利益的非关税贸易壁垒、促进公平的食品贸易。

风险分析包括风险评估（Risk Assessment）、风险管理（Risk Management）和风险交流（Risk Communication）3 个阶段，其中，风险评估是整个风险分析体系的核心和基础，也是有关国际组织今后工作的重点。

1. 风险评估

风险评估是指对食品中有害于人类健康的不良作用所进行的科学分析与研究，适用于对食品中各类危险因素的评估，包括食品添加剂、化学污染物、农药、兽药、微生物及其他生物性污染物。风险评估是由危害鉴定（Hazard Identification）、危害特征描述（Hazard Characterization）、危害暴露评估（Exposure Assessment）、风险特征描述（Risk Characterization）4 个步骤组成。

WTO 在《TBT》中规定，各国只有为实现保护国家安全、防止欺骗、保护人身健康和安全、保护动植物的生命与健康、保护环境等正当目标制定标准。可见，WTO 已将食品标准法规的内容限定于"保护人身健康和安全"相关的技术要求，否则，将视为技术壁垒。关于如何制定食品标准，WTO 又在《SPS》中规定，成员体应确保其食品标准是采用有关国际组织规定的风险评估方法对本国国民健康进行评估的结果制定的。近年来，CAC 反复强调风险评估在国际食品标准和国家食品标准中进行应用的重要性，并为此制定一系列的工作原则。所以，应用风险评估的概念和方法制定食品标准是 WTO 中的成员体应履行的职责，同时，也是有效保护本国国民健康和维护本国食品进出口贸易正常进行的基本手段。

2. 风险管理

风险管理是根据风险评估的结果，选择和实施适当的管理措施，尽可能有效地控制风险，保障公众健康。风险管理可以分为风险评价（Risk Evaluation）、风险管理选择评价（Option Assessment）、执行风险管理决定（Implementation Assessment）、监控和回顾（Monitoring and Review）4 个部分。

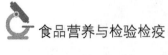

风险评价包括确认食品安全性问题、描述风险概况、就风险评估和风险管理的优先性对危害进行排序、制定风险评估政策、实施风险评估、风险评估结果审议等内容；风险管理选择评价包括确定现有的管理选项、选择最佳的管理选项（包括考虑一个合适的安全标准）、最终的管理决定；监控和回顾是指对实施措施的有效性进行评估，在必要时对风险管理和评估进行回顾。

3. 风险交流

风险交流是在风险评估人员、风险管理人员、消费者和其他有关的团体之间就与风险有关的信息和意见进行相互交流。风险交流的对象可以包括国际组织（FAO、WHO、CAC 及 WTO 等）、政府机构、企业、消费者和消费者组织、学术界和研究机构以及大众传播媒介（媒体）。进行有效的风险交流应包括风险的性质、利益的性质、风险评估的不确定性、风险管理的选择 4 个方面的要素。

（二）从农田到餐桌：食品安全控制的现代理念

当国家主管部门准备建立、更新、强化或改革食品控制体系时，必须充分考虑加强食品控制活动的若干基础原则，这些原则主要包括 7 个方面，第一，在食物链中尽可能充分地应用预防原则，以最大幅度地降低风险；第二，致力于"从农田到餐桌"的整个过程；第三，建立应急机制以处理特殊的危害（如召回制度）；第四，制定基于科学原理的食品安全控制战略；第五，确定基于风险分析的重点领域以及风险管理的有效性；第六，制定针对风险分析的重点领域以及风险管理的效果；第七，充分认识食品安全人人有责，需要所有利益相关者积极合作。

FAO/WHO 于在《保障食品质量与安全——强化国家食品控制体系指南》（2003）中特别强调了"从农田到餐桌"（From Farm to Table）的综合概念，指出在食品生产、加工和销售链条中要始终遵循预防性原则，这是最有效降低风险的途径。要最大限度地保持消费者的利益，最根本的就是把食品质量和安全建立在食品生产从种植（养殖）到消费的整个环节。这个从农业种植者（养殖者）、加工者、运输者到销售者的链条称作"从农田到餐桌"，链条中的每一个环节在食品质量与安全中都是非常关键的。"从农田到餐桌"整体控制体系是食品安全全程控制技术和操作规范的理论基础，是实施食品安全管理的重要技术手段，并已成为食品安全控制的现代理念。

"从农田到餐桌"全程控制理念已被许多国家采纳。《欧盟食品安全白皮书》指出，食品安全政策的制定必须建立在统一综合的方法基础上，也就是贯穿"从农田到餐桌"整个食物链,包括所有食品、各成员体之间、欧盟内部和欧盟以外的其他国家地区,国际和欧盟决策论坛上政策制定的所有环节。在对"从农田到餐桌"各环节进行控制的同时,要明确食物链中所有投资受益者(包括饲料生产者、农民、食品生产商、运作商、成员体和第三国合格的权威机构、委员会、消费者)的任务。饲料生产商、农民和食品加工商对食品安全负主要责任。合格的权威机构通过国家监督和管理部门的运作监督来履行这个职责。委员会将致力于通过国家级的审计和检查来评估这些权威机构是否胜任于施展这一体系。消费者也应该认识到他们应恰当储藏、加工和烹饪食品。这样,包括饲料生产、基本生产、食品加工、储藏、运输、零售等食物链的各个环节在内的"从农田到餐桌"的政策就能系统地持续落实。

(三)利益相关者:食品安全控制的主体

随着经济和社会的发展,利益相关者理论已被广泛应用于各个领域,食品安全也是其中之一。食品安全利益相关者(Food Safety Stakeholders)理论规定了食品安全控制的一般主体,其核心思想体现为生产者(包括农户)、加工商、销售商、政府、消费者等利益相关者是食品安全控制的主体,他们在食品安全控制中分别承担着生产、销售、管理、消费等不同环节的责任和义务。

1. 食品安全利益相关者

"利益相关者(Stakeholders)"一词最早出现在1963年斯坦福大学一个研究小组(SRI)的内部文稿中,是指那些没有其支持,组织就无法生存的群体,包括股东、雇员、顾客、供货商、债权人和社会。现代西方管理学界对利益相关者的定义大体有两种:一种认为"利益相关者是环境中受组织决策和政策影响的任何有关者,另一种认为"利益相关者是能够影响企业或受企业决策和行为影响的个人与团体。多数学者倾向于后一种定义,即要求把企业与股东、顾客、社区和政府等的关系作为相互内在、双向互动的关系,纳入广义的企业管理范围。依与企业的不同性质,现代西方管理学家将利益相关者分为"初级利益相关者"和"二级利益相关者"。另外,不同企业,因性质类型和经营范围各异,利益相关者也不尽相同。就食品企业而言,除股东和雇员外,直接利益相关者就是供应商、零售商和消费者,此外还有政府食品卫生管理机构、消费者组织等。

从利益相关者的一般含义出发,食品安全利益相关者就是与食品产业链密切相关的个人、团体及政府组织,具体包括农户、生产商、加工商、中介组织、流通企业、消费者、政府、科研机构等,他们的行为对于终端食品的安全与否具有重要的影响，另外，终端食品是否安全与他们也有着千丝万缕的利益关系。根据理性经济人的假设，在激烈的市场竞争环境下，生产者（包括农户）、加工商、销售商、政府、消费者都有自觉从事食品安全生产、销售、管理、消费的意愿，因为他们每一类主体都有各自的利益，包括经济利益、行政利益、健康生活利益等。

FAO/WHO 对食品安全利益相关者进行了说明，所谓食品安全利益相关者就是在食品从种植（养殖）到消费的整个链条中的控制主体，包括农业种植者（养殖者）、加工者、运输者、销售者等。国际食品法典委员会（CAC）主席、欧洲食品安全局管理委员会主席、瑞典食品安全局副局长 StuartA. Slorach 博士认为食品安全利益相关者是"那些在食品生产、加工和贸易过程中对食品安全负最主要责任的人，包括农民、渔民、屠宰场工人、食品加工者、批发零售商、餐饮企业等。确保他们所生产和加工的食品的安全是他们的责任，而且他们必须使其达到相关食品法的要求，监督管理机构和消费者的职责也应包含在内。

魏益民博士（2005）在《论食品安全的理论基础与技术体系》中也对食品安全利益相关者进行了界定，指出政府（管理者）、生产者、消费者、科技是食品产业链中的利益相关者。如图 2-1 所示，其中生产者负有为消费者生产安全食品的责任，消费者则负有保证遵循食品存放和制备原则、正确消费食品以及合理安排饮食结构的责任，生产者和消费者构成了食品安全利益相关者的基础；政府（管理者）负有颁布合理的食品安全法规和标准，保证食品生产者遵守相关法规，以及为消费者提供相关信息和建议的责任，是食品安全的控制主体；科技（科研工作、检测机构等）则承担为管理者、生产者、消费者提供科学技术支撑的责任。管理者、生产者、消费者、科技四者相互影响、相互作用，共同构成了食品安全的利益相关者。

2. 食品安全利益相关者的责权

政府、农户、生产商、销售商、消费者等利益相关者在食品安全控制中都有各自相应的责任和权利。政府在食品安全控制中的主要职责是制定有关食品的法律法规以促进对整个食物链的综合管理，确保进行有效政府管理的基础设施建设，保证食品检验部门的工作人员素质，确保建立官方实验室网络用来监测食物链、进行食品监督以及建立食源性疾病的检测网络等。农户应详细记录有关原材料、畜牧生产方式、动物迁移以及销售情况以便协助实施质量安全监控措施并实现食品的可追溯性。在农作物生长、收割、分拣和包装过程中，农

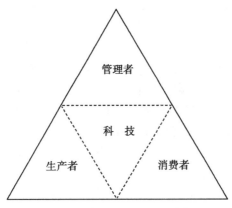

图 2-1 食品安全利益相关者

民要尽可能实施良好农业操作规范（GAP）和良好操作规范（GMP）。食品生产商必须保证食品生产的各个环节都落实监控体系，才能避免或根除消费者的风险或将其降低到可接受的程度。因此，各类食品企业都有必要与管理机构保持积极的对话，就食品安全标准达成一致意见，并确保与政府食品安全监控体系之间保持高效率的紧密结合。

此外，在条件许可的情况下，食品生产者不仅应该对原料进行安全性监测，还应该对他们生产的产品进行安全性监测，建立产品的可追溯性档案；食品销售商与加工商一样必须采用食品安全管理系统，即使从事包装食品配送业务的经营活动也应遵守卫生管理规范，并采用 HACCP 方法对食品安全危害进行积极主动的识别和控制。在食品零售商中，餐饮业必须落实 HACCP 系统，并对员工个人卫生、设备和店铺卫生及员工培训给予高度重视；消费者有责任保护自身及家庭免受与食品制备和消费有关的风险危害。食品储藏不当、蒸煮不熟，或出现未加工食品与制作后的"可食用"食品交叉污染的情况都可能引起食源性疾病。消费者应该掌握预防疾病传播所需要采取的做法和防范措施，对消费者进行食品卫生和安全基本原则教育是必要的。

（四）食品供应链：食品安全控制的路径和载体

一般而言，供应链包括产品从原材料阶段（开采阶段）一直到最终用户手中这一过程各种物料的流动和转化，以及伴随的与信息流动有关的所有活动。食品供应链是一条特殊的供应链，是指由食品种植/养殖、加工、贮运、销售、消费等环节构成的链状结构。国内外学者已经开始关注食品供应链各个

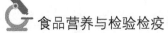

环节的安全控制问题，传统的供应链管理理论已被应用到食品安全控制中。食品供应链及管理理论包含了食品安全控制的路径和载体。

食品供应链由不同的环节和组织载体构成：产前种子、饲料等生产资料的供应环节（种子、饲料供应商）—产中种养生产环节（农户或生产企业）—产后分级、包装、加工、贮藏、销售环节（加工厂、批发商、零售商）—消费者。在国外，这个供应链被形象地比喻为"种子—食品（Seed-Food）"，也通常被称为"农田—餐桌（Farm to Table）"。可见，食品供应链是指由食品种植/养殖、加工、贮运、销售、消费等环节构成的链状结构，不论是在国外还是在国内，食品供应链都是客观存在的。国内外学者已开始关注食品供应链的各个环节的安全控制问题，食品安全紧密依赖于从生产、加工到销售的整个食品供应链的每一个环节。

在国内外关于食品供应链质量安全问题的研究文献中，Maze等（2001）分析了食品供应链中食品质量与治理结构的关系问题。维特等（2002）讨论了食品产业治理结构中纵向一体化解决消费者无法识别质量特征的信任品（Credence Goods）。市场上存在的道德风险问题，Hennessy等（2001）论述了在安全食品的供应中食品产业的领导力量的作用及机制。

Weave等（2001）和Hudson（2001）则对食品供应链中的契约协作进行了理论和实证分析。他们的研究一般都基于交易成本经济学和不完全契约理论，研究重点都集中在治理结构中的纵向契约协作和纵向一体化机制及其对食品安全供给影响的理论分析和实证检验上。国内桑乃泉（2001）谈到食品产业的纵向联合与供给链管理，但没有从食品安全的角度讨论；卢凤君等（2003）分析了高档猪肉供应链中公司与养猪场行为选择机理的基础，并利用监督博弈模型导出了双方行为选择的临界条件。

张云华等（2004）分析了食品供应链中行为主体间在一次博弈、重复博弈和不完全信息动态博弈下的战略选择。其研究表明，在市场中常见的一次性市场交易中，食品供给链行为人会出于自身利益最大化的动机而选择不合作的机会主义行为。但是在无限期的重复博弈中，食品链中行为人会达成一种合作均衡，从而实现食品供给的安全性。更进一步的KMRW声誉模型分析认为，在食品供应链参与人类型不确定这种不完全信息存在的情况下，行为主体间也会在有限期的重复博弈中实现一定阶段前的相互合作。

夏英等（2001）从质量标准体系和供应链综合管理的角度讨论了食品安全保障问题，提出为保障食品安全，应实施供应链综合管理。在食品供应链综合管理中，政府行政管理职能集中在 4 个方面。首先，部分国家级食品质量标准的供给，如 HACCP 质量标准体系为欧盟制定，通用于欧洲，各国政府为此签订议定书。其次，对于重大的涉及国民健康的农产品技术发展方向或有关伦理道德的技术选择问题，如转基因技术、克隆技术等，政府的政策具有决定意义。再次，公共性的基础设施建设，改善农产品流通的硬件环境。最后，对生活必需的基本食品可得性的保障。

国内外关于食品供应链安全管理的理论和实践研究表明，食品安全管理是一项综合性的、多主体的复杂系统工程，也是一项既有分工又需协同的社会化行为；要保障食品安全，必须依托食品供应链，实施综合管理，重点加强对食品质量的反馈与监控，可以考虑借助食品供应链上的核心企业推进食品从生产到销售全过程的管理。

（五）GMP/HACCP：食品安全控制的基本方式

良好操作规范（GMP）和危害分析与关键控制点（HACCP）是食品安全控制的两个重要概念。良好操作规范（GMP）规定了食品生产、加工、包装、贮存、运输和销售的规范性卫生要求，危害分析与关键控制点（HACCP）是由食品的危害分析（Hazard Analysis，HA）和关键控制点（Critical Control Points，CCP）两部分组成的一种系统管理方式，是食品安全过程控制的手段。GMP 和 HACCP 都是食品安全控制的基本方式。

1. 良好操作规范（GMP）

良好操作规范（Good Manufacturing Practice，GMP）又称为食品生产卫生规范，规定了食品生产、加工、包装、贮存、运输和销售的规范性卫生要求，其主要目标是确保在食品企业生产加工出卫生的食品。一般情况下，它以法规、推荐性法案、条例和准则等形式公布，其内容通常包括加工环境；厂房、设施的结构与卫生要求；厂区及车间卫生设施；加工用水；设备与工具；人员（卫生、健康与培训）；原材料卫生管理；生产过程管理；成品管理与实验室检测（质量检验、贮存、运输、销售管理等）；卫生和食品安全控制（管理体系要求等）方面。

食品良好操作规范是从药品生产质量管理规范中发展起来的。1963 年美国制定颁布了世界上第一部药品良好操作规范（GMP）。食品和药品都是与人类生命息息相关的特殊商品，在药品 GMP 取得良好成效之后，GMP 很快也被应用到食品卫生质量管理中，并逐步发展形成了食品 GMP。1969 年美国食品药品管理局（FDA）制定了《食品良好操作规范的条例及法规》，并陆续制定了各类食品的 GMP。

WHO 于 1969 年在第 22 届世界卫生大会上，向各成员体首次推荐了 GMP，并于 1975 年向各成员体公布了实施 GMP 的指导方针。食品法典委员会（CAC）也采纳了 GMP 体系观点，制定的许多国际标准中都有 GMP 的内容，制定了《食品卫生通则》，强调对第三国食品卫生的监督。其他一些发达国家，如澳大利亚、英国等都相继借鉴了 GMP 的原则和管理模式，制定了不同类别食品企业的 GMP，有的是强制性的法律条文，有的是指导性的卫生规范。

随着 GMP 的发展，又陆续衍生了良好农业规范（GAP）、良好兽医规范（GVP）、良好卫生规范（GHP）、良好销售规范（GDP）、良好贸易规范（GTP）等，这些规范共同成为食品安全管理体系的重要组成部分。

2. 危害分析与关键控制点（HACCP）

危害分析与关键控制点（Hazard Analysis and Critical Control Points，HACCP）是由食品的危害分析（Hazard Analysis，HA）和关键控制点（Critical Control Points，CCP）两部分组成的一种系统管理方式。其基本含义是：为了防止食物中毒或其他食源性疾病的发生，应从食品原料种植（养殖）到食用的全过程中造成食品污染发生或发展的各种危害因素进行系统分析；在此基础上，确定能有效预防、减轻或消除各种危害的"关键控制点"，进而在"关键控制点"上对造成食品污染发生或发展的危害因素进行控制，并同时监测控制效果，随时对控制方法进行校正和补充。由于 HACCP 强调应沿着食品生产加工的整个过程，连续地、系统地对造成食品污染发生和发展的各种危害因素进行分析和控制。所以，HACCP 方法又被称为"食品安全的纵向保证法"（Longitudinal Integration of Food Safety Assurance）。

HACCP 具有 3 个方面的特点。

（1）重在预防。HACCP 是一种以预防为主的质量保证方法。HACCP 计划是生产者在生产前制定出的方案。分析生产、加工过程中可能出现的危害，找出关键控制点及控制措施，既最大限度地减少了产生食品安全危害的风险，又避免了单纯依靠对最终产品的检验进行安全控制产生的问题，是一种既经济又高效的食品安全控制方法。

（2）突出重点。HACCP 的重点是找准关键控制点（CCP），也就是食品加工生产过程中可控的、并且一旦失控后产品将危及消费者安全和健康的那些控制点，使之在受控的情况下加工、生产。使食品潜在的危害得以防止、排除或降至可以接受的水平，进而从根本上保证生产的食品的安全性。

（3）易于推行。HACCP 体系原理简单易懂、认证费用低、手续简洁、容易见效。由于每个企业的产品特性不同，加工条件、生产工艺、人员素质等也有差异，故不同企业的 HACCP 计划也各不相同。但每一企业都可以参照常规的步骤来制定各自 HACCP 计划，并申请得到有关政府部门或国际机构的认可。

3. GMP 和 HACCP 的关系

GMP 和 HACCP 都是食品安全控制的基本方式，二者既相互区别又密切联系。GMP 是适用于所有相同类型产品的食品生产企业的原则，而 HACCP 则依据食品生产厂及其生产过程不同而不同。GMP 体现了食品企业卫生质量管理的普遍原则，而 HACCP 则是针对每一个企业生产过程的特殊原则。GMP 的内容是全面的，它对食品生产过程中的各个环节各个方面都制定出具体的要求，是一个全面质量保证系统。HACCP 则突出对重点环节的控制，以点带面，来保证整个食品加工过程中食品的安全。形象地说，GMP 如同一张预防各种食品危害发生的网，而 HACCP 则是其中的链。从 GMP 和 HACCP 各自特点来看，GMP 是对食品企业生产条件、生产工艺、生产行为和卫生管理提出的规范性要求，而 HACCP 则是动态的食品卫生管理方法；GMP 要求是硬性的、固定的，而 HACCP 是灵活的、可调的。

GMP 和 HACCP 在食品企业卫生管理中所起的作用是相辅相成的。通过 HACCP 系统，可以找出 GMP 要求中的关键项目，通过运行 HACCP 系统，可以控制这些关键项目达到标准要求。掌握 HACCP 的原理和方法还可以使监督人员、企业管理人员具备敏锐的判断力和危害评估能力，有助于 GMP 的制定和实施。GMP 是食品企业必须达到的生产条件和行为规范，企业只有在实施 GMP 规定的基础之上，才可使 HACCP 系统有效运行。GMP 和 HACCP 对任何希望确保产品安全的食品企业而言都缺一不可。

第二节 中国食品安全控制的历史变迁

食品安全是一个历史性的话题，食品安全控制的发展是与食品安全的历史变迁相伴随的，对中国食品安全控制进行研究，首先必须考察中国食品安全发展的历史。本章将在对中国食品安全的历史进行孕育期、起步期、发展期三阶段划分的基础上，对中国食品安全控制的阶段特征、变迁趋势、变迁动力等进

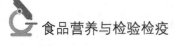

行系统评价。

一、中国食品安全的历史阶段划分

(一) 全球食品安全的历史阶段划分

在发达国家，为协调食品发展与资源利用、环境保护之间的关系，促进农业可持续发展，一些民间组织积极倡导有机食品生产方式，希望以此来改善食品安全状况。随着科技水平的提高和有机生产方式的不断改进，在政府的重视和支持以及各级民间组织的推动下，有机农业生产体系逐步建立，有机食品的发展成为国际安全食品开发的重要方面。根据有机农业及有机食品的发展状况，全球食品安全的发展可大体划分为 4 个阶段。

1. 第一阶段

20 世纪初到 1945 年，为有机农业的思想萌芽阶段。这一阶段主要是有关专家和学者对传统农业的挖掘和再认识。20 世纪 20—30 年代，德国和瑞士首先提出有机农业的概念，并于 1924 年建立了具有有机农业性质的"生物动力农场"。由于处于初创阶段，有机农业只是在小范围内运作，理论基础和技术体系的水平都比较低，影响也很有限。

2. 第二阶段

1945—1972 年，为有机食品开发的研究与试验阶段。美国罗代尔有机农场的建立标志着有机农业进入了研究试验时期。人们在部分地区实践、操作有机农业，但由于常规农业体系的建立及运作的惯性，以及有机农业自身存在的一些问题，人们对有机农业尚处于观望、验证阶段。有机农业生产者的主要目的是为了保护环境，节约能源和资源，减少对农场外部系统的依赖。这一时期，消费者对绿色食品的需求非常少，大多用于自身消费或赠予亲朋好友品尝，缺乏市场需求拉动，难以形成规模效益。

3. 第三阶段

1972—1990 年，为有机食品开发步入规范化发展轨道的基础阶段。1972 年 11 月 5 日，在法国弗赛拉斯成立了国际有机农业运动联盟（IFOAM），标志着国际有机农业进入了一个新的发展时期。这一时期有机农业发展的主要任务是有 3 项：第一，发展会员，扩大有机农业在全球的影响和规模；第二，制定标准，规范有机农业生产技术；第三，制定认证方案，提高有机农业的信誉。由于有机农业运动是各国民间组织或个人自发开展的，具有分散性和不稳定性的缺点，这一时期发展仍比较缓慢，也没有得到大多数国家政府的足够重视和支持。

4. 第四阶段

1990 年至今，为有机农业及食品快速发展阶段。20 世纪 90 年代以后，实施可持续发展战略得到全球的共同响应，可持续农业的地位也得以确立，生产有机食品作为可持续农业发展的一种实践模式，进入了一个蓬勃发展的新时期，生产规模、速度和水平都有了质的飞跃。许多国家根据 IFOAM 的基本标准制定了本国和本地区的食品安全标准，产品开发日益丰富，有区域特色的农产品和加工产品的比重不断扩大，高品质食品的市场需求增加，初步形成了一定规模。

另有学者认为，根据食品安全控制的重点环节，20 世纪 50 年代以来，全球食品安全经历了 3 个阶段。第一阶段，重点对食品从产品到销售环节进行卫生检验和控制；第二阶段，重点对食品生产领域进行卫生安全控制；第三阶段，监管重点扩展到了从农田到餐桌的各个环节。

（二）中国食品安全历史的三阶段划分

在全球食品安全不断发展的大背景下，新中国成立后，尤其是改革开放以来，中国的食品安全也取得了较快的发展。但受经济发展水平及技术水平的影响，中国食品安全的历史变迁进程与发达国家的进程并不完全一致，中国食品安全的孕育期滞后于发达国家。发达国家的食品安全在 20 世纪初就已萌芽，到 1945 年，就开始进入有机食品开发的研究与试验阶段。而中国在 1949 年以后的 30 多年中，一直都处在为解决温饱问题而实施的"粮食安全"战略阶段。直到 1978 年实施改革开放政策和基本解决温饱问题后，中国才开始严格意义上的食品安全控制。

根据中国特殊的历史背景及经济社会发展水平等综合因素，1949 年以来，中国食品安全的历史变迁可划分为食品安全孕育期（1949—1984 年）、食品安全起步期（1984—2000 年）、食品安全发展期（2001 年至今）3 个阶段；其中，食品安全孕育期又可细分为粮食安全期（1949—1984 年）和食品安全萌芽期（1979—1984 年）两个阶段。

二、中国食品安全控制的历史变迁

（一）食品安全孕育期（1949—1984 年）

"人人有饭吃"曾是人类世世代代奋斗的目标。联合国在二战后刚组建时，首先成立的就是联合国粮食与农业组织（FAO），其主要任务便是在全球实现"粮食安全",即粮食的供需安全。然而,随着世界经济和社会的发展及科技的进步,人人能够获得足够、安全和富有营养的"食品"成为人们新的奋斗目标。粮食与食品安全的概念也随着人民生活水平的提高发生了变化。1996年11月,第二次世界粮食首脑会议通过的《罗马宣言》和行动计划,对世界食品安全的表述是:"当所有人在任何时候都能够在物质上和经济上获得足够、安全和富有营养的食品,来满足其积极和健康生活的膳食需要和食物喜好时,才实现了食品安全"。

我国食品安全的发展同其他国家基本一致。早在FAO最初提出食品安全保障的概念时,便涵盖了食物供需平衡和营养平衡及食品质量安全（Food Safety）的内容。但当时我国由于粮食的长期短缺,因此,就将其翻译为"粮食安全"。1984年以后,我国的温饱问题得到基本解决,食物结构也从以粮食为主的单一发展转向了整个食物的全面发展。这时,"粮食安全"一词已不能全面表达"食品安全保障"的概念,特别是在环境污染和食品污染问题日渐突出的今天,食品安全（Food Safety）变得更为人们所关注。

严格地说,我国对食品安全的控制始于1979年,《中华人民共和国食品卫生管理条例》的出台,标志着中国食品安全开始萌芽。但由于建国初期就开始实施的"粮食安全"战略,以及这期间中国传统的农业生产方式及消费观念对中国后来的食品安全控制产生了深远的影响,粮食安全时期因此也成为中国食品安全历史上的重要组成部分。据此,本书将食品安全孕育期细分为粮食安全期（1949—1984年）和食品安全萌芽期（1979—1984年）两个阶段。从时间范围分析,食品安全萌芽期出现于粮食安全期的后期。

1. 粮食安全期（1949—1984年）

由于我国在建国初期是一个人口众多、贫穷落后的国家,食品的高度匮乏使得国家不得不把解决温饱作为食品发展的首要目标。长期以来,人们把土地产出谷物看作是供养人口最好的生产方式,因此一个国家的食品发展以及安全保障往往以追求籽粒最大产出量为主要目标。20世纪70—80年代,随着新谷物技术的开发与传播,我国培育出了高产水稻、小麦、玉米、豆类等农作物。这些品种对工业投入品,如化肥和其他化学品,以及有效的土壤和水资源管理方法等具有很高的产出反映,为人口与收入增长所要求的食品发展提供了重要的技术支持,也有效保障了食品需求。

在这一阶段,食品发展问题突出表现在保障食品供给数量,即提高农业生产效率、增加农产品产量方面。从1949年到1978年,经过30年的不懈努力,我国人均粮食占有量达到 318 千克，人均直接消费量为 195.5 千克，人均肉类消费量 8.2 千克。但从营养角度，人均日供给热量、蛋白质和脂肪分别为 1 813千卡、45.2 克和 27.8 克（卢良恕，2003），只相当于合理标准的 72.5%，60.3% 和 39%。

1979 年到 1984 年，随着农业和农村经济体制改革的启动，食品产量稳步提高，食品结构状况也得到初步改善。粮食总产量由 1978 年的 3.05 亿吨提高到 1984 年的 4.07 亿吨，平均每年增产 169.67 亿千克，人均粮食占有量达到了 400 千克，肉、禽、蛋、鱼的消费量也随之上升。热量、蛋白质、脂肪的人均日供给量分别为 2 650千卡、66.6 克和 51.4 克，其中来自动物性的蛋白质占到 11.1%。按热量等营养素判断，已经基本达到温饱型的生活水平。

2. 食品安全萌芽期（1979—1984 年）

我国对食品安全的控制始于 1979 年，《中华人民共和国食品卫生管理条例》的出台，标志着中国食品安全开始萌芽。但需要说明的是，在建国初期，食品安全问题并非没有提出来，只是由于食品供给严重不足，使得人们在农业生产中往往只能注重食品的产量，而无暇顾及质量。只有当温饱问题基本解决后，社会才会关注食品安全。

1979 年以来，随着我国经济的持续、健康、快速发展，整个社会的消费层次和水平也在逐年提高。从恩格尔系数的变化情况可以看出，我国城乡家庭恩格尔系数总体呈下降趋势；其中农村居民家庭恩格尔系数由 1978 年的 67.7%下降到了 1985 年的 58.7%，城市居民家庭恩格尔系数由 1978 年的 57.5%下降到了 1985 年的 53.3%。说明我国城乡居民的消费状况明显得到了改善，人民生活已基本实现温饱。

在"粮食安全期"的后期，既从 1979 年开始，人们的生活水平基本实现温饱，中国开始对食品安全进行法律规制。1979 年出台了《中华人民共和国食品卫生管理条例》，该条例经过规制与受规制主体 4 年的博弈实践，于 1982 年被修订升格为《中华人民共和国食品卫生法（试行）》。但新制度的安排绝非规制变迁一个回合就能完成，要经过政府的规制供给与受规制主体实践的多次博弈才能形成。由于政府的规制修订与受规制主体的实践首尾相连，互为起点和终点，循环往复，构成了我国食品安全规制变迁的博弈链。规制与受规制主体两种力量，通过反复博弈，规制安排逐渐趋于均衡。因此，这部法律并没有立即推行，而是几经辗转，经过规制与受规制主体 12 年的不断博弈后，才于 1995 年以《中华人民共和国食品卫生法》正式实施。但在当时的环境下，

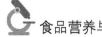

《条例》的出台无疑具有里程碑的意义。1984年以后，农业及食品发展的任务也开始从保障食物供给安全提升为在保障供给基础上"保证农产品的质量安全"。此后，中国的食品安全控制开始转向主要解决食品质量安全问题的阶段。

（二）食品安全起步期（1984—2000年）

1984年基本解决温饱以后，中国食品安全开始进入起步期，以1990年绿色食品的兴起为主要标志。

随着改革的深入展开，特别是进入20世纪90年代后，我国开始大力发展高产优质高效农业，并积极开展农业质量标准体系建设，促进了优质农产品的迅速发展和农产品质量的全面提高。以谷物农产品为例，大米的优质品率达到25%以上，优质、专用小麦的播种面积已经占小麦总种植面积的20%以上，"双低"油菜占油菜总面积的45%以上（林善浪，2003）。由于长期对农业资源环境的不合理开发与利用，导致农业环境污染问题日益严峻，并成为威胁食品安全的主要原因之一（张文学等，2003）。食品的食用安全和卫生隐患日益突出，食品发展的主要问题由保障食品供给数量转向改善食品质量安全方面。

在步入小康生活的过程中，食品消费结构有明显改善。从农村和城镇居民的农副食品消费结构变化看，都呈现出粮食等淀粉类食品的消费比重逐步下降，其他食品的消费比重逐步上升的趋势。根据对我国部分地区的典型监测，20世纪90年代后期，居民人均日摄入能量2 383千卡，蛋白质70.5克，脂肪54.7克，基本达到营养素供给标准。随着小康和富裕型消费结构的逐步形成，人们开始关注自身健康和生态现状，对食品质量的要求越来越高。主要表现为以下几个方面：一是在品质上，要求品种优良，营养丰富，风味和口感好。二是在加工质量上，拒绝接受滥用食品添加剂、防腐剂、人工合成色素的食品。三是在卫生质量上，更加关注食品是否有农药残留与污染、重金属污染、细菌超标等。四是在食品包装上，注重包装的美感，关心包装材料是否会对食品产生污染等。在国际市场需求方面，由于疯牛病、口蹄疫、禽流感、二噁英等国际性食品与健康问题的暴发，国际社会对食品安全的关注程度逐步加强。国际贸易中关于食品质量与卫生条件的技术性要求日益严格甚至苛刻，开始形成以技术壁垒或绿色壁垒为代表的新型非关税贸易壁垒（Hooker，1999）。突破技术以及绿色壁垒已经成为我国加入世贸组织后，发挥农业及农产品比较优势、提升食品市场竞争力的主要变革方向和创新动力。

1990年后，在人民的生活逐步向小康迈进的同时，中国开始进入绿色食品兴起时期，这也标志着中国的食品安全正式起步。在食品安全起步期，中国在食品安全控制方面主要实施的是绿色食品模式和HACCP模式。

1. 无公害食品、有机食品、绿色食品

目前，在食品市场上与绿色食品同时存在的还有无公害食品和有机食品，这3类食品既有相似之处，但又有明显区别。

（1）无公害食品概述。无公害食品是按照无公害食品生产技术标准和要求生产的、符合通用卫生标准并经有关部门认定的安全食品。无公害食品是在我国农产品安全和环境污染备受关注的背景下提出的，目的在于从根本上解决农产品的污染和基本安全问题。在政府的高度重视下，无公害食品已呈现开发规模大、发展速度快、影响范围广的特点。20世纪80年代初，北京市最早提出"无公害蔬菜"的概念，80年代中期以后，无公害食品开发在全国范围逐步展开。2001年4月，农业农村部正式启动了"无公害食品行动计划"，在"十五"期间力争基本解决我国蔬菜、水果和茶叶的污染物超标问题；用8~10年时间，建立无公害食品安全生产体系，实现食品生产和消费无公害。

（2）绿色食品概述。绿色食品是由我国农业农村部于20世纪90年代初推出的一种安全无污染的安全食品概念。它是按照可持续发展的原则，遵循特定的生产方式，执行严格的生产、加工、包装与运输标准，经专门机构认证的一种安全无污染食品。经过多年的普及与推广，已广泛在农业生产者与消费者中形成了"生产与消费绿色食品是一种环保和时尚行为"的共识。绿色食品分有A级和AA级两种。其中，A级绿色食品生产和加工过程中允许使用化学合成生产资料；AA级绿色食品则较为严格地要求在生产和加工过程中不使用化学合成的肥料、农药、兽药、饲料添加剂、食品添加剂和其他有害于环境和健康的物质。因此，绿色食品是一种比无公害食品更为安全的食品。

（3）有机食品概述。有机食品是一种国际通称，是从英文Organic Food直译过来的。这里所说的"有机"不是简单食品上的概念，而是指采取一种有机的耕作和加工方式。有机食品是指按照这种方式生产和加工的，产品符合国际或国家有机食品要求和标准，并通过国家认可的认证机构认证的一切农副产品及其加工品，包括粮食、蔬菜、水果、奶制品、畜禽产品、蜂蜜、茶叶、水产品、调料等。

有机食品与无公害食品、绿色食品的主要区别在于：

①生产加工方面。有机食品在生产加工过程中绝对禁止使用化学农药、化肥、激素等人工合成物质，并且不允许使用基因工程技术；而其他食品则允许

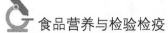

限制使用人工合成物质，且不禁止基因工程技术的应用。

②生产转型方面。为保证食品的生产过程和食品质量能够达到标准，从生产其他食品到生产有机食品需要经过 2~3 年的转换期；而无公害食品和绿色食品则没有转换期的要求。

③数量控制方面。有机食品的认证要求定地块、定产量，以避免以次充好、以假当真的现象发生；而无公害食品和绿色食品则没有如此严格的要求。

④监督管理方面。有机食品的检查内容包括生产地的背景和基本情况、与生产有关的（品种和种子、土地管理、饲料和营养、病虫草害防治、畜禽健康等）情况、收获和运输及储藏情况、标识与文档管理情况、食品质量情况等；而无公害食品和绿色食品则主要关注食品生产基地的环境和食品质量情况。

虽然有机食品等级最高、安全性最好，但对于大多数发展中国家来说，更适合于发展绿色食品。原因主要有 4 个方面：第一，大面积的耕地可直接用于生产绿色食品，或能被改造成为绿色食品的生产用地，且随着常规农业生产方式的改进，将有越来越多的耕地适合于生产绿色食品；第二，生产能保持在较大规模，成本及价格能控制在大多数消费者能接受的水平，市场规模可以得到迅速培育与发展；第三，社会效益明显。由于产量保持在接近常规农业生产方式水平，可以防止出现粮食短缺安全问题。同时绿色食品是技术密集型与劳动密集型的有机结合，可使农民就业问题得到有效解决，同时较好的现实市场与潜在市场也可以提高农民收入，从而有利于社会稳定；第四，环境效益相当可观并可持续增加。发展绿色食品本身就可以大大提高生态效益，同时绿色食品的发展为有机食品的发展创造了良好的物质基础。随着化肥、农药等化学物的不断减少，特别是到一定时期后，最终可以停止使用化学物质，取而代之的是生物肥料和农药，这样就符合了生产有机食品的条件。因此，绿色食品实际上是有机食品的前奏。

2. 绿色食品的兴起标志着中国食品安全正式起步

1990 年 5 月 15 日，中国正式宣布开始发展绿色食品。绿色食品工程首先在农垦系统实施。在绿色食品工程实施后的 3 年中，完成了一系列基础建设工作，主要包括在农业农村部设立绿色食品专门机构，并在全国省级农垦管理部门成立了相应机构；以农垦系统产品质量监测机构为依托，建立起绿色食品产品质量监测系统；1992 年制订了一系列技术标准；制订并颁布了《绿色食品标志管理办法》等有关管理规定；对绿色食品标志进行商标注册；1993 年在外交部、财政部和农业农村部的联合支持下，中国绿色食品发展中心加入了"有机农业运动国际联盟"组织。

同时，绿色食品开发也在一些农场快速起步，并不断取得进展。1990年绿色食品工程的实施，全国就有127个产品获得绿色食品标志商标使用权。1993年全国绿色食品发展出现第一个高峰，当年新增产品数量达到217个，但是产业内的有效使用绿色食品标志的产品总数（企业数）并没有飞跃（由于数据原因，只能找到认证产品数，而没有参与认证的企业数，但是也可以近似地以产品认证数来反映产业内企业数目及其变化情况，特别是在1996年以前缺乏企业数的统计数据）。事实上在1993—1995年连续3年中，放弃使用标志产品数与1990年、1992年参与认证数相同。这可能是由于当时市场环境情况并不乐观，在3年使用期满后，企业缺乏继续使用标志的积极性。

1994年，中国绿色食品发展中心根据全国绿色食品发展的新形势，提出了"加速三个推进"的发展方针，即产品开发主体从起步阶段的国有农场为主向广大农村推进，产业发展重点从抓生产环节为主向市场开拓推进，技术结构从传统技术为主向开发利用现代高科技推进。"加速三个推进"的提出，标志着我国绿色食品发展方式的转变和开发领域的扩展。

1994—1996年，绿色食品发展呈现出5个特点。

（1）产品数量连续两年高增长。1995年新增产品达到263个，超过1993年最高水平1.07倍；19%年新增产品289个，增长9.9%。

（2）农业种植规模迅速扩大。1995年绿色食品农业种植面积达到1 700万亩，比1994年扩大3.6倍，19%年扩大到2 248万亩，增长32%。

（3）产量增长超过产品个数增长。1995年主要产品产量达到210万吨，比上年增加203.8%，超过产品个数增长率4.9个百分点；1996年达到360万吨，增长71.4%，超过产品个数增长率61.5个百分点，表明绿色食品企业规模在不断扩大。

（4）产品结构趋向居民日常消费结构。与1995年相比，1996年粮油类产品比重上升53.3%，水产类产品上升35.3%，饮料类产品上升20.8%畜禽蛋奶类产品上升12.4%。

（5）县域绿色食品开发逐步展开。全国许多县（市）依托本地资源，在全县范围内组织绿色食品开发和建立绿色食品生产基地，使绿色食品开发成为县域经济发展富有特色和活力的增长点。

为了组织和发动全社会力量关心、支持绿色食品事业的发展，1996年5

月，中国绿色食品协会正式成立。协会的成立推动了绿色农业产业开发的横向联合，协调了产业链之间的联系，并成为连接政府与绿色食品产业组织之间的桥梁和纽带。同年，中国绿色食品发展中心在国家工商行政管理局申请了绿色食品标志等证明商标的注册工作，使绿色食品标志商标成为我国农业领域第一个证明商标，也使绿色食品开发与管理初步纳入了法制化的轨道，标志着绿色食品作为一项拥有自主知识产权的产业在中国的形成，也标志着绿色食品及其绿色农业作为一种新的生产方式和消费观念得到认可。

同时，全国各地兴起的农业产业化高潮对绿色农业的发展起到了巨大的推动作用。农业产业的各种组织形式不断产生，尤其是龙头企业的出现对绿色农业产业发展起到了决定性的作用，政府对龙头企业出台了一系列的扶持政策。各地把农业产业化与绿色农业发展结合起来，许多县（市）依托本地资源，在全县（市）范围内组织绿色食品开发，建立绿色食品生产基地，使绿色农业与绿色食品开发成为县域经济发展富有特色和活力的增长点。

中国绿色食品的发展，实际上也是中国食品安全的重要组成部分。总体上看，无公害农产品、绿色食品和有机食品都是我国安全食品生产和消费的基本类型，是我国农业阶段性发展的必然产物，也是我国农产品和食品发展的基本方向。但由于无公害农产品从 2001 年才起步，有机食品缺乏广泛代表性，中国食品安全的成长发展历程主要是以绿色食品的成长发展为主线来进行的。绿色食品的全面兴起标志着中国的食品安全开始步入新的阶段。

（三）食品安全发展期（2001 年至今）

2001 年以后，中国食品安全进入了一个全新的阶段—食品安全发展期。重要的标志性事件有政府改组，食品安全成为全国人大第一提案；食品安全科技投入大大增加，食品安全学科建设迅猛发展；绿色食品产业进程明显加快；食品安全市场准入制度、食品安全综合示范控制项目实施成效明显等等。

1. 政府机构改组，食品安全成为全国人大第一提案

2003 年，在十届全国人大一次会议关于国务院机构改革方案的决定中，一个全新的机构引起人们的广泛关注，这就是在国家药品监督管理局基础上组建的"国家食品药品监督管理局"。虽然只有两字之差，但二者有着极大的不同。新成立的这个机构将与美国的 FDA 职能相类似，旨在加强食品安全。作为国务院直属机构，国家食品药品监督管理局增加了对食品、保健品、化妆品安全管理的综合监督和组织协调的职能，依法组织开展对重大事故的查处。

在政府机构改组的同时，近年来食品安全作为议案、提案，已成为两会代

表、委员关注的热点话题。因为食品安全关系到企业的信誉、行业前途，更重要的是它关系到消费者的身体健康和生命安全，也关系到人们对政府的信心和信任。食品安全领域著名专家陈君石在提案中呼吁政府能够更加关心和重视关于食源性疾病控制的工作；人大代表张奎认为加强食品安全建设把人民的利益放到了第一位，不断改善食品安全环境是在落实中央提出的科学发展观。假冒伪劣是对资源的一种浪费，也是对人民健康的损害，应该建立一种长效的监督机制，使假冒伪劣产品无处藏身。食品安全作为社会和老百姓高度关注的话题，近些年频频出现在人大、政协的议案和提案当中，仅 2004 年两会期间就收到涉及食品安全的议案和提案近 40 件，签名的代表和委员达 700 多人。

2. 食品安全科技投入大大增加，食品安全学科建设迅猛发展

近年来，我国食品工业产值持续增长，科技支撑能力建设和人才队伍具备一定规模。到 2002 年，我国食品行业大中型企业有 2 571 个，776 个企业开展了科技活动，其中 465 个企业设有科技机构，占大中型企业总数的 18.09%，其科技经费达到 41.13 亿元。487 个食品工业企业建立了研发中心。2003 年，我国食品工业（规模以上企业）实现销售收入 12 329.50 亿元，比上年增长 20.64%。目前，我国有食品科研单位 400 多家，大中专业研究所 200 多所，食品科技人员近 3 万人，国家重点实验室 4 个，农产品加工重点开发实验室 2 个，国家工程技术研究中心 5 个，企业博士后流动站 5 个。

2002 年，国家拨款 1.5 亿元，启动"食品安全关键技术"重大科技专项，以市场准入为切入点，全面加强食品安全科技攻关。项目采用"反弹琵琶"方式，加强技术攻关与集成，应用示范与对策研究并重，认真落实"人才、标准、专利"三大战略。专项实施过程中，特别注重整合多部门、地方、企业的相关资源，努力培育多元化的投入体制。比较充分地调动了部门、地方和企业的积极性，带动了多方资金投入，放大效果明显。各项目单位结合本地区的实际情况，充分与"食品放心工程""食品安全行动计划""无公害行动计划""阳光工程"等国家和地方相关计划相结合，强化资源整合，提高资金的使用效率。江苏省将该省的科技攻关计划、成果示范推广计划等整合到示范区中，福建省将该省治理"餐桌污染"、建设"食品放心工程"等计划统一纳入示范区建设。据不完全统计，配套经费达到了 15.3 亿元，国拨经费与配套经费的比例超过了 1∶100。

食品安全科技投入的增加，也带动了我国食品安全学科的建设和发展。许多高校纷纷增设食品安全本科专业，中国疾病预防控制中心、中国农业科学

院、福州大学、浙江大学、中山大学等机构设立了食品质量与安全相关专业博士点，目前已培养博士后 19 名，博士 177 名，硕士 464 名。与此同时，福州大学、江苏省农业科学院等科研院所还设立了"食品安全分析与检测教育部重点实验室""江苏省畜产品安全重点实验室"等研究基地。专项推动了部门和地方食品安全学科建设的结合，对食品安全技术支撑机构实行联合共建。如福州大学设立了"教育部/福建省食品安全联合重点实验室"，华中农业大学设立了"农业农村部食品安全重点实验室"，中国科学院水生生物研究所设立了"卫生部二噁英重点实验室"，辽宁出入境检验检疫局设立"辽宁省食品安全重点实验室"等。

3. 绿色食品产业进程明显加快，进一步推动中国食品安全发展

进入 21 世纪以来，中国的绿色食品继续保持着稳步发展的势头。无论是企业数增长率还是申请认证产品数、销售增长率均达到了 30% 以上，绿色食品的社会化、市场化、国际化进程明显加快。

(1) 绿色食品社会化进程加快的主要表现。各地政府部门更加重视绿色农业产业的发展，广大消费者对绿色食品认知度越来越高，新闻媒体主动宣传、报道绿色食品，理论界和学术界也日益重视对绿色食品的研究和探讨。2002 年，农业农村部提出绿色食品、有机食品、无公害食品"三位一体，整体推进"的战略部署。中国绿色食品发展中心委托了多个管理机构、环境检测机构、产品检测机构，形成了覆盖全国的绿色食品质量管理和技术服务网络，建立了涵盖产地环境、生产过程、产品质量、包装储运、专用生产资料等环节的质量标准体系框架，制定了一批绿色食品技术标准。

(2) 绿色食品市场化进程加快的主要表现。随着一些大型企业宣传力度的加大，绿色食品市场环境越来越好，市场覆盖面越来越大，广大消费者对绿色食品的需求日益增长，而且通过市场的带动作用，产品开发的规模进一步扩大。全国许多地方开展了绿色食品市场体系的建设工作，取得了初步成效。绿色食品国际市场潜力逐步显示出来，一些地区绿色食品企业生产的产品陆续出口到日本、美国、欧洲等国家和地区，显示出了绿色食品在国际市场上的竞争力。

(3) 绿色食品国际化进程加快的主要表现。对外交流与合作深度和层次逐步提高，绿色食品与国际接轨工作也迅速启动。为了扩大绿色食品标志商标产权保护的领域和范围，绿色食品标志商标相继在日本和香港地区开展注册；为了扩大绿色食品出口创汇，中国绿色食品发展中心参照有机农业国际标准，

结合中国国情，制订了 AA 级绿色食品标准，这套标准不仅直接与国际接轨，而且具有较强的科学性、权威性和可操作性。另外，通过各种形式的对外交流与合作，以及一大批绿色食品进入国际市场，中国绿色食品在国际社会引起了日益广泛的关注。2002 年 10 月，中国绿色食品发展中心组建了"中绿华夏有机食品认证中心（COFCC）"，并成为在国家认监委登记的第一家有机食品认证机构。COFCC 根据 IFOAM 基本标准以及欧美日等国家和地区标准制订的《有机食品生产技术准则》，列入 2003 年农业农村部行业标准制定项目；同时，COFCC 为扩大企业的影响力，增加农产品的出口创汇，积极开展对外合作，已经和欧洲的 SGS、日本的 JONA 和 OMIC 签署了全面合作协议，多家企业通过了 COFCC 的认证。

绿色食品产业进程明显加快，进一步推动了中国食品安全的发展。2005 年是绿色食品发展最快的一年，全年新认证企业 1 839 家，产品 5 077 个，全国有效使用绿色食品标志企业总数达到 3 695 家，产品总数达到 9 728 个；产品实物总量 6 300 万吨，年销售额 1 030 亿元，出口额 16.2 亿美元；环境监测的农田、草场、林地、水域面积 9 800 万亩。2005 年也是全面强化绿色食品管理的一年，各项监管工作深入推进，有力保障了绿色食品事业健康发展。绿色食品产品质量抽检合格率达 98.3%，企业年检率达 92%。表 3-4 说明了 1996—2005 年我国绿色食品发展的基本状况。目前，绿色食品产业正呈现出加快发展的良好势头。

4. 食品安全市场准入制度的实施，有效提升了中国的食品安全水平

2001 年国家质检总局根据国务院关于从源头上抓质量，对国内生产期也实施质量监控和强制检验的要求，针对食品安全问题的现状，研究实施了一套事先保证和事后监督相结合、政府监管和企业自律相结合、充分发挥市场调节机制的食品安全市场准入制度。2003 年 7 月 18 日，又发布实施了《食品生产加工企业质量安全监督管理办法》，进一步规范完善了这项制度，使国内食品生产加工企业质量安全监督管理走上了法制化、制度化和规范化的道路。

所谓市场准入，一般是指货物、劳务与资本进入市场的程度的许可。对于产品的市场准入，是指市场的主体（产品的生产者与销售者）和客体（产品）进入市场的程度的许可。食品安全市场准入制度则是为保证食品的质量安全，规定具备基本条件的生产者才允许进行生产经营活动，具备规定条件的食品才允许生产销售的监管制度。其核心内容包括 3 项具体制度：一是生产许可证制度，即对食品生产加工企业进行保证产品质量必备条件的全面审查。通过审

查，并按规定程序取得食品生产许可证后方可生产食品。二是强制检验制度，食品生产企业必须履行法律义务，食品经检验合格后方可出厂销售。三是市场准入标志制度，即检验合格出厂销售的食品必须在其包装上加印（贴）食品质量安全市场准入标志，即"QS"标志，未贴 QS 标志的食品不准进入市场销售。

国家质检总局规定，从 2001 年开始，对 28 类食品按照三步走的战略规划，计划在 3~5 年内全部实施市场准入制度。第一步，2001 年 9 月至 2002 年 7 月，为研究实施阶段。对米、面、油、酱油、醋 5 类食品进行"两查"工作，全面掌握这五类食品的质量和企业状况，为实施市场准入制度奠定基础。第二步，2002 年 8 月至 2003 年 12 月，为推行实施阶段。进一步完善相关法规建设，对米、面、油、酱油、醋 5 类食品实施这项制度，完成这 5 类食品生产企业的审查发证工作。同时，对奶制品饮料、肉制品、茶叶、调味品五类食品进行基本条件的专项调查，全面启动对肉制品、乳制品、方便主食品、冷冻饮品、饼干、饮料、调味品、罐头、膨化食品、速冻食品 10 大类食品实施市场准入制度。第三步，2004 年 1 月开始，进入全面实施阶段。米、面、油、酱油、醋等第一批实施食品安全市场准入制度的 5 类食品进入无证查处阶段。对 28 大类食品中的其他 12 大类食品开始实施市场准入。

食品市场准入是对食品进入市场程度的许可，是政府干预食品价格、数量以及质量安全等所采取的一项政策措施。食品安全市场准入制度的作用主要体现在保障食品安全、促进农产品市场竞争力、弥补市场缺位等方面。

（1）保障食品安全，提升农产品市场竞争力。保障食品质量安全是实施食品市场准入制度的首要目的。实施食品安全市场准入制度，是我国加入 WTO 后市场监管与国际惯例接轨的重要一步。我国农业经过 20 多年的快速发展，农产品供应总量及人均占有量都有了重大突破，但农产品的竞争优势主要集中在成本与价格方面，质量与安全标准的瓶颈始终难以突破。从国内农产品市场状况看，作物类农产品农药残留、畜禽类农产品违禁药品残留等现象比较严重；从国际农产品市场竞争环境看，国际贸易中对于食品卫生和环境监控的进一步强化，使我国蔬菜、水果和畜禽产品等传统出口商品面临巨大竞争压力。目前世界上一些国家通过"绿色壁垒"抬高市场进入门槛，加强了对我国农产品进口的控制。实施农产品市场准入不仅是国内消费者对保证食品质量安全的迫切要求，也是提升农产品出口竞争力必须考虑的重要一环。

（2）弥补市场缺位。市场缺位是指由于维护市场价格机制的条件存在着缺陷或不足，导致市场在优化配置资源过程中出现调节"真空"的现象。如市场不能通过供需来确定和反映资源、环境真实价值的价格等，其原因主要是由于产权界定不明晰造成的。农产品的安全与环境有着密切的联系，良好的资源环境是保证食品安全的重要条件。由于环境产权界定受不可逆性和不确定性因素的影响较大，使农产品定价中环境的价值难以货币化，或者即使能够货币化，因环境损害而对人类造成的影响也难以用金钱来弥补，导致市场在保障食品安全中出现缺位现象。而实施农产品市场准入制度是当前政府弥补市场缺位最直接的手段，通过行政措施强制性规范农业生产行为与市场流通行为，能保证农产品在生产和流通中的质量安全，弥补市场价格调节机制的不足，短期可能损失一些效率，但从长远来看有利于农业结构优化调整和社会福利水平的提高。

食品安全市场准入制度的实施对我国食品的生产方式产生了重要的影响，对农户及食品企业在化肥、农药、添加剂等生产资料的使用上进行了强制性约束。农户在种植、养殖过程中开始不用或少用化肥、农药以及添加剂，将化肥改为有机肥，将有毒有害农药换成低毒或生物农药，这从生产环节有效提高了食品安全水平，标志着我国食品安全控制开始由以往的被动应付向主动保障转变，同时也标志着我国食品安全进入了新的发展阶段。

5. 中国食品安全综合示范控制项目的实施，标志着中国食品安全进入发展阶段

中国食品安全进入发展期的另一重要标志是中国食品安全综合示范控制项目的实施。中国食品安全综合示范控制项目是由国家科技部会同卫生部、质检总局、农业农村部于 2002 年组织实施的一项致力于解决我国日益突出的食品安全问题的综合性控制行动，该项目的实施使我国食品安全状况得到极大改善，食品安全整体水平得到明显提升。

第三节　中国食品安全控制的目标模式选择

一、食品安全系统综合控制趋势分析

（一）理论分析

食品安全是一个不断发展变化的动态复杂系统，食品安全控制的理论也在

不断发展。通过对风险分析、从农田到餐桌、食品安全利益相关者、食品供应链管理、GMP/HACCP 等理论的分析，可以发现食品安全控制理论的发展已呈现出系统化、综合化趋势，表现为两个方面。一是控制的手段从传统的食品安全控制向危害分析与关键控制点控制再到食品质量与安全的集成化、一体化控制发展；二是控制点从食品供应链单个环节向整条食品供应链转移。

如前文所述，良好操作规范（GMP）规定了食品生产、加工、包装、贮存、运输和销售的规范性卫生要求，其主要目标是确保在食品企业生产加工出安全的食品。危害分析与关键控制点（HACCP）强调了应沿着食品生产加工的整个过程，连续地、系统地对造成食品污染发生和发展的各种危害因素进行分析和控制，是一种以预防为主的质量保证方法，其重点是找准关键控制点，使食品潜在的危害得以防止、排除或降至可以接受的水平。表面上看，GMP/HACCP 似乎是食品生产和加工企业最为有效的食品安全自我控制手段，但在实践中并不如此。第一，GMP/HACCP 体现的是食品企业生产或加工等某一（或某几个）环节的具体控制规范和具体手段，就单次控制过程而言，控制过程本身并没有涵盖整个食品供应链；第二，寻找出能减少或消除危害的关键控制点是一项艰难复杂的工作，各种无法准确寻找的危害因素会大大影响HACCP 的工作效率。因此，GMP/HACCP 在实践中并不能解决食品生产、加工、包装、贮存、运输和销售等环节的所有食品安全问题。

"从农田到餐桌"全程控制理论抽象地对食品供应链全过程控制的必要性做了说明，指出要最大限度地保持消费者的利益，最根本的就是把食品质量和安全建立在食品生产从种植（养殖）到消费的整个环节。"从农田到餐桌"理论在一定程度上揭示了食品安全综合控制的趋势，但并没有指出在从农田到餐桌的整个过程中应采取什么样的控制手段和措施。因此，在实践中"从农田到餐桌"理念需要与 GMP/HACCP 等控制方式结合应用。

风险分析理论对于整个食品安全大系统有一定涉及，但非常强调检验检测的重要性，属于一种事后检验性工具，对于食品安全的主动控制效果不够明显。风险分析是保证食品安全的一种新模式，其目标在于保护消费者的健康和促进公平的食品贸易，包括风险评估、风险管理和风险交流 3 个阶段，其中风险评估是的核心和基础。通过对风险评估的过程分析，不难发现风险分析方法特别强调科学分析，强调数据积累，风险评估中的危害鉴定、危害特征描述、危害暴露评估、风险特征描述等工作都必须由权威检验检测机构来完成。各种分析检测评估结果出来之后，风险管理、风险交流才付诸实施。本书认为，风险分析是一种应急性的管理方法，对于一些已经发生的食品安全事件（如苏丹红、啤酒甲醛等），政府部门可以根据风险评估的结果判定事件的主要责任人，并制定补救政策。但风险分析方法却难以在食品生产的前端环节进行实践应用，因此若是要从食品生产的源头开始进行主动控制，这种方法的作用是有限的。

食品安全利益相关者理论着重强调了农户、生产商、加工商、中介组织、流通企业、消费者、政府等食品安全控制主体的作用，指出食品安全利益相关者是与食品产业链密切相关的个人、团体及政府组织，他们的行为对于终端食品的安全与否具有重要的影响，他们在整个食品供应链中都负有相应的责任和义务。其中生产者负有为消费者生产安全食品的责任，消费者则负有保证遵循食品存放和制备原则、正确消费食品以及合理安排饮食结构的责任，政府（管理者）负有颁布合理的食品安全法规和标准、保证食品生产者遵守相关法规，以及为消费者提供相关信息和建议的责任。但该理论对多个利益相关者之间的相互协调作用分析不够，另外对控制载体、控制媒介、科技手段及食品安全信息系统的功能未加分析，因而也不够全面。

食品供应链管理理论在整体理念上与"从农田到餐桌"理论相似，也强调食品种植/养殖、加工、贮运、销售、消费等全过程的控制，指出应将食品供应链视为一个整体，通过实施综合性计划、合作和商品流程的控制，做到以较低的成本提供安全食品，同时满足食品供应链上贮备、零售商的需要。但食品供应链管理主要是针对食品企业进行分析和研究的，对于非企业组织（如农户、专业协会、中介组织等）的分析不够。因此，食品企业的供应链管理活动并不能囊括整个食品产业链条，对于上下游食品企业之间，以及食品企业与非企业组织之间的整合与协作问题需要进一步研究。

通过上述理论分析，本书认为，风险分析、从农田到餐桌、食品安全利益相关者、食品供应链管理、GMP/HACCP 等理论各有特点，强调的环节和重点各有侧重，不能以单一的标准评价它们的优劣，在实践中应交叉结合应用。但总体而言，食品安全控制理论的发展已呈现出综合化趋势。CAC 主席 Stuart A. Slorach 博士曾指出，以前对食品的控制常常集中在最终产品的检验和食品加工操作的检查上，然而近几十年来，整合的多学科方法已渗入到整个食品链（并且很多案例远远超过了传统食品链的概念），这个意识在不断地增强。食品安全战略应该立足科学，防患未然—给出衡量能够最大程度减少因食品引发疾病的潜在结果的指标。在这个概念上，我们有必要改进并强化食品引发疾病

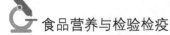

情况的跟踪报告，以便给未雨绸缪和治疗措施提供更好的信息。

（二）实践分析

与食品安全控制理论的发展趋势一致，国际组织、发达国家食品安全控制体系的改革实践以及我国食品安全控制的历史同样表明，时代正呼唤着一种能从整体上系统解决食品安全问题的模式，食品安全控制在实践中也正朝着综合化、系统化的方向迈进。

联合国粮农组织（FAO）、世界卫生组织（WHO）等国际组织及欧盟、加拿大、德国、丹麦、澳大利亚、美国、日本等发达国家食品安全控制体系的改革和实践表明，国家食品安全控制体系越来越倾向于朝着统一化的方向发展。从国际经验来看，加强食品安全管理各部门之间的协调是食品安全管理体制改革的核心。这种协调表现为两种类型，一类是以欧盟、加拿大、德国、丹麦、澳大利亚为代表，为了控制风险，将原有的食品安全管理部门重新统一到一个独立的食品安全机构，由这一机构对食品的生产、流通、贸易和消费全过程进行统一监管，彻底解决部门间分割与不协调问题；另一类是以美国和日本为代表，虽然食品安全的管理机构依然分布在不同的部门，但是却通过较为明确的管理主体分工来避免机构间的扯皮问题，通过明确分工基础上的协调来实现食品安全。其重要特征就是根据食品类别（美国）或按照环节（日本）进行分工，以保证对"从农田到餐桌"全过程的监管。但值得注意的是，即使在美国也一直存在着要求食品安全管理机构完全统一到一个部门的声音。美国国家审计署（GAO）更是每年都向国会提交有关食品安全管理经费及其效果的报告，极力主张借鉴其他国家经验把美国的食品安全管理机构统一起来。阿根廷、智利和荷兰等国也在积极探讨成立一个专门机构的必要性和可行性。因此，不论是成立一个独立的食品安全机构也好，或是按食品类别或环节进行分工也好，各种食品安全控制体系的组织构架都需要有一个权威的机构进行综合协调，国际食品安全控制体系正朝着统一化的方向发展。

中国食品安全的历史及各阶段食品安全控制的变迁表明，实践中的中国食品安全控制也需要不断发展。中国在食品安全孕育期的粮食安全期实施的粗放经营模式以及后来实施的片面追求高产的集约经营模式，不仅对于提高食品安全水平没有起到任何作用，反而由于它们都以牺牲环境为代价，粗放使用农药、兽药及化肥，导致食品中有毒有害物质增加，实际上降低了食品安全水平。萌芽期开始实施的法律规制对于广大农民及食品生产经营者尚未形成有效的制度约束，控制的效果也非常有限。在起步期实施的绿色食品模式及配套的绿色食品认证制度、以 HACCP 为主体的双环节控制模式等仅对生产加工环节的食品安全保障能起一定效果，对食品储运、销售、消费等后端环节的控制能力还非常有限。在食品安全发展期，政府、企业、消费者等不同群体也意识到了大家互相协作对于食品安全控制的作用，并开始沿着"政府+企业+中介组织+农户+消费者"的模式进行食品安全控制，并在科技部的牵头组织下，实施了食品安全综合示范控制项目，实施的食品安全全程综合控制模式在各个环节的控制上都取得了较好的效果，应该说这种模式已基本顺应了国际食品安全控制的发展趋势，但由于我国对食品供应链整个过程的控制尚处于初始阶段，各环节之间的协调性以及各环节控制主体之间的合作性都有待于加强，因此该模式仍需在综合性和系统性方面进一步加强。

中国食品安全控制变迁的实践指出了食品安全控制发展的总体趋势，即控制面由单一的农业初级生产环节开始逐渐向食品生产、加工、流通、消费等食品供应链的全过程扩充，农户、企业、政府等利益相关者的控制意识从无到有、从弱到强，控制手段从被动到主动，控制类型由传统食品安全控制向现代食品安全控制转变。这与食品安全控制理论的发展趋势以及国际食品安全控制的发展方向也是一致的。

二、中国食品安全控制的目标模式——食品安全"网—链控制"模式

食品安全控制趋势的理论和实践分析表明，随着生产生活方式的不断变化，食品生产、加工、流通等环节的技术需求变得日益复杂，人们将要面对不断增加的食源性危害，这使我国的食品安全面临新的挑战。传统的食品安全控制模式面对纷繁复杂的食品安全问题已开始变得力不从心，时代正在呼唤一种新的食品安全控制模式。在对食品安全控制理论与实践分析的基础上，本文提出中国食品安全控制的目标模式——食品安全"网–链控制"模式。

（一）现有主要食品安全控制模式的比较分析

1. 食品安全控制模式的含义

客观来讲，食品安全控制模式并不是一个新事物，在实践中早已存在，且在不断发展，但目前国内外关于食品安全控制模式的研究却很不系统，文献非常零散，主题不明确，其主要症结在于目前尚缺少关于食品安全控制模式的科学定义。因此，在提出中国食品安全控制的目标模式之前，必须对食品安全控制模式的概念做出清晰的判断。

一般而言，"模式"是指在特定的环境中解决某一特定问题的方案，是指事物内部的若干成分（元素、要素），按照一定的关系（一定的构成方式、一定的组合规律）所组成结构的一定表现形式，即是指事物处于一定范畴内的诸要素所构的事物的表现形式。"模式"既指明了解决问题的总体思路，又包含了执行过程中应采用的具体方法，是一种兼顾宏观战略和微观措施的动态"范型"。可以说，任何事物都有它内在结构组成所表现出来的某种模式。食品安全控制也是如此。

在对"模式"一般概念分析的基础上，本书将食品安全控制模式进一步界定为：根据社会经济的发展水平及公众的食品卫生与健康需求状况，为解决相应社会历史环境中的主要食品安全问题，依靠相对具体的技术手段及管理制度实施的系统控制方案，它一般应包含食品安全控制的总体思路以及相对具体、操作性较强的控制方式及措施，且在实践中可以有不同的表现形式或子体模式。

在食品安全控制模式的定义中，包含了一个与食品安全控制模式密切关联且在实践中又容易被混淆的概念——食品安全控制方式。食品安全控制模式与食品安全控制方式二者虽只有一字之差，但它们在内涵和范围上却有明显的不同。食品安全控制模式是抽象的关于解决食品安全问题的一般方法，既应体现解决食品安全问题的整体思路，又应体现解决食品安全问题的具体策略，是关于食品安全宏观战略和微观策略的结合体。

而食品安全控制方式则主要是指为实现既定食品安全目标而采取的具体的控制措施或手段。世界历史上食品安全控制方式的发展大致可分为6个阶段。一是远古时代——火烤食物；二是古代——干燥、烟熏、地窖（低温）；三是几千年前——发酵、腌制；四是巴士德时代以后——巴士德杀菌法、罐头和冰箱的利用；五是近代——防腐剂、保鲜剂；六是现代——GMP、HACCP、ISO等。

食品安全控制模式与食品安全控制方式的主要区别在于：食品安全控制模式相对抽象，食品安全控制方式相对具体，食品安全控制方式实际上是从属于食品安全控制模式的具体实施手段。

根据上述分析，本书认为各类文献中经常提及的食品安全管理模式、食品安全保障模式等都属于食品安全控制模式的范畴；而国际上流行的 GMP，HACCP 实际上都属于食品安全控制方式的范畴。

2. 现有主要食品安全控制模式分析

如上一节所述，我国在食品安全变迁的历史中分别实施了粗放经营模式、集约经营模式、绿色食品模式、以 HACCP 为主体的双环节控制模式、全程综合控制模式等多种食品安全控制模式。其中食品安全起步期实施的以 HACCP 为主体的双环节控制模式、食品安全发展期实施的全程综合控制模式比较有代表性，是目前我国大部分地区实施的主要模式。但客观分析，这两种模式也还存在局限。

（1）以 HACCP 为主体的双环节控制模式。该模式控制的重点是初级生产环节，在生产加工环节保障食品安全起到了一定的成效，但它们对食品储运、销售、消费等后端环节的控制能力还非常有限。

（2）食品安全全程综合控制模式。该模式具体体现为食品安全综合示范控制项目实施中形成的江苏苏果超市模式、福建银祥猪肉模式、浙江龙井茶叶模式、陕西洛川苹果模式、河南鹤壁小麦模式、北京物流控制模式、山东寿光蔬菜模式、广东恒兴水产模式、青岛奥帆餐饮模式等九个子体模式。该模式在各个环节的控制上取得了较好的效果，但由于我国对食品供应链整个过程同时重点控制尚处于初始阶段，各环节之间的协调性以及各环节控制主体之间的合作性都有待于加强。

（三）食品安全"网—链控制"模式的提出

1. 食品安全"网—链控制"模式的定义

根据上述关于食品安全控制模式的一般概念，中国食品安全控制的目标模式—食品安全"网—链控制"模式被定义为：在我国食品安全问题日益突出的背景下，为保障食品安全，以系统控制理论为基础，以食品供应链为载体，依靠食品安全利益相关者对各种食品危害物、潜在食品安全因素及重大食品安全问题进行系统综合控制的一种相对具体、可操作性强的控制模式。其中"网—链"是食品安全的整体，包括食品供应链、食品安全管理链、食品安全科技链、食品安全信息网 4 个构成要素，包含了模式的控制载体、控制主体和外部环境。

2. 食品安全"网—链控制"模式的特征分析

（1）理论与实践并重。食品安全"网—链控制"模式是在对风险分析、从农田到餐桌、食品安全利益相关者、食品供应链、GMP/HACCP 等理论进行系统总结和梳理后提出的，它丰富和发展了食品安全控制理论，具有坚实的理论基础。同时，该模式是在对国内外食品安全控制、中国各阶段食品安全控制实践分析的基础上总结出来的，吸收了中国食品安全各个阶段控制的有益经验，实践基础同样深厚。

（2）系统性、综合性强。食品安全是一项综合系统工程，食品种植/养殖、加工、贮运、销售等食品供应链的各个环节与生产者、管理者、消费者以及这些利益相关者所采取的控制方式一道，构成了一个复杂的系统。解决食品安全问题必须从系统的思维出发，整体考虑。系统论是具有方法论意义的科学理论，其核心思想是整体观念，基本思想方法是把所研究和处理的对象当作一个系统，分析系统的结构和功能，研究系统、要素、环境三者的相互关系和变动规律，并优化系统的整体功能。食品安全"网-链控制"实际上就是一个分析食品供应链、食品安全利益相关者、食品安全科技链、食品安全管理链、食品安全信息网等要素之间以及这些构成要素与整个食品安全大系统之间相互关系的过程，尤其强调系统性和综合性。

（3）技术可操作性强。食品安全"网—链控制"模式既指明了食品安全控制的对象，又指明了食品安全控制的载体和主体，提出食品安全控制应以食品危害物和潜在食品安全因素为控制对象，由食品生产、加工、贮运、销售等环节构成的食品供应链为载体，依靠由生产者、管理者、消费者等利益相关者构成的控制主体进行系统综合控制，解决了控制什么（What）、由谁控制（Who）和如何控制（How）的问题，因而赋予了模式较强的可操作性。

（4）兼顾科技与管理。解决食品安全问题一方面要依靠科技，另一方面要依靠管理。传统的食品安全控制管理体系、模式和方式在实践中往往偏重于科技或管理的某一方面，而忽视另一方面。如HACCP控制方式的重点是找准食品生产加工过程中可控的、并且一旦失控后产品将危及消费者安全和健康的关键控制点（CCP），这是一个需要以风险评估结果作为参照的技术性过程，对于管理的形式和流程并不作特殊要求。大量文献提到的食品安全控制体系及模式则过于强调国家层面的控制战略，不仅缺乏具体的微观策略，而且对于科技控制也未作说明。食品安全"网—链控制"模式则兼顾了食品安全科技与管理的两个方面，强调二者的相互作用。

（5）宏观与微观相结合。食品安全"网—链控制"模式既体现了食品安全综合系统控制趋势的战略方向，又突出食品供应链各个环节食品安全关键影响因素的分析，强调政府、企业、消费者、行业协会、中介组织等微观主体的控制行为，是食品安全宏观战略和微观策略的有效结合。

3. 食品安全"网—链控制"模式的构成要素及关联分析

食品安全"网—链控制"模式包含食品供应链、食品安全管理链、食品安全科技链、食品安全信息网4个构成要素，这4个要素实际上包含了模式的控制载体、控制主体和外部环境，各构成要素的含义及相互关系如下：

（1）食品供应链。食品供应链是食品生产、加工、包装、储藏、运输、销售、消费等不同环节，以及这些环节所对应的农户、食品生产企业、加工企业、流通企业、个体商贩、消费者等食品安全利益相关者所构成的链条。食品供应链是食品安全"网—链控制"模式的第一个要素，它是整个食品安全控制的实施载体。对食品安全的控制应体现在各个环节，并贯穿于整个食品供应链，仅仅关注于某个方面的控制并不能解决系统性的问题。因此，食品安全的控制必须是对食品供应链条整个过程进行全方位、一体化的系统性控制。对食品供应链的不同环节进行食品安全控制，需要依靠各环节所对应的食品安全利益相关者来进行控制，农户、食品生产企业、加工企业、流通企业、个体商贩、消费者等利益相关者都是食品供应链的控制主体。

（2）食品安全管理链。沿着食品供应链的顺序，食品生产、加工、储藏、运输、销售、消费等各个环节都需要政府部门参与控制管理。食品供应链各个环节的管理也构成了一个链条，称之为食品安全管理链。

（3）食品安全科技链。食品供应链的每一个环节都会或多或少地受制于科技因素的制约。在农业投入品、农业种植/养殖生产环节，影响食品安全的因素以滥用或过度使用农药、兽药、化肥等化学污染为主；在食品加工、流通等环节，包括细菌性污染、病毒和真菌及其毒素在内的微生物污染成为影响食品安全的主要原因。因此，要控制食品安全，除管理手段之外，还必须针对食品供应链的不同环节的关键技术进行研究。沿着食品供应链的顺序，食品生产、加工、储藏、运输、销售、消费等环节的科技因素也组成了一个链条，本文称之为食品安全科技链。

（4）食品安全信息网。在整个食品安全体系中，除了食品供应链、食品安全管理链、食品安全科技链等具有相对明确的控制主体负责的要素外，还有相当一部分食品安全问题不能简单归于某一类或某一个控制主体负责，往往需要多个政府部门、多个企业以及消费者群体同时应对。这些问题主要包括信息、教育、交流、培训以及监测、预警、应急等重大食品安全问题，本书将这些问题划归到"食品安全信息网"之中，食品安全信息网是食品安全"网—链控制"模式的又一要素。

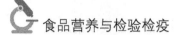
（5）食品安全网与链的关联分析。食品供应链、食品安全管理链、食品安全科技链以及食品安全信息网在整个食品安全控制系统中都有重要的作用。

食品供应链是整个食品安全"网—链控制"模式的载体，农户、企业、政府、科技等食品安全利益相关者所有的控制行为都基于食品生产、加工、储运、销售、消费等食品供应链的不同环节进行。

食品安全管理链是整个食品安全"网—链控制"系统的重要控制主体，它与其他三要素的联系表现为：第一，政府管理的具体责任部门应根据食品供应链不同环节的问题来确定。第二，政府政策必须基于科学的研究结果制定。第三，食品安全信息网中的教育、交流、监测、预警等多项工作都必须政府部门来推动。

食品安全科技链与其他三者的关联体现为：食品安全的科技问题主要反映在食品供应链的不同环节上；各种食品安全科技政策及建议的实施需要政府来支持；食品安全信息网中的监测、预警、应急、溯源等许多问题本身就是复杂的食品安全科技问题。

食品安全信息网则是整个食品安全系统的外部环境，它与其他三链之间同样有着密切的关联。各种食品安全信息的收集需要从生产环节开始，涵盖"从农田到餐桌"的整个过程，教育、交流、培训的对象涉及农户、企业以及政府等所有利益相关者，政府部门进行信息采集，监测、溯源、预警、应急则是需要政府、科技、消费者等管理链、科技链、供应链中的各类主体共同积极应对的系统任务。

总之，食品供应链、食品安全管理链、食品安全科技链、食品安全信息网等构成要素既相对独立，又密切关联，它们一起构成了整个食品安全"网—链"系统。

4. 食品安全"网—链控制"模式是理论和实践发展的必然选择

食品安全控制理论的发展需要一种更加系统、更加综合、更加注重整体的控制新模式，食品安全控制实践的发展也需要一套能有效解决各种食品安全问题的新方法。食品安全"网—链控制"模式涵盖了食品安全的各个方面，既抽象又一般，既注重管理又注重科技，既注重食品安全的整体，又突出食品供应链、食品安全利益相关者、食品安全管理链、食品安全科技链、食品安全信息网等构成要素的具体实施方案，是食品安全宏观战略和微观手段的有效结合。食品安全"网—链控制"模式是理论和实践发展的必然选择。

第三章　关于食品安全标准法律制度的现状

第一节　食品安全标准制度的一般问题

一、标准与食品标准的含义

标准和标准化是标准化体系中最基本的两个概念，是人们在生产实践中对标准化活动有关范畴、本质特征的概括。由于世界各国社会体制和经济发展水平的不同，对标准和标准化的理解以及所要达到的目的也有差异，目前对标准和标准化的定义还不完全一致。通常认为标准是一个准则或特殊规范。

食品标准是依据所涉及的行业和领域不同进行分类的，主要涉及食品工业领域及相关领域。根据标准的概念界定推演，有学者把食品标准定义为：食品标准是指以在一定的范围内获得最佳秩序、促进最佳社会效益为目的，以科学、技术和经验的综合成果为基础，经各有关方协商一致并经一个公认机构批准的，对食品规定共同的和重复使用的规则、守则或特性的文件。

食品标准作为食品行业中的技术规范，涉及食品行业各个领域的不同方面，其内容包括食品产品标准、食品卫生标准、食品分析方法标准、食品工业基础及相关标准、食品术语标准、食品添加剂标准、食品管理标准、食品检验方法标准、食品包装材料及容器标准等。

食品标准与食品安全问题密切相关，是国家标准体系的重要组成部分之一。在保护公众身体健康和生命安全、保障食品安全卫生、实现食品安全科学化管理、加强各环节监管、规范食品生产经营活动、促进食品行业健康发展等方面，食品标准都发挥着不可替代的重要作用。

二、食品安全标准含义

食品安全标准，其前身就是食品卫生标准，是政府管理部门为保证食品安全，防止疾病发生，对食品中安全、营养等与健康相关标准的科学规定，是针对食品的一种或一系列具有一定强制性要求或指导性功能的文件，标准的确定体现了国家意志，食品标准体系是我国食品安全法律法规体系的重要组成部分，是食品生产企业生产卫生、安全食品所必须遵从的技术法规，也是政府监管部门开展食品卫生监督管理的重要技术依据。

食品安全标准的认识，经历了从食品卫生标准到食品安全标准的转变。1979 年 8 月 28 日国务院颁布的《中华人民共和国食品卫生管理条例》（以下简称《食品卫生管理条例》），引入了"食品卫生标准"的概念，在 1982 年颁布的《中华人民共和国食品卫生法（试行）》（以下简称《食品卫生法（试行）》）专章规定了"食品卫生标准和管理办法的制定"。但上述法律文件未对食品卫生标准的概念做出明确界定。食品卫生标准作为国家进行食品卫生监管的科学依据，在保证食品质量、促进食品企业的健康发展等方面发挥了重要作用，也在保护人民身体健康和维护消费者权益方面，取得了一定的社会效益和经济效益。

随着社会经济的发展和进步，在食品卫生管理的思路下建构的食品标准法律制度逐渐暴露出与现代经济社会不相适应之处。为此，在《中华人民共和国食品安全法》（以下简称《食品安全法》）的起草过程中，学者和专家们开始对食品卫生和食品安全进行区分，并对现有的食品卫生标准、食品质量标准、食品质量安全标准等进行研究，在此基础上提出了"食品安全标准"的概念。但是，《食品安全法》及其实施条例等都未对食品安全标准做出明确的定义，在上述法律文件中只确认了食品安全标准是强制性标准这一性质。

为此，学者们也对食品安全标准概念的界定展开了研究。有学者认为，"食品安全标准是指以在一定的范围内获得最佳食品安全秩序、促进最佳社会效益为目的，以科学、技术和经验的综合成果为基础，经各有关方协商一致并经一个公认机构批准的，对食品的安全性能规定共同的和重复使用的规则、导则或特性的文件。"这种对食品安全标准概念的界定基本表达了食品安全标准的实质，但是笔者更倾向于如下定义。即"食品安全标准是指为了在一定范围内的食品安全之保障，以获得最佳食品安全秩序、促进最佳的社会公共利益为目的，经过一个公认机构制定或者批准的，对食品、食品添加剂及食品相关产品生产经营中的各种相关因素所做的有强制力并可以反复使用或重复使用的管理性规定或技术性规定的规范性文件。"这个定义更全面地界定了食品安全标准的制定的目的、程序、内容以及本质属性等。

三、食品安全标准制度的含义

卫生部等八部门联合制定的《食品安全国家标准"十二五"规划》（以下简称《食品"十二五"规划》）中指出，近年来我国食品安全标准工作取得的成效之一就是完善了食品安全标准制度。

所谓食品安全标准制度，就是针对食品安全标准而制定的要求大家共同遵守的办事流程、规章或者行为准则等。从制度的含义来看，制度是一个很宽泛的概念，其包括在特定范围内统一调整人与人之间社会关系的一系列习惯、道德、戒律、法律、规章等，由社会认可的非正式约束、国家规定的正式约束和实施机制3方面构成。当然，食品安全标准制度也可以这样理解，其在形式上也包含一般的社会习惯、道德以及法律等类型。

四、食品安全标准的特征

（一）安全性

"制定食品安全标准，应当以保障公众身体健康为宗旨，做到科学合理、安全可靠。"保证食品安全，保障公众健康和生命安全，是食品安全标准制定和存在的根本目的。因此，目的的安全性就自然地成为食品安全标准的特点之一。这特点就要求食品安全标准的制定是以追求食品安全的秩序和利益为最高价值的，而非纯粹的经济效益。

（二）科学性

食品安全标准的科学性是指食品安全标准的制定都必须以食品安全风险分析的结论以及食品安全风险监测的数据、信息、结论为依据和支撑。同时，学习和借鉴国际社会先进的科技成果，实现多学科的综合论证和精确试验，并广泛听取来自食品生产企业、各类社会机构、公众媒体以及民众的意见和建议，进而保证食品安全标准的先进、科学、合理和可行。这也是食品安全标准科学性的关键和核心。

（三）广泛性

食品安全国家标准由卫生部门负责，食品安全地方标准由省级卫生部门负责，食品安全企业标准有食品生产经营企业负责。食品安全标准的制定主体和具体负责机构分别是卫生部门及相关行政机构和食品安全标准审评委员会。

（四）内容的全面性

食品安全标准的内容主要涉及食品的致病微生物、农兽药残留、污染物、重金属含量，营养成分要求，标签标识，卫生要求，质量要求检验方法和规程等。同时也针对绿色食品、有机食品、无公害食品、保健食品等设定具体食品标准。

《食品"十二五"规划》的有关数据显示，我国现行的食品国家标准1 900项，强制执行的食品行业标准3 000余项，再加上各省市的地方标准，我国食品安全标准体系可谓庞大。而且"标准内容涵盖了六大类食品加工品及农副产品标准、食品工业基础相关标准（包括食品标签通用标准，各种食品工业技术用语，果蔬贮藏技术等）、食品检验方法标准、食品加工产品卫生标准（包括各类食品卫生标准、农兽药残留量标准等）、食品包装材料及容器标准、食品添加剂标准等。"总体来说，我国食品安全标准内容全面，涉及范围较广。

（五）强制性

在《食品安全法》颁布施行以后，食品安全标准皆为强制性标准，即标准一经批准发布，食品相关领域生产经营所必须遵循和执行，任何单位或个人不得擅自更改或降低食品安全标准要求。由于食品安全标准的层级不同，其强制效力也有不同，即食品安全国家标准的强制效力强于食品安全地方标准和食品安全企业标准，并逐级减弱。

五、食品安全标准的分类和体系

（一）按内容来划分

《食品安全法》第20条对食品安全标准应当包括的内容作出了明确规定，主要包括食品中致病性微生物、农兽药残留等危害人体健康的物质的限量，食品的营养成分，食品添加剂的种类和使用规则，食品标签标识要求，食品卫生要求，食品质量要求，食品检验方法与规程等内容。以此为依据，食品安全标准根据其内容不同可以分为食品安全限量标准，食品添加剂标准，专供婴幼儿和其他特定人群的食品标准，与食品安全、营养有关的标签、标识、说明书标准，食品生产经营标准，食品质量标准，食品检验方法和规程标准以及其他食品安全标准。

(二) 按层级来划分

按照层级可以分为国际标准、国家标准、地方标准、行业标准、企业标准，但是由于食品安全标准的强制性属性限制，从《食品安全法》第三章对食品安全标准的规定来看，食品安全标准的层级仅包括食品安全国家标准、食品安全地方标准和食品安全企业标准。有学者分析，食品安全企业标准作为在食品企业内部适用的标准，本身没有强制力，但是其一经制定并备案后即生效，此后该食品安全企业标准对于该食品企业来说就具有了强制性，因此《食品安全法》将食品安全企业标准归入食品安全标准的范畴。

食品安全国家标准是由国务院卫生行政部门根据《食品安全法》及相关法律的规定制定食品安全标准。食品安全国家标准具有最高的适用力，其适用于全国所有食品种类和各类食品生产经营活动。食品安全地方标准是指在没有相应的食品安全国家标准的情况下，省级卫生行政部门可以参照有关国家标准制定的要求制定适用于该省地域范围内的地方标准。食品安全地方标准制定后须报国务院卫生行政部门备案。食品安全企业标准是指食品企业在没有食品安全国家标准和地方标准的情况下制定的作为自己组织生产的依据或者在已有食品安全国家标准和地方标准的前提下制定的严于"国标"和"地标"的食品安全标准。

我国食品安全标准经过五十多年的发展，目前已初步建立起包括国家标准、行业标准、地方标准和企业标准四个层次标准在内的结构相对合理、具有一定配套性的体系。

据国家标准化管理委员会的数据统计，截至 2007 年年底，与食品安全有关的我国国家标准达 1 822 条，行业标准 3 178 条，地方标准近万项，企业标准几十万项，标准内容涵盖了 6 大类：食品加工品及农副产品标准、食品工业基础相关标准（包括食品标签通用标准、各种食品工业技术用语、果蔬贮藏技术等）、食品检验方法标准、食品加工产品卫生标准（包括各类食品卫生标准、农兽药残留量标准等）、食品包装材料及容器标准、食品添加剂标准等。

六、食品安全标准的功能

2008 年以来食品安全事件的频繁发生，且重点涉及食品安全标准领域。食品安全标准的功能可以从以下两方面进行分析。

(一) 食品安全监管工作的需要

从近年来的食品安全事故来看，无论是三聚氰胺、地沟油、瘦肉精、塑化剂，都暴露出食品安全违法的技术性趋势越来越明显，与食品安全标准的关联性也越来越大，相较于传统的"卫生型事故"带来了更大的不安全性和危害性。食品安全标准作为保障食品安全的基石，食品安全问题的技术化必然需要依靠深化食品安全标准管理来解决。唯有对食品安全标准进行有效的管理，通过新标准的制定、旧标准的修订完善、不良标准的废止等，利用科学、合理、先进的食品安全标准来保障食品安全。

（二）食品安全标准自身发展进步的需要

某类食品安全标准要不要有、要怎样制定、制定之后要不要改动和废除……这一系列问题都是食品安全标准"从无到有、从有到优"这一过程中要思考的问题。标准制定以后，要适应社会经济的变化发展，就需要不断地更新，否则标准落后于行业发展，就不能发挥其应有的作用。

七、食品安全标准的历史

我国食品安全标准法律制度从 20 世纪 50 年代起，经历了 2 个阶段的发展演进。

第一阶段是从 20 世纪 50 年代到 70 年代初期，属于我国食品安全标准的起步阶段。我国食品安全标准始建于 20 世纪 50 年代，当时我国已开始制定部分食品卫生领域的单项或技术规定，属于食品安全标准的初级阶段。在这个阶段，针对食品不卫生而引发食物中毒等危害人体健康等问题，卫生部等有关部门先后颁布食品卫生单项法规和标准 33 个，如《清凉饮食品卫生管理暂行办法》（1953 年），《食堂卫生管理暂行办法》（1955 年），《食用合成染料管理办法》（1960 年），从这个时期制定颁布的法规、标准看，食品已由单项管理过渡到全面管理，并已开始了食品添加剂等化学物质的管理。

第二阶段是从 20 世纪 70 年代至今，属于我国食品安全标准的发展和完善阶段。20 世纪 70 年代初，卫生部下属的中国医学科学院卫生研究所负责并组织开展了一次针对食品卫生标准的大规模调查研究，收集了大量数据，提出了关于粮食、乳、肉、油等 14 项共计 54 个食品卫生标准，并且 1977 年经国务院批准，于 1978 年上述 14 类标准由卫生部等 11 个部局共同发布开始正式实施，作为国内标准试行。之后在此基础上进行了修订和补充，确定了正式卫生标准 57 个、试行卫生标准 29 个、食品添加剂质量标准 37 个。从此，我国开启了卫生行政法规的全面建设时期。1979 年国务院正式颁发了《中华人民共和国食品卫生管理条例》，卫生部与全国工商行政管理局联合颁发了《农村集市贸易食品卫生管理试行办法》，1980 年卫生、粮食、外贸等六部共同颁发《进口食品卫生管理试行办法》。这个时期，我国食品卫生管理的重点已从预防肠道传染病发展到防止所有食源性疾患的新阶段。特别是食品卫生管理条例的颁布和实施，大大推进了食品卫生法制建设的进程。

随着 1978 年我国实行改革开放，经济体制从计划经济向市场经济的转型，商品经济迅速发展，市场潜力被迅速挖掘，市场细分的现象也越来越多，对食品卫生监管工作的挑战也越来越大。而且，过去的食品卫生管理条例多从道德规范对食品生产经营者提出约束，对违法违规行为缺少明确的法律责任和义务，因此，为了适应快速发展的形势，我国于 1983 年 7 月 1 日开始实施《中华人民共和国食品卫生法（试行）》（1995 年 10 月 1 日正式实施《中华人民共和国食品卫生法》），卫生部成立了包括食品卫生标准技术分委会，并系统组织开展食品污染物、生物毒素、食品添加剂、营养强化剂、食品容器及包装材料、辐照食品、食物中毒诊断以及理化和微生物检验方法等在内的食品卫生标准研制工作。随后，1993 年 9 月 1 日开始实施《中华人民共和国产品质量法》。前者规定了食品卫生标准及其管理办法，同时提出"县级以上卫生行政部门所属的卫生防疫站或食品卫生监督检验所为食品卫生监督机构，执行国家食品卫生监督的职责"，后者在产品质量的监督中出现了质量管理标准，而且"国务院产品质量监督管理部门负责全国产品质量监督管理工作，国务院有关部门在各自的职责范围内负责产品质量监督管理工作"。这两个法律的颁布标志着我国食品卫生管理体系的雏形初步形成，同时也为今后食品安全的分段管理埋下了伏笔。

2004 年 9 月，国务院发布了《关于进一步加强食品安全工作的决定》。该决定指出"要按照一个监管环节由一个部门监管的原则，采取分段监管为主、品种监管为辅的方式，进一步理顺食品安全监管职能，明确责任。农业农村部门负责初级农产品生产环节的监管；质检部门负责食品生产加工环节的监管，将现由卫生部门承担的食品生产加工环节的卫生监管职责划归质检部门；工商部门负责食品流通环节的监管；食品药品监管部门负责餐饮业和食堂等消费环节的监管；卫生部门负责对食品安全的综合监督、组织协调和依法组织查处重大事故。"这一决定的出台，标志着我国"分段管理为主，品种管理为辅"的监管模式真正形成。

随着多套国家级食品标准所带来的种种问题日益凸显，食品安全事件接连发生，国家对此进行了深刻反思，2009 年 2 月《食品安全法》的制定和实施属于食品安全标准体系建设的完善阶段。该法明确提出统一制定食品安全国家标准的原则，这对我国食品安全法律体系和食品安全标准体系有着变革式的影响。一是明确规定了食品标准的制定权，以解决以往权力过于分散、标准冲突交叉的问题。国务院卫生行政部门负责食品安全国家标准的制定和公布，国务院标准化行政部门负责提供国家标准编号，国务院卫生、农业农村部门负责联合制定食品中农、兽药残留的限量标准、检验方法和操作规程，卫生行政部门负责制定屠宰畜、禽类的检验规程。二是赋予了卫生部门对现行多重标准的整合权力，食品卫生标准、食品质量标准、农产品质量安全标准和行业标准中的一些强制标准将由卫生部门进行强制整合清理，彻底改变了我国食品卫生标准体系和食品质量标准体系两大体系并存的状况。

第二节　食品安全标准法律制度的比较分析

一、欧盟食品安全标准法律制度及比较

2000 年，欧盟公布了《欧盟食品安全白皮书》，明确提出食品法以控制"从农田到餐桌"全过程为基础，包括普通动物饲养、动物健康与保健、污染物和农药残留、新型食品、添加剂、香精、包装、辐射、饲料生产、农场主和食品生产者的责任，以及各种农田控制措施等。

欧盟的食品安全标准体系引入了"从农田到餐桌的"全程监管理念，食品安全标准的内容涉及产地环境、生产过程中的所有投入物、加工过程中的各种污染物等，进而形成了一套覆盖整个食物链的标准体系。

从 20 世纪 50 年代末，欧盟开始重视和加强食品安全管理相关工作，食品安全技术法规的制定也开始起步，此阶段制定了有关有毒有害物质和食品添加剂方面的技术法规。为改变欧盟统一指令在协调各成员体不同规定时进程缓慢的局面，提高工作效率，欧盟于 1985 年发布《关于技术协调与标准新方法决议》。新规定改变了此前的一贯做法，即规定只有关涉某些特定内容时才制定相关的指令，且指令中只列基本要求，不涉及具体要求；对具体要求的规定由技术标准来承担。

2000 年以来，欧盟以《食品安全白皮书》和《EC/178/2002 条例》为指导，又先后制定和颁布了几十项新法规，建立和完善了"从农场到餐桌"全

过程的食品安全技术法规和标准体系，为解决完整食物链中各环节出现的各种因素和危害提供了明确的法律依据和解决方法。

欧盟食品安全标准主要由欧盟标准委员会（CEN）负责制定，至今已经发布了许多有关食品安全的标准，形成一个较完整的标准体系。欧盟及其成员体对食品安全标准的制定要求比较严格，一开始就注重与国际标准接轨，除了部分特别需要的，欧盟安全标准尽可能能采用国际食品法典委员会（CAC）和国际标准化组织（ISO）的食品标准，而使欧盟的食品标准完全融入国际先进标准行列，以适应国际市场的要求。欧盟除有统一的食品安全技术标准外，各成员体也制定自己的标准，在与国际标准接轨的同时结合本国或者地区的实际情况加以深入细化，而且在制定和实施各类标准时，都将其与食品安全紧密联系，既符合本地实际，也具有较强的操作性。从层级角度来看，欧盟食品安全标准体系由欧盟统一食品安全标准、各成员体食品安全标准和其他社会组织制定的标准构成。在内容上，欧盟食品安全标准主要包括关于植物源性食品的安全质量标准和关于动物源性食品的安全质量标准。对于植物源性食品的安全质量标准，欧盟设置了较多农药残留最高允许限量标准（MRLs），其为确保食品中的农药残留最高允许限量标准的严格实施，对食品中的农药残留实施严格的实地监测，制定检验农药残留的统一抽样方法，并与化学危险物质的分类和标志管理结合起来。到目前为止，欧盟和各成员体对农产品中农药活性物质共制定了2万余条农药残留最高允许限量标准，覆盖面较广。另外，欧盟还制定了农药残留污染的协调程序来解决欧盟成员体内部存在的不同农药残留最高允许限量标准而导致的纠纷。欧盟对于动物源性食品的安全质量标准更为严格，所制定的技术标准数量更多，内容也更全面。这类标准主要是对动物产品中药物和环境污染物的残留限量通用标准以及一些针对如海产品这类特殊食品的标准。此外，欧盟在食品生产、加工过程技术标准外，还制定了关于食品添加剂、包装物、容器、贮运等方面的标准。

从以上分析可以得出结论：欧盟食品安全标准法律制度体系比较完备，种类众多，数量庞大，涉及农田到餐桌的食品安全所有领域，食品安全标准法律具有较强的系统性，结构比较严谨。

我国食品安全立法工作可以采取整体立法与专项食品立法相结合的立法模式，以《食品安全法》为基础，丰富某一种或者几种食品的具体规定；加快食品安全科技咨询机构的建立，增加第三方机构的数量，负责科技咨询，强化机构的独立性，保障食品安全监管的独立性，促进动物源性食品安全追溯监

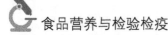

管、检测实验室体系建设，完善与食品安全相关的技术标准，为我国食品安全标准法律规制的完善提供技术支撑。

二、美国食品安全法律制度及比较

美国在 1997 年克林顿政府制定了食品安全全程控制系统，开始实行"从农田到餐桌"的食品安全全程监管。即实行多部门监管，在养殖培育环节，由联邦政府动植物健康检疫中心（APHIS）、环境保护局（EPA）、食品和药品管理局（FDA）、农业农村部（USDA）负责农药、饲料、兽药的安全使用，疾病控制以及废水、废料的处理。各部门在食品安全监管不同环节所承担的职责也不同。

在生产加工环节，主要由食品和药品管理局（FDA）与农业农村部（US-DA）负责监管。农业农村部下属的食品安全检验局（FSIS）负责国内和进出口肉类、禽类和蛋产品的监管；食品和药品管理局（FDA）对国内生产加工食品（除农业农村部监管的食品类型外）的监管，采用的手段和方式为通过颁布食品安全标准，实施市场准入制度、食品标签管理制度、食品登记和安全防预制度和食品召回制度，美国食品和药品管理局（FDA）和农业农村部（USDA）所属"食品安全检验局"（FSIS）强制要求所有食品加工企业都要实行 HACCP 制度。HACCP 制度就是危害分析和关键控制点（Hazard Analysis and Critical Control Point）的简称。即运用食品加工微生物学质量控制和危害评价等有关原理和方法，对食品原料加工最终食用等过程实际存在和潜在性的危害进行分析判断，从而找出对最终产品质量有影响的关键控制环节，并采取相应的控制措施，使食品的危害性减少到最低限度，使最终产品达到有较高安全性的目的。美国建立了覆盖整个工业领域的 HACCP 食品安全标准，用于指导"从农田到餐桌"所有环节的国内食品生产加工和外国食品进口。

美国食品安全标准的特点是自愿性和分散性，即推行民间标准优先的标准化政策，鼓励政府部门参与民间团体的标准化活动。

美国的食品安全标准分为国家标准、农业农村部的食品安全检验局、农业市场局、行业标准和企业操作规范。其中，国家标准由粮食检验包装储存管理局、卫生与公共服务部的食品与药品管理局、环境保护局以及由联邦政府授权的其他机构共同制定。行业标准是由美国各个与食品有关的行业协会制定的标准，例如美国谷物化学师协会、美国饲料官方管理协会、美国奶制品协会等。具体来说，美国谷物化学师协会旨在促进谷物化学的研究，推动谷物化学分析方法和谷物加工工艺的标准化；饲料官方管理协会主要制定各种动物饲料官方管理及饲料生产的标准；奶制品协会开展奶制品方面的研究和标准化工作，负责制定各种奶产品的定义、产品规格和产品分类等具体标准。上述协会在各自领域均已制定了一定数量的标准，且在食品安全控制方面发挥了重要作用。食品安全行业标准的研究与制定依托与其先进的科研水平与巨额经费的投入，并且其拥有最先进的食品检测关键技术，使其建立严格的食品安全标准成为必然。有学者指出，现行的国际通用标准中超过80%的食品行业标准是美国制定的。

美国建立了由总统食品安全顾问委员会综合协调，卫生部、农业农村部、环境保护局等多个部门具体承担的多层次综合性监管体系。在联邦层面，具体负责食品安全的监管部门有卫生部的食品和药品管理局（FDA）、农业农村部下属的食品安全检验局（FSIS）和动植物健康检验局（APHIS）、海关与边境保护局（CBP）和环境保护局（EPA）等。在上述诸多的联邦机构之中，美国农业农村部（USDA）、美国食品和药品管理局（FDA）和环境保护局（EPA）是美国食品安全监管体系中最为核心的机构。食品和药品管理局（FDA）主要承担除肉类和家禽产品外80%的国内和进口的食品的监管工作，制订关于畜类产品中兽药残留最高限量的法规和标准以及颁发食品添加剂许可证等；农业农村部下设的食品安全检验局（FSIS）负责监管国内和进口肉类及家禽产品的安全，主要是对食品样品监测和检验、制定食品添加剂和其他配料的生产使用标准、制定工厂卫生标准；环境保护局（EPA）负责农药审批和食物中农药残留限量标准和法规制定，制定安全饮用水标准及其管理有毒有害物质。在州和地方层面，按照美国相关法律，各州及其下属地方政府在其司法管辖区域内的食品进行监管。

通过上述对美国的食品安全标准法律制度的分析，可以知道美国的食品安全法律制度体系非常完备，各种法律法规数量较多，结构非常严谨，美国的食品安全标准具体、内容几乎涵盖食品的所有领域，食品安全监管体制也非常科学合理，非政府组织等第三方机构比较发达，可以从根源上保证食品安全。我们应当吸取美国食品安全标准法律制度的有用经验，充分保障食品安全委员会的协调职能和独立，扶持非政府等第三方机构的发展和壮大，建立完备的食品安全标准法律体系。食品安全标准法律体系除食品安全标准法律法规外，还应当包括农产品生产规范；完善食品案例标准体系建设，要充分调动非政府组织、民间团体等的积极性，发挥非政府组织和民间团体应有的作用，使其参与到食品安全标准的制定中来，重视食品安全行业标准的特殊优势。

三、日本食品安全法律制度及比较

日本在食品安全保障方面，建立了"从农场到餐桌"的安全保障体系。以食品供给流程方面的保障来说，日本引入 HACCP 承认制度和 GAP 倡导制度。1995 年，日本在修改《食品卫生法》时引入了 HACCP 的承认制度。HACCP 的承认制度是指企业可以根据 HACCP 的要求自主认证，然后要求厚生劳动省予以承认。而 GAP 即良好农业规范，是一种以食品安全、环境保护、劳动安全、提高农产品质量为目的，对农业生产进行过程化管理的方法。同HACCP 一样，日本没有强制企业采纳这种方法，而由其自主选择，政府在此过程中仅发挥引导作用。

日本食品安全的技术法规体系由基本法律和一系列专门法律法规组成。《日本食品卫生法》和《日本食品安全基本法》（以下简称《食品安全基本法》）是该法律体系中最重要的两大法律文件。1947 年 12 月 24 日制定的《日本食品卫生法》对食品、食品添加剂、食品的器皿、容器包装、食品的标识、广告、营业、检查、处罚等进行了详细规定。随着食品安全问题的不断出现和变化，《日本食品卫生法》也随着社会发展经历了 10 余次修订和完善。2003 年 5 月 23 日，为应对日益复杂的食品安全问题，日本颁布了《食品安全基本法》。该法作为日本食品安全领域的基本法律，"确立了保护国民健康至关重要、"从农场到餐桌"全过程确保食品安全、将给国民健康的不良影响防止于未然的三大基本理念，规定了中央、地方公共团体、生产者、运输者、销售者、经营者和消费者各自的责任，建立了食品影响人身健康的风险评估制度，设立了下辖于内阁府的食品安全委员会专门组织。"除上述两部重要的法律外，日本还有较多涉及食品安全的专业、专门法律法规，这些法律法规规范的内容主要涉及食品质量卫生，农产品质量，农药、兽药、饲料添加剂等投入品质量、动物防疫、植物保护 5 个方面。1992 年，针对日本国内有机农产品需求日益扩大的情况，日本颁布了《有机农产品及特别栽培农产品标志标准》与《有机农产品生产管理要领》两部法律，并以此为基础于 2000 年又制定了《日本有机食品生产标准》。据不完全统计，日本目前共颁布了食品安全相关法律法规共 300 多项。与此同时，日本还结合法律法规制定了大量的配套规章，以便于日常食品安全行政执法和监督。这些规范性文件共同为制定和实施食品安全标准、食品检验检测等活动提供了法律依据。

日本食品标准根据制定主体不同，可分为国家标准、行业标准和企业标准

3个层次。在日本食品标准立法或文件中运用较多的就是"规格"和"标准"。规格即规格成分,"是指食品、添加剂、器具和容器包装的纯度、成分在公共卫生上必要的最低限度的标准。"成分规格根据使用对象的不同,又可以划分为一般规格和个别规格两种。而标准又可作资格要求、技术标准、设施标准、标识标准、管理标准等不同类型的细分。资格要求是指从事某项特定食品行业的特定人员所需具备的条件要求;技术标准是指制造加工食品、添加剂、器皿和容器包装的方法、技术的基本要求;设施标准是指营业设施所应达到的最低卫生标准;标识标准是指食品标识必须包含的内容、标识的方法等所应遵循的标准;管理标准是指食品关联企业采取卫生措施进行日常管理的基本要求。目前,日本根据食品安全实际需要,制定了丰富的标准,建立了具有范围广、数量大、数值严、更新快等特点的完备的食品安全标准体系。不仅在生鲜食品、加工食品、有机食品、转基因食品等方面制定了详细的标准和标识制度,而且在标准制定、修订、废除、产品认证、监督管理等方面也建立了完善的组织体系和制度体系,并以法律形式固定下来。日本在食品安全标准管理方面还有一个制度创新,就是肯定列表制度。所谓肯定列表制度,是指原则上禁止、不禁止的物质作为例外在一览表中列出的制度,主要针对食品中残留化学物质和饲料添加剂的残留限量标准做出规定,是一系列农兽药、饲料添加剂等残留限量标准的集合体。

该制度在进行风险分析的科学基础上建立了一整套农兽药和食品添加剂残留限量标准及完善的执行机制,为日本食品的安全性提供了强有力的制度保障,在食品安全标准体系中发挥了重要作用。在日本,肯定列表制度主要有食品添加剂肯定列表制度和农业化学品肯定列表制度,内容不仅包括准许使用的食品添加剂的种类,还包括具体的食品添加剂使用的标准。2009年3月,日本厚生劳动省对《指定列表添加剂》做了最新修改,目前指定的添加剂共有389种。此外,日本还赋予了企业等申请确认食品添加剂安全性的权利。农业化学品肯定列表制度是日本控制食品中农药、动物用药、饲料添加剂等农业化学品残留的一项制度。肯定列表制度将农业化学品残留物分为3类,即豁免物质、已制定最大残留标准的物质和统一标准物质。具体来说,豁免物质是在常规条件下其在食品中的残留对人体健康无不良影响的农业化学品,对于这些物质没有任何残留限量标准;已制定最大残留标准的物质是厚生劳动省对食品中可残留最大限度明确规定的物质,截至2005年,厚生劳动省正式公布的农药最大残留标准已达715种;统一标准物质就是对尚未制定残留标准的物质由厚

生劳动大臣制定一个对人身健康没有损害的标准量，目前确定的标准值为
0.01毫克/千克。

　　日本的食品安全监管机构为厚生劳动省、农林水产省和食品安全委员会，
属于"多部门分工监管模式"。这3个部门按照食品从生产、加工到销售流通
等环节来明确各自分工，职能上相互交叉配合，从机构设置上为日本管理食品
安全的管理提供了切实有力的保障。日本在食品安全行政上的一个重要举措就
是日本在设置了食品安全委员会后明确区分了风险评估和风险管理，由不同部
门承担这两项职能。即风险评估职能由食品安全委员会单独负责，风险管理则
由厚生劳动省和农林水产省等行政监管机关负责。日本对食品安全标准管理的
机构主要是厚生劳动省下设的医药食品局。医药食品局具体负责确保药品、准
药品、化妆品和医疗器械的有效性、安全性等诸多关乎国民生命健康直接相关
的问题。食品安全部是该局下设的一个部门，是日本政府在食品安全行政中风
险管理的重要机关，其主要职责是根据最新的科学知识和食品安全委员会进行
风险评估，制定食品生产企业等所要遵守的食品、食品添加剂、残留农药等的
规格、标准，通过全国的地方自治体和检疫所，对食品生产设施的卫生管理、
食品的流通安全进行监督指导。

　　食品安全部负责制定和管理的标准主要有相关食品以及洗涤剂的卫生规
格、标准，食品残留农药含量标准，出口食品、添加剂的卫生检查标准，食品
卫生标识的标准以及食品保健品特别用途标识、营养标识的标准。

　　通过上述对日本食品安全标准法律制度现状的分析，我们可以得知日本的
食品安全标准体系非常完善。食品安全委员会具有相对独立性，该机构仅为日
本内阁的立法和执法活动提供咨询活动。完善的食品安全标准检测体系，具有
完善的农产品的品质标准和强化检测方法标准体系，日本的食品安全标准体系
内部比较协调和统一，负责食品安全监测、鉴定和风险评估。对食品安全的检
测进行分级，针对进口食品和两次违反食品法规的企业监控检查要求100%抽
查，并且费用由违规企业自行承担。

表3-1　欧盟、美国、日本食品安全法律制度

国家	欧盟	美国	日本
主要机构	欧洲食品安全局 EFSA	食品与药品管理局（FDA），食品安全检验局（FSIS），动植物卫生检验局（APHIS），环境保护署（EPA）	全国食品安全委员会，厚生劳动省，农林水产省

（续表）

国家	欧盟	美国	日本
涉及范围	食品添加剂、调味品、加工辅料和与食品相接触物质，植物卫生、植物保护产品及其残留物，饮食产品和营养，生物性风险，食品链污染	FSIS负责肉食、蛋及其制品的食用安全、卫生及其正确标识，FDA负责除此以外的食品的安全卫生以及消费者免受掺杂、不安全和虚假标贴的食品危害；EPA负责饮用水的质量管理，保护消费者免受农药带来的危害，改善有害生物管理的安全方式；APHIS主要是防止植物和动物的有害生物和疾病。	国内生鲜农产品生产环节的安全管理和质量保证，农产品品质和标志的认证和认证产品的监督和管理，加工和流通环节食品安全的监督和管理
相关法律、标准	欧洲食品安全白皮书，ECNo.178/2002，EC No.396/2005	联邦食品、药品与化妆品法、联邦肉检验法、禽肉制品检验法、蛋制品检验法、食品质量保护法以及公共健康服务法	食品卫生法、日本农业标准法、食品中残留农业化学品肯定列表制表

资料来源：欧洲食品安全局网站（ww.efsa.europa.eu）；美国农业部网站（http：//www.usda.gov）日本农林水产省和厚生劳动省的相关资料

四、欧盟、美国、日本食品安全标准法律制度的借鉴

通过对欧、美、日食品安全标准法律制度主要内容的梳理，结合我国目前食品安全标准管理法律制度的现状，上述3个国家和地区在食品安全标准全程监管理念、食品安全标准体系以及食品安全标准监管机制等方面的做法和成功经验值得我们学习和借鉴，对于完善我国食品全标准管理法律制度也有所裨益。

（一）深化"从农田到餐桌"的标准全程监管理念

在《食品安全法》颁布以前，我国在食品安全监管方面就已经开始采用分段监管模式，将产品从农田到餐桌分为几个环节，由几个不同部门分别进行食品安全监管。《食品安全法》颁布以后仍采用该种模式，并加以改进。食品安全标准作为食品安全领域的一个重要部分，其在监管上也沿用了这种分段式监管模式。但是从目前实践来看，我国这种分段式的全程监管存在一定弊端，例如容易形成监管盲区、监管重叠等现象。为此，我国在食品安全标准监管上，要深化以科学为依据，以风险分析为基础，以预防为主为原则的指导思想，对食品安全标准进行"从农田到餐桌"全过程的控制和管理。尤其是在食品安全标准制定环节，要严格地应用以风险分析为基础、贯彻预防为主的指导思想，通过对食品链全过程进行风险分析，找出相关的食品安全关键控制

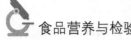

点，并以此制定必要的食品安全标准。

（二）完善食品安全标准法律法规体系

从欧盟、美国、日本的食品安全管理工作实践来看，健全的食品安全技术法规体系为欧盟、美国、日本食品安全体系建立和完善奠定了坚实的基础，其在预防、处理和解决食品安全问题中发挥了重要作用，为食品安全标准的管理提供了法律依据和支撑。

在我目前国技术法规体系构建存在困难的情况下，完善食品安全标准相关立法显得尤为重要。特别是我国现行食品安全立法较为简单，部分关系食品安全标准管理的规范性文件法律层级和效力较低，特别是食品安全标准管理专项法律存在立法空白。完善我国的食品安全法律体系，制定《食品安全标准管理法》等专项法律，修订现有食品安全法律法规，是接下来我国食品安全立法的工作重点。

（三）完善食品安全标准体系建设

食品安全标准和食品安全标准体系是食品安全标准管理的基础和核心。国外食品安全标准种类齐全、职责定位明确，各司其职，而且标准的制定既注重与国际标准接轨，又充分结合国内具体情况加以变化，具有较强的科学性和可操作性。目前我国食品安全标准和标准体系存在的一系列问题，一定程度上已经阻碍了我国食品安全标准管理工作的进步和发展。认清食品安全标准现状，转变食品安全标准结构设置，优化标准制修程序，制定科学、合理、安全的食品安全标准等，是进一步完善标准体系建设和加强食品安全标准管理所要着重考虑的问题。

第三节　我国食品安全标准制度的现状和问题

一、我国食品安全标准的法律规定

《食品安全法》这部十章一百零四条的法律中，用相当多的文字对食品安全标准进行了详细规定，据统计，涉及食品安全标准规范的条文共有 33 条，分别是在第一章《总则》中第二条、第三条、第四条、第八条共 4 条；第二章《食品安全风险监测和评估》中第十六条共 1 条；第三章以《食品安全标准》为标题整章专门对食品安全标准作出详细规定，从第十八条到第二十六条共9条；第四章《食品生产经营》中第二十七条、第二十八条、第三十五条、第三十六条、第三十八条、第四十二条、第四十五条、第四十六条、第五十三条共9条；第五章《食品检验》中第五十八条共1条；第六章《食品进出口》中第六十二条、第六十三条、第六十六条共3条；第八章《监督管理》中第七十七条共1条；第九章《法律责任》中第八十五条、第八十六条、第八十七条、第八十九条、第九十六条共5条。从统计中我们发现，除第七章《食品安全事故处置》、第十章《附则》没有涉及食品安全标准之外，其余各章中都有条文涉及食品安全标准。

二、我国食品安全标准制度的现状

近20多年，随着人们生活水平的不断提高，饮食结构组建变化，消费者对食品的质量、营养和安全卫生愈加重视，要求也越来越高。这些年来，我国先后制定颁布了《中华人民共和国食品卫生法》《中华人民共和国产品质量法》《中华人民共和国农业法》《中华人民共和国进出境动植物检疫法》《中华人民共和国进出口商品检验法》和《中华人民共和国国境卫生检疫法》等法律及一系列法规和规章，并陆续发布实施了2 157项食品标准，使我国的食品安全管理工作逐步进入了法制化轨道，在保障食品安全，促进食品生产、经营和贸易方面发挥了重要作用。基本上形成了国家标准、行业标准、地方标准及企业标准4个层次标准在内的结构相对合理、门类基本齐全且具有一定配套性的体系。标准体系与中国的食品产业发展、提高食品安全水平、保证民众身体健康和生命安全基本相适应。但是，面对如今复杂多变的社会，食品安全问题仍日益凸显，食品安全标准体系仍存在缺陷。

三、我国食品安全标准制度存在的问题

我国的食品安全标准与欧盟、美国、日本的食品安全标准体系相比，存在以下问题：

（一）食品安全标准制定主体仍不明确，标准不统一

《食品安全法》第二十二条规定国务院卫生行政部门应当对现行的多元化食品标准予以整合清理，并统一公布为食品安全国家标准，而且卫生部也积极开展了该项工作并取得了一定成绩。但目前的情况来看，标准交叉矛盾、衔接度不够的问题仍普遍存在。食品安全国家标准《乳粉》（GB 19644—2010）中，关于乳粉的要求包括：感官要求、理化指标、污染物限量、微生物限量、

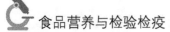

食品添加剂与营养强化剂等 7 项要求，但并没有提到雌激素等检测项目，卫生部的说法为"农业农村部门已制定了相关方法"，也就是说，对于同一问题仍然存在不同部门的不同要求。

我国目前强制性食品标准接近 5 000 种，散落于数个国家部委。食品涉及农业、轻工、商业、供销、粮食、卫生、质检等多个部门，由于各部门之间缺乏协调，不同行业间制定出的标准在技术内容上难以协调和统一，同一对象存在 2 项或 2 项以上标准的现象时有发生，行业标准与国家标准交叉、重复严重，形成了一个内容多个标准、多种要求、多方管理的局面，严重影响了标准的实施和食品安全的监管。各个部门常常按自己的标准对企业的生产过程或市场上流通的产品进行检验和监督执法，使企业无所适从。

在《食品安全法》颁布实施之前，就同一食品而言，根据《食品卫生法》有食品卫生标准，主管部门是卫生部；根据《产品质量法》有产品质量标准，主管部门是国家质检总局；根据《农产品质量安全法》有农产品质量安全标准，主管部门是农业农村部。这 3 套标准都具有国家强制性，其间内容交叉重复现象突出，由于缺乏统一性和衔接性，适用性很差，使得我国食品市场的监管混乱，食品安全事故不断升级。由于部门之间缺乏协调，不同行业间制定出的标准在技术上和内容上难以协调和统一，同一对象存在两项或更多的标准时有发生，形成了一个内容多个标准、多种要求、多方管理的局面，严重影响了标准的实施和食品安全的监管，而且使企业无所适从。食品安全标准有交叉、有重复，又有空白，有的相同产品有几个标准并且检验方法不同、含量限度不同，使得某些标准难以执行。我国已有的《产品质量法》《食品卫生法》《消费者权益保护法》《生猪屠宰管理条例》等相关法律与《食品安全法》之间存在矛盾，相互之间的协调性比较差。

（二）标准水平偏低，与国际标准差距较大

我国目前的食品标准数量陈旧，和国际标准接轨率低，采用国际标准的比例仅占 60%，而在 20 世纪 80 年代初，美国、加拿大等国家采用国际标准的比例就达 80%以上，日本则高达 90%，我国食品标准中农药残留物限量、污染物限量、食品添加剂限量等许多指标均低于国际标准。以新发布的酱油行业标准为例，三氯丙醇的限量与欧盟比较居然相差了 50 倍。在我国现行乳业新国标中，蛋白质含量由 1986 年版标准规定的每 100 克含 2.95 克，下降到了每 100 克含 2.8 克，远低于发达国家每 100 克含 3.0 克以上的标准；每毫升牛奶中的菌落总数标准由原来的 50 万上升到了 200 万，比美国、欧盟的 10 万标准高出 20 倍，被人斥为"全球最差，世界乳业之耻"的乳业标准。食品标准水平低，除了不能保障消费者人身健康外，还导致了我国食品出口受限。

（三）食品安全标准内容不全，制定缺乏规划性

虽然目前我国相关的食品安全标准的数量较为庞大，但是在某些方面的标准空白和缺失仍然是无法回避的现实。标准不健全，某些重要标准短缺，重要领域没有制定系统的国家标准，一些标准滞后于社会经济发展水平，有些食品生产标准还是空白，不能适应食品行业的快速发展的步伐。

如食品安全标准中某些技术要求特别是与食品安全有关的农药、兽药残留、抗生素限量等指标设置不完全或根本未作规定；对于人们深恶痛绝的地沟油的检测，由于缺少重要的检测指标，检测机构尚无科学的办法对其进行彻底的检测和鉴别；而对一些食品包装材料的检测也缺乏相应的指标，滞后的检测标准和指标还不能满足日益变化的食品安全的需求。与国际食品法典委员会（CAC）、国际标准化组织（ISO）的标准体系相比，我国果蔬标准缺乏一些重要食品加工原料的质量标准和分级标准，无法实现对产品质量认证及优质优价，贮藏运输及包装标识标准不能满足果蔬贮藏流通需要，果蔬制品中目前还没有二氧化硫、氟、砷、汞等有害物质含量的检测方法标准。卫生部印发的《食品"十二五"规划》中也指出，部分配套检测方法、食品包装材料等标准缺失，不能满足食品安全监管的需要。目前，随着科学技术的不断发展，出现了一些重要的新技术、新工艺、新资源。而在食品安全监管领域，与这些新产物对应的食品安全标准短缺，与产品标准相配套的有毒有害物质残留标准、检测方法标准、生产规程、种子（种苗）、产地环境等方面的标准还比较少。

更多的时候是食品安全标准是在食品安全事故发生之后才制定的。双汇瘦肉精事件、酒鬼酒塑化剂事件都是在发生了食品安全事故之后，卫生部才于2011 年 4 月 20 日公布了《食品添加剂使用标准》（GB 2760—2011），于 6 月20 日开始正式实施。

（四）食品安全标准管理体制不合理

2008 年"三聚氰胺"事件发生时，《食品安全法》《产品质量法》《农产品质量安全法》都涉及奶产品，农业、工商、质检、药监等都有监管职责。但在追踪时却发现，三聚氰胺添加过程发生在供奶站，而奶站在地方上竟然没有一个对应的监管部门，之后才确立农业农村部监管供奶站。食品安全标准管理涉及农业、卫生、质检、环保、经贸和工商等多部门，由于政府实行分段管理，最终造成食品安全标准管理上的重复和空白现象，尤其是食品安全标准内容上存在交叉、重复和矛盾的现象。在行业标准中也存在类似的问题，不同的部门立项、起草、审查、批准和发布，由此造成了生产、加工、流通和销售环境的衔接出现问题，没有形成统一的体系

（五）食品安全标准基础研究薄弱

标准的制定没有以风险评估技术为基础，科学性和可操作性有待提高，例如对某类食品的检测必须先有科学的理论依据，不可盲目制定标准和进行形式化的检测，同时以风险分析为基础，才可以有效地区分各种影响食品安全的关键因素及其危害程度，从而划分影响级别，为检验监测体系的具体实施确定优先顺序。从世界范围来讲，以风险分析为基础的食品安全标准已经成为趋势。然而，就我国目前状况而言，由于缺乏对有关国际标准和先进国家标准的系统研究，我国许多标准中的指标没有充分利用风险评估技术，标准的科学性和可操作性都待提高。这在有毒有害物质的检验方法标准以及高新技术产品领域表现得尤为突出。

从目前世界各国食品安全标准制定来看，基本以风险分析为基础来制定食品安全标准。风险分析就是通过对食品中各种有害因素健康危害进行研究与评价之后，以此为依据制定出科学合理的食品安全标准。然而，我国目前受财力、物力、人力等因素的制约，食品安全标准基础研究投入较少，风险分析技术力量仍较薄弱，缺乏食品安全相关基础研究数据积累，进而导致食品安全标准基础研究能力薄弱。正因如此，我国许多食品安全标准中的量化指标没有充分利用风险评估技术，制定出来的标准的科学性和可操作性差。例如，在农药残留量、重金属限量等有毒有害物质方面的标准缺乏基础性研究，许多限量标准尚未考虑在各类食品中的分配状况。

（六）标准人才队伍建设急需加强

目前专门的食品安全国家标准技术管理机构缺乏，人员力量严重不足，专业人才不足且较分散，人才队伍建设有待加强。国家食品安全风险评估中心作为食品安全国家标准审评委员会秘书处挂靠单位，专职负责标准的人员仅有20人，同时承担8大类标准的组织制定和国际标准追踪研究工作，已经深感力不从心。

在国际交流方面，我国的食品安全标准工作与发达国家相比还存在较大差距。我国食品人才多属专业型人才，而既懂专业又熟悉贸易、既懂标准又熟悉法律、能熟练掌握国际语言的复合型高级人才缺乏，制约了我国与国际标准化组织的交流与合作，影响了我国掌握国际标准动态和采用国际标准的步伐。

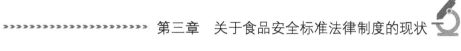

（七）标准制定程序不合理

在食品安全标准制定过程中的问题主要表现为专家咨询制度未能有效实行和发挥作用，以及公众参与度低、话语权被忽视等。以乳品新国标的制定来说，有关专家指出对标准中的关键指标前后变化不知晓，标准制定中的关键信息未向专家们透露。这说明专家有可能在标准制定咨询时被架空。当然也存在有关专家走过场，被有关利益集团所影响，在标准制定过程中未能履行自己的职责的现象。

第四章　我国食品安全检测存在的问题

第一节　食品安全现状

食品安全关系每一个人的安全，可是说食品安全问题不仅是一个经济问题，更是一个社会问题，一个政治问题。但是随着我国食品质量问题的频频曝光及其引起的社会不安，我国食品安全之路仍将任重而道远。

一、食品源——农作物安全性无法保证，食品安全现状不容乐观

（一）错误地使用农药和化肥污染农作物，引发食品安全问题

全世界每年都有大量的农药施用于农作物，中国是世界上农药生产和消费量较高的国家。尽管最近几年，我国相继出台了一系列关于农药生产、销售和使用的规定，加大了对农药的监管力度。但是，由于多施和不按规定要求滥用农药和化肥，使化肥、农药等对人体有害的物质残留于农产品中。由农药引发的食品安全问题仍然没有得到有效的遏制，毒害事故频频发生。我国每年农药中毒的人数已占世界同类中毒事故的 50% 左右。

近年来，我国农产品农药超标事件屡屡发生，特别是蔬菜中有机磷农药中毒。由于滥用化肥引起的硝酸盐-亚硝酸盐-亚硝胺的反应产物给人体带来的危害已越来越多地引起人们的关注。化肥施用不当、滥用化肥而生产出的蔬菜对人体健康的威胁并不亚于蔬菜中残留的农药。如湖南某县曾因滥施农药，非但没有制服害虫，反而结出一连串生态恶果，导致河里鱼虾减少，天上鸟雀罕见。稻谷因剧毒农药的污染，经化验不能食用而封存的就达 7.5×10^5 千克。其实，硝酸盐对健康有害早见报端。根据 Fine 等 1977 年报告，取食烹调过的腊肉和菠菜后 30 分钟，即在人体血液中检出了致癌物二甲基和二乙基亚硝胺。流行病学揭示，食管、胃等消化道癌病发生率与区域性环境中硝酸盐含量高低有密切关系。如王珊龄在江苏省扬中县调查资料显示，该县过量施用无机和有

机氮肥，使新鲜青菜硝酸盐平均含 2 334毫克/千克，最大值 5 495毫克/千克，该地人体摄入硝酸盐比推荐值高 2.1~2.4 倍，癌症发病率比正常地区高 7 倍。许多研究还证明，进入人体的硝酸盐主要是摄入蔬菜而不是饮水。

（二）新科学技术使农作物品质变异，引发食品安全潜在危机

在我国温饱问题已基本解决，正快步走向小康的今天，人们生活面临的最大问题之一就是农产品的安全问题。农药、抗生素、激素残留，致病菌超标等问题严重威胁着人们的安全和健康。为了预防和治疗家禽、家畜和水产品患病而大量使用抗生素、磺胺类等化学药物，往往造成药物残留于动物组织中。兽药残留既包括原药也包括药物在动物体内的代谢产物。在食品中，由于药物本身的副反应或耐药性细菌种群的增长，将增加潜在的健康安全问题。动物性食品中抗生素、激素残留污染问题已引起全世界广泛关注。近年来，我国部分出口的农产品、食品等因上述原因屡遭查扣、销毁或退货，给出口企业造成了巨大的经济损失。

虽然科技的发展和进步为农产品的增产提供了巨大帮助，食品市场也日益繁荣，人们的餐桌也日益丰富，但却给食品安全造成了潜在威胁。受市场经济的影响，农民为了竞争销售期，大量使用化学激素、农药，导致农产品超常生长，提高了农产品的产量，却改变了农产品的质量。例如，在很多蔬菜基地，为了让反季果蔬早日上市，一些菜农、果农使用植物生长剂，促进作物生长。还有的蔬菜、水果在成熟期前提前采摘，使用催熟剂、保鲜剂等。这些化学试剂的不当使用，是否也会给消费者的生命健康留下隐患。所以，市场丰富了，许多蔬菜、水果个头变大了，可味道全变了，可以说是"瓜不香、果不甜、菜无味"了。

对于转基因生物及转基因食品对食品安全的影响，社会上一直存在着严重的争议。有关专家认为，转基因农作物对环境污染、人类健康及生物多样性的保护都有可能产生威胁。转基因有可能产生以下几方面的问题，食品的过敏性；标记基因的安全性；转基因的逃逸；转基因作物对非靶生物的影响；病毒的重组、异源包壳及协生作用。1998 年，英国的阿伯丁罗特研究所的一位教授在研究中发现，幼鼠食用转基因土豆后，会使内脏和免疫系统受损，这引起了科学界的极大关注。随即，英国皇家学会对这份报告进行了审查，于 1999 年 5 月宣布此项研究"充满漏洞"。1999 年，英国的权威科学杂志《自然》刊登了美国康乃尔大学教授约翰·罗西的一篇论文，指出蝴蝶幼虫等田间益虫吃了撒有某种转基因玉米花粉的菜叶后会发育不良，死亡率特别高，正因为种

种的原因，转基因食品的安全性一直受到消费者的质疑。

（三）农作物生产环境受污染以及农作物质量降低，引发食品安全危机

近年来，我国农村工业化的发展势头迅猛，工业化过程中也出现了很严重的环境污染问题，特别是对农作物的影响尤其严重，农作物的生产环境受到污染，严重影响了农产品的质量，破坏了食品安全性，进而威胁到人们的生活质量和身体健康。

农作物生产环境的污染最具有危害性的是重金属污染，重金属污染指由重金属或其化合物造成的环境污染，主要由采矿、废气排放、污水灌溉和使用重金属制品等人为因素所致，其危害程度取决于重金属在环境、食品和生物体中存在的浓度和化学形态。据分析，重金属污染以镉污染较为严重，其次是汞、铅等，污染物多为粮食作物。多数金属在体内有蓄积性，半衰期较长，能产生急性和慢性毒性反应可能还会有致畸、致癌和致突变的潜在危害。

据媒体报道，2004年在珠江河口周边约1万平方米范围内，土壤高氟异常区5 263平方千米，高氟异常区逾6 000平方千米，受人为污染导致土壤中有毒有害重金属元素含量异常高，镉、汞、砷、铜、铅、镍、铬等8种元素污染面积达5 500平方千米，其中仅汞污染便达1 257平方千米，污染深度达40厘米。经对蔬菜、水果、大米抽样分析测试，对照食品卫生标准，发现这些元素均不同程度超标，说明重金属污染已对农产品质量安全、人体健康构成潜在威胁。

据央视国际的消息，近年来，广东、广西、江苏、辽宁等地都先后曾经出现过农作物被超标污水灌溉污染的事件，其中最为严重的就是水质当中含有的重金属成分超标。目前，我国受镉、砷、铬、铅等重金属污染的耕地面积近2 000万公顷，约占耕地总面积的1/5。

二、食品生产加工过程中存在的问题

（一）食品添加剂使用违规影响食品安全

食品添加剂是指为改善食品品质和色、香、味，以及为防腐、保鲜和加工工艺的需要而加入食品中的人工合成或者天然物质。我国目前允许使用的食品添加剂有22类1 513种。随着食品毒理学和分析化学的发展，一些原来认为无害的食品添加剂，近年来已发现存在慢性毒性或致癌、致畸作用。如色素—奶油黄、甜味剂—甘素等已禁止使用。有些添加剂本身无毒，而一旦混入杂质，则容易引起中毒，另外有些添加剂与一些化学物质或者食品中的正常成分相互

作用，形成致癌物，威胁人类健康。

虽然世界各国都非常重视食品添加剂的安全性，但仍有部分不法企业在食品中添加食品禁用的人工合成色素和其他工业添加剂，特别是小型食品加工企业或手工作坊，在食品加工过程中使用的防腐剂、化学合成甜味剂等严重超标，如在豆制品中添加吊白块，火腿生产中使用敌敌畏，在水发产品中添加甲醛，在辣椒制品添加苏丹红等，这些不法行为严重影响了人类健康，破坏了食品的安全性，危及食品公共安全。

（二）食品生产卫生条件不达标影响食品安全

部分食品的生产加工过程达不到规定的卫生要求，原材料污染严重，生产过程中灭菌不彻底，储存条件不当，食品加工中天然有害物未完全消除，引起的食源性问题。这些都可能导致菌落总数、大肠菌群超出国家强制标准的规定，甚至导致有些产品被致病菌污染，食用这些微生物指标不合格的食品，能引起食源性疾病。例如，土豆、青番茄中的龙葵碱，生四季豆中的皂素和血球凝集素，新鲜的金针菇中含有的秋水仙碱等，加工中处理不彻底易引起食物中毒。另外，食品加工中产生的有毒有害物质，例如，油炸类食品在加工中油温过高，食用油多次重复利用，都能导致成品中过氧化值超过国家卫生标准要求，过量食用这种食品对人体有很大危害。

（三）食品制造使用劣质原料及假冒伪劣食品，影响食品安全

在利益的驱动下，近年来假冒伪劣食品在一些地区，特别是广大农村地区肆意横行，造成食品的安全质量问题严重。有些生产者故意使用劣质原料，在食品中掺假使假，生产假冒伪劣食品，用病死畜禽肉加工熟食肉制品、用工业酒精勾兑成白酒、用工业皮革残品生产假奶粉、用毛发生产酱油、粗制滥造饮料和冷食品、水果表面用染料涂色，等等，所有这些食品安全问题都严重影响着人民群众的身体健康，危及公共安全。这些胆大包天的不法分子置人民群众的安全和健康于不顾，冒着法律的危险，生产劣质食品，而且生产数量惊人，缺乏应有的社会责任感，急需国家强力管制和社会的严格监督。

2008 年国家质量监督检验检疫总局加大食品质量监督和执法打假的工作力度。以北京为例：质检总局以粮油、调味品、肉禽水产、果蔬、乳制品、酒、饮料、奶粉等为重点，2004 年 1—6 月，查获假冒伪劣食品货值 2 亿多元，食品制假点 180 个，违法案件 24 000 多件，制售假冒伪劣食品较为严重。查处阜阳劣质婴儿奶粉案。目前，初步查清了涉及此案的 10 个省（自治区、直辖市）的标称 43 家生产企业的基本情况，并依法进行处理。同时查获不合

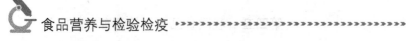

格奶粉 134 519 袋、共 110 吨，货值 185 万余元，端掉奶粉制假售假窝点 34 个。与此同时，有关地方质监部门分别组织查处了山楂、肉肠、肉松、饮料、调料等一批制假案件。

对夏季比较畅销的啤酒、冷饮、酸奶、果汁、矿泉水等食品，开展了专项监督抽查。通过加大抽查覆盖面，重点检验安全、卫生等强制性指标，及时公布抽查信息，以合格产品引导消费。2017 年上半年对 21 类食品组织监督抽查了 3 401 批次，平均抽样合格率仅为 74.4%。上述数据显示：假冒伪劣食品及其制造企业是广泛存在的，这给人民的身体健造成严重伤害。

（四）食品生产加工企业规模化、标准化程度不高，引发食品安全问题

目前，我国大约有 100 万家企业从事食品生产加工，其中大约有 78.7% 以上的食品加工企业是 10 人以下的小企业，或者是家庭作坊。它们规模小、设施简陋、工艺落后、自身管理水平低差。近年来，这些食品小企业和小作坊的食品安全成为质检部门重点整治对象。据新华网北京 2007 年 7 月 10 日报道（记者吕诺、董峻）：国家质检总局食品生产监管司司长邹建平说，我国 78.7% 的食品生产加工企业为不足 10 人的小企业。我国目前有 44.8 万家食品生产加工企业，其中 10 人以下的小企业有 35.3 万家。

同时，我国食品生产企业的标准化水平也较低，有些小作坊生产的散装食品，生产过程中缺斤少两，无标签、无商标，食品标签标示内容与实际不符，甚至使用伪造的食品标签，致使检验部门无法进行有效的监督检验。此外我国餐饮业作业条件也不容乐观不仅从业人员素质较低，而且食品卫生状况很差。

随着改革开放和社会主义市场经济的发展及中国加入 WTO，我国的食品生产经营企业的不断发展壮大，食品行业的从业人员的数量也日益剧增，他们参与食品的生产、加工、运输、贮藏、销售活动。许多以前从未从事过食品生产经营的人员也进入食品行业，变为食品从业人员。而这些人员缺乏相应的卫生知识，法律意识淡薄。这些因素都严重影响着食品的质量，给食品安全带来隐患。

三、食品流通消费领域存在的食品安全问题

在流通过程，由于包装、储藏、运输等设施落后和管理不善，也容易造成食品的二次污染。食品流通是整个食品链重要且不可或缺的环节之一。由于食品本身的特性、食品链前端（如生产环节和加工环节）的影响以及食品异地生产、加工或消费的趋势等诸多因素，导致食品在流通消费领域影响质量安全

的因素增多。因此，严格控制与管理流通环节的食品安全，对于确保公共安全和社会稳定以及经济发展具有重要的意义。

近年来，随着我国食品流通市场的全面开放，食品市场日益繁荣。但因食品流通渠道增多而造成的食品安全隐患、经营秩序混乱以及各种假冒伪劣食品等问题也随之而来，这不仅严重扰乱了正常的市场竞争秩序，而且威胁着广大消费者的身心健康和社会公共安全。

（一）食品安全法律法规体系不完善

近年来，我国食品法规建设取得了较大的成绩，但是法律与法规的完整性、协调性与严密性仍然欠缺，尤其是《食品安全法》颁布实施之前，我国保障食品安全的法律法规不够完善，长久以来依据《食品卫生法》来规范，直到2009颁布实施了《食品安全法》及《食品安全法实施条例》，我国保障食品安全的法规体系才开始完善。可是之前长期规范我国食品安全的核心法律《食品卫生法》，不仅可操作性不强，而且未能体现对食品链的全过程管理，特别是流通领域的管理，与之配套的《食品卫生法实施条例》也没有随之出台，使该法的可操作性较差。市场准入制度所需的法规不完善。由于缺乏严格的市场准入制度、健全的商品检测体系和必要的检测设备及手段，造成了不仅农药等有毒有害物质残留不能及时检出，而且销售渠道混乱，假冒伪劣问题严重。对于散装食品，卫生部出台的《散装食品管理办法》只适用于超市和商场等，而对于集贸市场和餐饮业并未明确规定。流通领域食品安全标准体系有待调整和完善。流通领域食品安全标准体系结构设计不够科学合理，实用性和可操作性较差，目前尚未形成一个比较完整、科学的标准体系。主要表现为标准总体水平偏低；部分标准之间存在交叉、矛盾；重要标准短缺；标准的前期研究薄弱；部分标准的实施状况较差，甚至强制性标准也未得到很好的实施。另外，一些重要的食品流通标准至今尚未制定，例如食品流通领域的良好操作规范（GMP）、食品贸易道德规范标准等。

（二）食品流通市场规范化、标准化程度不高

我国从事农产品和食品经营的主体呈现多元化的特点，这从一定程度上造成了市场主体发育不健全，地位、功能不明确，交易方式落后，因此，食品流通市场实现规范管理以及产品交易时质量等级化、重量标准化和包装规格化的难度增大。同时，流通过程中食品标识的滥用比较严重，主要表现在伪造食品标识、夸大食品标识展示的信息以及散装食品少有标识等。不仅给消费者的经济利益造成损失，而且对消费者安全构成了威胁。另外，食品可追溯的标识系

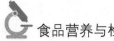

统通用性差，与国际不接轨。虽然中国肉类协会出台了《肉类行业食品安全信用管理规范》，可追溯标识的编码工作已在肉类行业试点实行，但该安全信用码只能在中国肉类协会信用系统的成员内部使用，不具备全国通用性，更无法与国际接轨，与现有超市采用的全球统一标识系统不兼容，并增加现有的计算机系统的运行成本等。

（三）食品安全控制的技术和管理水平低，食品流通二次污染严重

在我国食品流通企业中，中小型企业占有相当大的比例，普遍存在着食品安全控制技术水平落后，设备、设施老化，检测能力低等问题；且尚未建立完善的食品安全危害因素分析与控制管理体系，无法开展基于风险分析的食品安全控制、检测与管理活动。据统计，目前我国食品流通 80% 以上的生鲜食品采用常温保存、流通和粗加工手段，根本不能控制整个流通环节的安全与卫生。食品流通企业信用程度低，有毒有害食品的不断出现，乱贴食品标识以及制假售假等违法犯罪行为仍屡有发生，其重要原因之一就是食品生产经营企业信用的严重缺失。例如，一些商贩为牟取高额利润，在销售环节滥用有害投入品，如双氧水、甲醛等处理水产品，虽然改善水产品的外观，延长了腐败期，但造成毒害物质残留过高，给消费者带来严重的健康危害。

综上所述，我国食品安全的现状因多方面影响而令人担忧，既有食品源头的污染，又有食品链过程中不法企业的违规操作，既有国家法规对食品安全的监督的不力，又有不法企业自身的社会责任感的缺失，种种食品安全问题的叠加，给国家社会提出了维护公共安全，确保食品安全的紧急任务，我们必须认真分析影响食品安全问题使的原因，为公众提供放心食品，保障公共食品安全。

第二节　我国食品安全检测制度发展现状

民以食为天，食以安为先。食品安全历来都是关乎消费者健康与生命安全的民生问题。随着食品加工过程中化学物质的不断添加，新的食品安全问题不断涌现。尽管科技日益进步，检测手段日益提高，但食品安全问题不论在发达国家还是发展中国家，都无法根除。例如，像美国这样掌握先进食品检测技术并高度重视食品安全的国家，2016 年 8 月份也曾暴发火鸡绞肉引发的"海德堡"沙门氏菌疫情，导致数百人感染。可见食品安全永远不是一劳永逸的工

程，随时都会出现让人猝不及防的新情况，而且，伴随经济全球化进程，国际间的食品贸易越来越频繁，这就使食品安全问题更容易大范围传播蔓延，造成更大影响。我国近几年来频繁出现出口食品被检测出不符合食品安全标准而导致的退货现象，经过不良媒体大肆渲染夸大，从个别企业的个别产品的质量问题演变成了"中国食品有毒"全球性恐慌，严重影响了中国食品行业在国际上的整体形象，给中国出口企业的食品安全性带来了信用危机，制约了国外市场对我国食品的进口需求，食品安全问题已成为困扰我国食品行业参与国际竞争的一道硬伤。

无论是国内发生的食品安全事件还是对外出口中出现的食品信用危机，都说明我国食品安全监控有待加强，而对食品进行检测是食品安全监控的最直接手段。对生产原料的检测能在食品生产的源头构筑起安全壁垒；对流通中的食品进行抽检，发现问题能直接召回避免造成更严重后果；对出现问题的食品进行检测化验就能找出症结，避免今后再次出现。总之食品检测贯穿在生产、加工、市场流通等各个环节，是一项大工程，必须有大规模的检测机构与之配套，我国在检测机构的数量上基本上满足了检测需求，据了解，目前我国已成立了数千家食品检测实验室，各食品企业也借此平台强化了对食品的检测力度，但即使是我国内专业检测实验室，检测的质量和检测结果的处理需要改进，这一点将在后文详细描述。

第三节　我国食品安全检测存在的问题

一、检测体系还有待进一步完善

食品检测工作需要贯穿从原材料的生长一直到端上餐桌的整个过程。这是个漫长复杂的工作，必须有一套完善的体系进行支撑。虽然我国初步形成由多个部门共同对食品不同阶段进行质量检测的体系，但是，政策虽然制定，短期内却很难完全履行。就目前来看，我国政府对整个体系进行的真正有效的投入和集中管理还是很不够的，距离全程完善的食品质量检测体系还有一段距离。我们虽然制定了多个部门各司其职的检测制度，但部门之间的协调配合的细节还需要进一步明确规定。例如，质监、卫生、工商、农业等部门目前的检测标准还尚未一致，往往都是按照本部门颁布的相关规定对食品进行检测，部门之间缺乏良好的共享和沟通机制，检测结果往往比较独立。另外，部门间重复检测也会造成资源浪费，例如在某食品加工时质检部门已经检测了该食品中是否残留有害化学物质，检测完成后并没有及时将结果交给下一部门，等到商品进入市场后工商部门可能还要重新检测同一化学物质是否超标，这样就加大了不必要的检测成本，同时也对食品生产加工企业造成不小的负担。2017 年 9月份国务院食品安全委员会办公室的相关报告指出，目前我国已经有 6 000 多家具有食品相关检验能力的技术机构，大部分隶属于卫生、农业、质检、粮食、食品药品监管、环保等部门。但是各部门分头建设、各自设置技术机构，资源分散、重复检测、利用率不高。这一点急需政府出台相关政策进行改革。可见我们的食品检测体系还可以进一步完善，相关规定还应当进一步细化。

二、食品检测能力较为薄弱

近年来我国食品频频出现状况，除了政府部门监管不力、从业人员道德缺失之外，我们不得不承认我们的检测能力还是比较薄弱的，至少和发达国家相比还存在很大差距，很多可能对人体造成危害的有毒残留检测项目尚未开展，一些检测项目因缺乏先进检测技术和精良设备还一直停留在感官评价阶段。造成这一状况的原因无非是资金投入不足，技术设备落后，检测人员专业性不强等原因。

我国的食品安全检测能力建设速度明显滞后，与保障食品安全的要求存在较大差距。首先说检测设备，我国的食品检测设备配置不全，精度不高，更新缓慢，超期服役，造成部分企业关键指标检出限期达不到我国和国外发达国家标准限量要求。而且我国国内自行制造检测设备能力低，高精尖的设备主要依靠进口，不仅制约着检测能力的建设，而且耗费巨大的资金投入。

我国的食品检测技术与发达国家相比还存在差距，例如，在农药残留检测方面，日本拥有对食品中 400~500 种农药进行检测的技术，美国的多残留检测方法可检测出 360 多种农药，德国可检测出 325 种，加拿大可检测出 251种。而我国还没有能够同时测定上百种农药的多残留检测分析技术。另外，我国大部分食品工业企业自检能力不足，技术明显落后。全国食品生产企业中只有 1.2%的企业具备食品添加剂、生物毒素、农兽药残留、微生物等全项目检测技术，5.1%的企业具备有毒有害物质分析检测技术，23.3%的企业具有有限的常规质量检测技术。显然，这是远远不够的。

我国食品安全检测人员整体水平有待提高。我国目前的食品安全监测技术人员大多数是通过短期的培训上岗，没有扎实的理论基础作为支撑。我国是2002 年在高校首次开设"食品安全检测专业"，2003 年经国家教育部备案或批准设置"食品质量与安全"专业的本科学校有 24 所。新设置的"食品质量与安全"专业在培养目标上明确为主要培养掌握各种食品品质检验技术和一系列从"土地到餐桌"的品质管理系统，熟知国内外食品质量安全体系和标准，能够从事食品检测分析、质量管理、安全评价与品质控制等实际工作的高级专业人才。应该说从 2003 年开始，我国开始进行食品检测方面的高级专门人才的培养，开始形成专门的培养体系和模式。目前为止首批毕业生到现在不过 4 年时间，这些毕业生毕业后不见得全部从事相关行业，所以数量上是远远不够的。而且学科成立时间不长，还处于摸索阶段，培养出的毕业生能力相当有限，再加上数量较少，这就与当前食品安全的严峻形势、食品安全检测高质量高标准的要求和繁重的工作任务对检测专门人才的紧迫需求是极不适应的。

在财政投入方面，我国虽然高度重视食品安全检测，但由于经济落后，经费不足，制约着食品检测的发展。我们都知道下属检测机构经费主要来源于政府拨款，因此，政府预算的多少以及在各部门间的分配方式对检验检测机构的发展有很大影响。一方面，财政投入不足制约了某些地区或者部门内部的检验检测机构的发展，另一方面，大专院校及社会中介检验检测机构和企业自检机构很少得到政府资助，食品检测本身又是一项耗资巨大的工程，所以很多独立检测机构受高昂的投入经费的限制往往难以发展壮大，甚至无法维系生存。那么检测机构在没有充足经费的情况下，为了生存只好采取重复检测多次收费，甚至私自提高收费标准，收受贿赂，省略必要检测程序。这不仅诱发了企业和检测机构违法犯罪行为，也加大了食品安全风险。这也是导致我国食品检测机构系统中，社会力量长期停留在较低水平难以发展的重要原因。因此，如何加大投资力度，优化资金投入结构值得我国政府部门认真思考。

三、政府对第三方检测机构监督力度不够

为了满足广大的食品市场安全检测要求，我国政府积极鼓励第三方检测机构配合政府完成食品检测工作，然而目前我国政府对这些第三方检测机构的监督还远远没有到位，导致食品安全问题频发。

第三方检测机构存在着诸多问题，主要是因为它们有自己的利益诉求。一些企业为了能够顺利申请产品质量证书，往往要求第三方检测机构在下单之后一两天内就出具检测报告。在这么短的情况下，第三方检测机构要么选择不

做，要么出具假报告。为了维护客户关系、争取到客户，多数第三方检测机构会选择直接撰写报告。还有的企业为了生产的食品顺利通过检测，采取贿赂方法，由于利益驱使，检测机构便在检测过程中睁一只眼闭一只眼，只要没有太大过失就好。这些似乎成了部分食品加工行业和检测机构之间无法避免的潜规则，但一旦出现问题造成的损失和后果是难以挽救的。当然政府也会时常对第三方检测机构进行抽查，但经常只是走走形式，尤其一些地方政府为了保护本土企业，根本不会细致地进行化验检查，甚至为了避免出现问题在抽查前很早就通知下去，第三方检测机构早已做好准备工作，所以即使经常抽查还是避免不了出现问题。大多数第三方检测机构检测过的食品一旦出现问题，便以技术尚不发达、资金不充分等为借口推脱责任，其实很多时候是通过认真检测完全可以避免的。而一些地方政府为了逃避监督不力的责任，往往封锁消息，或者走走过场简单追究责任，不站在群众的立场反而替检测机构辩驳。

四、食品安全标准尚未明确统一

这里的标准，不仅包括国内的食品安全标准要统一，更要与国际的标准接轨。首先说国内标准，我国食品安全法明确规定，要制定食品安全标准。可是目前大部分食品安全标准尚未出台。由于缺少统一标准，在对食品进行检测时，检测部门无法准确把握食品内在质量存在的问题有多严重，一些化学成分即使明确检测出含量也无法认定是否违反食品安全标准，从而无法进行处罚。国内食品缺乏统一标准原因有很多。一方面，地方经济差异就导致食品安全标准不能完全一致，一些较发达省份对食品安全要求高，食品检测投入大，可能标准会严格一些。但是一些欠发达地区尤其是刚达到温饱线的山区往往不太注重化学成分超标等问题，也没有经济实力去检测，即使检测出问题也不太在意。另一方面，我国《食品安全法》虽然规定由卫生部门制订统一的食品安全标准，同时统一对食品检验机构的资质认定和检验规范，这对今后从事食品检测的机构确实给予了统一的规范，却没有对规定之前的一些机构进行整改。在这之前一些从事食品检测的机构仍按照先前的检测标准继续从事食品检测活动，他们的食品检测能力由于之前缺乏统一的监管，造成检测水平参差不齐，采用的检测标准也不一致，导致食品抽查、检测程序和检测结果"混乱"的现象较为严重，在新规定颁布后仍会继续延续。再加上目前食品安全检测结果的发布并不规范，某些监管部门时常会发些具有隐瞒或夸大性质的虚假信息，引起了公众对食品安全不必要的恐慌。2017年多个饮料企业"砷超标"事件正是食品检测机构缺乏统一监管、统一标准和不规范执法造成的后果。

另外，尽管《食品安全法》已经明确规定执法检验不得收取检验费和其他任何费用，但一些地方执法部门为了自己的利益不顾规定，私自假借"委托检验"等多种名目收取检测费用，直接导致食品生产商经营成本增加，可却又敢怒不敢言。

再说与国际接轨问题。我国的食品安全标准应该加快与国际标准接轨的步伐。近年来我国出口食品因不符合进口国的技术法规或安全标准而被拒绝、扣留、退货、索赔和终止合同的事件时有发生，经济损失惨重。一些在我国检测中合格的食品在其他国家检测却达不到安全标准。例如，我国允许的农药残留量要比欧盟和美国高出数倍；植物奶油被曝光有危害，但我国没有强制性的限量标准。每年因食品安全限制而造成的对外贸易损失相当于年出口总额的20%。不止如此，更严重的后果是一些食品在国外被认定为"不合格"，却能堂而皇之地进入我国市场，因为在我国的检测标准下是合格的。如2016年发生的"雀巢婴幼儿米粉事件"，再次引发消费者对食品的海内外"双重"标准的困惑。类似食品标准"内外有别"的现象并不少见，虽然生产不合格产品违规出口的是少数企业，但也使一些优良企业的出口受到牵连，对国家信誉形象和企业经济效益造成双重损害。其实造成这一现象的原因除了检测技术的差异以外，还有人为的原因。中国消费者协会律师团团长邱宝昌曾经说"标准之争就是利益之争，往往标准低一点，就有大量企业被放进去，标准一高，一些生产能力落后的企业就会被淘汰。而我们的某些标准恰恰是迁就了一些落后企业。"然而我们发现标准降低不仅没有拯救生产力落后企业，甚至牵连了本应具有较高竞争力的企业，得不偿失。所以面对食品生产加工这一特殊行业，政府应加大投资扶持力度，努力提升落后企业的实力，而不是放宽要求降低标准。

五、检测出问题时处理方法不当

目前，我国在对食品的安全检测中尚未建立起较为完善的食品安全应急处理制度。我国目前主要应用的食品快速检测技术，由于快速检测的数据不具有法律效力，被测食品不符合规定的标准时，我们只能依照检测结果责令经营户进行下架、退市，同时进行抽样，送到法定检验机构检验，这一过程往往会耽误时机。同时对没有检验鉴定结论的商品只能作为涉嫌物品要求退市处理，如实施扣押、封存等强制手段，会给监管执法带来很大风险，在一定程度上影响了行政执法的力度。而且从现实来看，一旦检测出问题，往往是检测机构事后仓促应对，相关部门匆匆召开联席会议，确定彼此的职责、工作分工和工作步骤。这种事后的应急处理方式已经不能及时控制原因日趋复杂的食品安全事故，也不能满足公众对政府的期望。所以在我国急需建立并不断完善食品安全应急处理机制，不仅有助于上述问题的解决，还可以加强食品安全执法部门的队伍建设。

因此，构建一套完善的食品召回制度刻不容缓，食品召回是指食品生产经营企业在获悉食品存在可能危及消费者健康安全的缺陷时，依法向政府部门报告，及时通知消费者，并从市场和消费者手中收回问题食品的制度。食品召回制度是食品检测出问题后，对公众造成重大危害前，最为有效的应急措施，虽然在我国目前的一些法律文件中也有对食品召回制度的相关描述。例如《中华人民共和国产品质量法》《中华人民共和国消费者权益保护法》《中华人民共和国食品卫生法》等，但这些法律法规只是大体上对食品召回制度做了整体描述，并没有对食品召回做具体性的要求，更没有设计一套完整的程序，有关食品召回的规定过于笼统，可操作性较差，致使食品召回制度没有受到应有的重视，一旦出现问题我们往往处于被动。

六、与食品检测相关的法律法规仍需完善

作为现我国现行食品安全基本法的《食品安全法》主要是对食品添加剂、食用器具、洗涤消毒产品及其生产经营场所的卫生管理，而在食物种植、养殖、加工、包装、贮藏、运输、销售、消费等全过程的监管规定较少。因此，食品检测覆盖的范围也远远不够。除此之外，现行的《食品安全法》还缺乏对一些必要细节的规定，如食品检测；娃哈哈集团董事长兼总经理宗庆后在两会期间说道："《食品卫生法》规定了'防止食品污染和有害因素对人体的危害'，事实上，损害人们身体健康的已不仅仅局限于'食品污染和有害因素'，而某些符合卫生要求但营养缺乏的食物或者食用方法不当同样可能致人损害，如卫生指标合格的'假奶粉'。"可见食品检测不光要涵盖传统意义上的化学添加剂的使用是否符合安全标准，同时还包括产品是否能到达营养要求的检测。另外，现行的《食品安全法》对检测人员担负的具体责任缺乏明确说明，出现问题容易导致权责不清。综上所述，我们的法律法规还需要进一步完善，不断满足市场要求。

七、与食品检测相关的宣传工作不到位

目前我国广大群众经历多次食品不安全事件的打击之后，常常发出不知吃什么的感慨。而且经常出现虚假信息，不仅使民心恐慌，还对某些食品产量带来毁灭性打击。例如，2016 年 3 月海南、广东的"香蕉致癌"谣言拉下国内香蕉整体的价格。2017 年海南的广大蕉农遭受严重损失，海南的香蕉曾以每天 1~3 角钱的价格往下跌，价格最低时每 500 克仅 0.2 元左右。如果当时有一个特定渠道来及时辟谣，会减少很多损失。所以政府必须采取措施来稳定民心。目前我国政府对食品检测结果的公布不到位，缺少一个广为人知的特定渠道来将食品检测的结果公之于众，让大家可以通过政府公布的结果来放心选购食品。而且对问题食品及时知晓，而不是收到虚假短信和网站上的虚假信息就人心惶惶。另外，一些农村的食品加工企业和一些小作坊缺乏食品检测意识，也不太熟悉食品检测流程，也需要政府进行宣传和教育。

总之，政府有必要设立一个专门的部门，通过众人知晓的特定渠道对食品检测的结果进行发布，让群众及时确定吃什么是安全的。还有必要对偏远地区和小规模加工企业的检测工作进行普及性的宣传指导。

第五章　我国食品安全检验
制度存在问题

第一节　我国食品安全检验制度发展现状

一、卫生部门监管体系下的食品安全检验制度

我国首部食品安全监管的行政法规，即《中华人民共和国食品卫生管理试行条例》（以下简称《食品卫生管理试行条例》），于 1965 年 8 月开始施行。其对食品安全检验做出了明确规定，为保障我国食品安全发挥了重要作用。该法第二条第二、第三款明确规定了卫生行政部门在食品安全检验上所应承担的职责和应履行职权的范围，并且还对相关主体间的关系及合作做出了规定。从中我们可以清晰地看到，卫生行政部门已开始承担起主要的食品安全监管工作。同时，该法第六条第二款具体规定了卫生行政部门履行食品安全检验的方式、方法及需要遵循的规范程序。根据《食品卫生管理试行条例》第二条、第六条的规定，初步确立了卫生部门作为食品安全检验的监管机关和执行机关。但是，该法有关食品安全检验的法律条文较少，法律规定较简单，卫生部门有关食品安全检验的具体职责不明确等，均有待于进一步的完善。与此相应的是，在这一时期，我国食品安全监管的主管机构也是卫生行政部门。

1979 年 8 月，我国颁布《中华人民共和国食品卫生管理条例》（以下简称《食品卫生管理条例》），同时废止 1965 年施行的《食品卫生管理试行条例》。与《食品卫生管理试行条例》相比较，《食品卫生管理条例》对食品安全检验做了比较全面的规定，食品安全检验主体的职责更加明晰化。《食品卫生管理条例》第四条对我国通用食品卫生标准的制订主体和制订职权进行了较为清楚的规定，基本上沿袭了以卫生行政部门为主体的监管模式。其中，该法第18 条规定的内容是对第四条法条内容的具体化，即从法律法规层面上确立了

卫生行政部门是我国食品安全监管工作的领导机构，而卫生行政部门下属的各级卫生防疫站具体履行食品安全监管的职责，承担食品安全检验的任务。《食品卫生管理条例》继续沿用了卫生部门作为食品安全检验主管机关的做法，但是，其具体的职责发生了较大的变化。主要表现在 3 个方面。第一，卫生部门要负责食品安全检验方法的制定；第二，明确了卫生部门要加强食品安全检验机构的建设力度；第三，确立了卫生部门分级负责食品安全检验工作；第四，卫生部门要积极开展食品安全检验的科学研究。反观我国食品安全监管体系，仍然是以卫生部门为主导而形成的食品安全监管制度。《食品卫生管理条例》的施行，进一步推动了我国食品安全检验制度的发展，丰富了食品安全检验的法律规范。

《食品卫生管理条例》施行 4 年后，我国于 1983 年 7 月颁布实施《中华人民共和国食品卫生法（试行）》（以下简称《食品卫生法（试行）》）。《食品卫生法（试行）》第二十七条明确规定了食品安全监管的职权调整，将卫生行政部门的部分食品安全监管职权，分别赋予了工商行政部门和农牧渔业部门。这无疑打破了卫生行政部门"垄断"食品监管职权，初步形成了以卫生行政部门为主的监管体系格局。而该法第三十条规定也明确规定了各级卫生行政部门是食品卫生监督工作的领导机构。第三十三条规定了食品卫生监督机构的具体职责。《食品卫生法（试行）》首次将食品安全检验工作进行了具体分工，对比该法第二十七条的规定，与以往有关食品检验规定最大的不同在于，第三十一条明确规定了县级以上卫生防疫站承担卫生行政部门的食品安全检验工作，负责辖区内食品安全的检验监管。虽然依据第三十三条的规定，畜、禽类食品安全检验工作划归农牧渔业部门负责，但总体来说，这一时期食品安全检验仍然以卫生行政部门为主体，卫生行政部门承担了大量的食品检验工作。值得注意的是，同一时期，食品安全监管制度也发生了变化，即第三十条虽然规定了各级卫生行政部门仍然负责领导食品卫生监督工作，但依据第二十七条的规定，工商行政管理部门也将履行部分食品安全监管的职权，并对其有相应的行政执法权。总的来说，《食品卫生法（试行）》赋予工商行政管理部门部分食品安全监管的职权，初步打破了以卫生部门为主构建的一元化监管体系。

1995 年 10 月，我国颁布施行《中华人民共和国食品卫生法》（以下简称《食品卫生法》）。其中，该法第二十九条、第三十二条、第三十三条规定了食品安全监督检验工作由卫生行政部门负责，各级卫生部门在本辖区内履行食品监督检验职责以及具体的职责内容。从法律规定看，卫生行政部门作为食品安全监督和检验的主体地位并没有发生变化，食品安全监管职责的具体履行仍然由卫生行政部门下辖的各级卫生防疫站来完成。此外，依据该法第36条的规定，赋予卫生部、各省市的卫生厅/局一定的职权，即有职权确定各个辖区内可以从事食品安全检验工作的机构。由此可知，《食品卫生法》首次提出从事食品安全检验需要具备一定的资质，并将食品安全检验的资质审查权授予卫生行政部门行使。在《食品卫生法》施行以前，相关法律没有直接规定食品安全检验需要具有一定的资质，只是赋予卫生行政部门履行食品安全监督和检验的职权。不论卫生行政部门下设机构是否具备一定的检验条件、设备及人员，都能依法行使食品安全检验的职权。而《食品卫生法》实施以后，食品卫生部门要对从事食品安全检验的机构进行法定的资质审查，对于不具备相应食品检验能力的机构依法取消其资格，不能再从事食品检验工作。同时，具备食品安全检验资格的机构，对食品检验后要出具检验报告。遗憾的是，《食品卫生法》仅仅规定了从事食品检验的单位必须取得食品检验的相应资质，但是，该法并没有规定检验机构及检验人员对检验报告和结论承担什么样的法律责任以及如何承担法律责任。具备一定资质的食品检验机构享有食品检验的职权，却对自己的检验行为不承担任何法律责任，这是有违法律基本原则和基本理念的。没有法律规范的行政行为，就像脱缰的野马，极容易造成检验机构随意检验食品的状况，不利于保护食品生产企业的合法权益，更不利于保障公众的食品安全。《食品卫生法》在我国施行了14年，没有对食品安全检验作出专章规定，并且一直未对食品检验机构应承担的检验责任作出明确规定，可见我国在食品安全检验法律建设上推进缓慢，法规严重滞后。在这一时期，食品安全监管体系并未发生较大的改变，仍然以卫生行政部门为主体，领导和负责我国食品安全的监管工作。

二、分段监管体系下的食品安全检验制度

进入21世纪以后，我国食品安全形势严峻，食品安全事件频发，特别是发生的波及面广、影响恶劣、社会关注度高的严重食品安全事件，如"瘦肉精"事件、地沟油事件以及后来的"三鹿奶粉"事件等，涉及面非常广，更是牵动着亿万人敏感的神经。2004年9月，国务院颁布了有关食品安全的规范性文件，即《国务院关于进一步加强食品安全工作的决定》。该决定在第三部分第一项中，明确提出要理顺食品安全监管部门之间的职权边界，并最终确

立了以分段监管为主的食品监管模式。监管职权调整后，各个监管部门应当按照所属职权积极履行食品监管任务。而与此同时，在社会实践中，《食品卫生法》的实施未能有效保障食品的安全，也无法满足公众对安全食品的迫切需求。

在一系列严重危害公众健康的食品安全事件影响下，为了积极应对日益严峻的食品安全形势，更好地满足公众对安全食品的需求，应当对现行相关法律法规进行修订和完善。2009 年 6 月，颁布实施《中华人民共和国食品安全法》（以下简称《食品安全法》），同时废止了实施长达 14 年的《食品卫生法》。该法的颁布施行，不仅仅体现在"卫生"到"安全"的表层变化，更体现在食品安全理念的深层次转变。值得庆幸的是，《食品安全法》在第五章专门规定了食品安全检验，共涉及五个条文，即第五十七条至六十一条。综观食品安全检验的法律规定，不难发现，相较于之前的《食品卫生法》，《食品安全法》对食品安全检验规定较为全面，法律条文也较多，在很大程度上弥补了食品安全检验的一些不足。最令人欣慰的是，《食品安全法》规定了食品检验机构和检验人如何进行检验、应当遵守的规则和职业道德以及承担的责任等。该法第68 条规定了食品检验人在具体检验过程中，须遵守的检验方式和相应的检验标准。该法第 69 条规定了对于食品检验机构出具的检验报告，由谁对其负责并应当承担一定的责任。由该法相关规定可知，食品安全检验机构及其检验人从事食品安全检验时，就要严格依据法律规定的方式、程序、标准等进行具体的食品检验活动。在食品检验实际中，检验机构及其检验人要对检验报告负责，并要承担相应的法律责任。这在很大程度上避免了食品检验机构进行食品检验时受到行政机关及其工作人员的不当干预，能够确保食品检验的客观、公正和科学。与此同时，对于食品安全监管体系，《食品安全法》作出了较大的调整，打破了一直以来以卫生行政部门为主体的监管模式，改卫生行政部门监管为多部门分段监管。即该法第五条第 2 款进一步规定了各地方食品安全监管由本级政府负责，在此前提下，各个食品监管部门履行法定的监管职责。虽然卫生行政部门的食品监管职权一再被其他部门分割和"蚕食"，但依据该法第4 条第 2 款的规定，卫生行政部门承担食品安全综合协调职责，仍然有较大的监管职权。由此，我国完成了食品安全监管模式的转变，确立了多部门分段监管的新模式。相应地，各食品安全监管部门为履行食品安全监管职责，纷纷开始设立隶属于本部门的食品检验机构，为本部门实施食品监管和执法提供必要的检验技术和检验结论。

三、食药部门监管体系下的食品安全检验制度

2009 年颁布的《食品安全法》，为我国食品安全监管翻开了新的篇章，具有重大的社会意义和现实意义，其应发挥的积极作用是不容置疑的。原以为《食品安全法》的实施，将会有力地解决我国长期以来存在的食品安全事件多发、频发的困局，从根本上杜绝食品安全件事的再次发生，但是，现实中食品安全件事一次又一次上演，如"瘦肉精"事件、"死猪肉"事件、地沟油事件、"毒皮蛋"事件等，让人目不暇接，这或许能够给予我们食品安全监管新的思考和启示。在《食品安全法》实施了 4 年后，我国开始启动了《食品安全法》的相关修改工作。在经过长时间的大量调查和研究的基础上，2013 年 10 月 10 日，国家食品药品监督管理局向国务院报送了《食品安全法（修订送审稿送审稿）》（以下简称《送审稿》）。10 月 29 日，国务院法制办公室发布关于公布《食品安全法（修订送审稿送审稿）公开征求意见的通知。2014 年 12 月 25 日，《食品安全法（修订送审稿二审稿）》提请全国人大常委会审议。至此，我国《食品安全法》的修订已迈入到最为关键的时期。在国务院法制办发布的《送审稿》修订说明中，针对《食品安全法》修订的必要性，该文主要从两个方面加以阐释，即自该法实施以来，我国食品安全监管工作收效显著，食品安全发展形势较好，与此同时，我们清楚地认识到，关乎我国食品安全发展的深层次矛盾和问题尚未得到根本解决，食品安全形势依然严峻。由此，我们不难看出，《食品安全法》的施行，虽然在很大程度上完善和发展了我国食品安全监管制度，取得了较好的法律效果和社会效果，但是，由于没有触及我国食品安全的最根本性问题，食品安全形势仍然不容乐观。而《食品安全法（送审稿）》对《食品安全法》的修订，涉及内容较多，能够对阻碍当前食品安全发展的不利因素进行必要的调整。此次修订，共涉及 60 多个条文，占《食品安全法（送审稿）》全部条文的一半左右。此次修订《食品安全法》，最引人注目的则是有关食品安全监管职权的再次调整，共涉及 30 多个条文。其中，《食品安全法（送审稿）》第五条的规定，牵涉到食品安全监管及食品检验的根本性问题，即食品监管及检验的体制机制问题。该法条对我国现行的食品监管模式重新进行了调整，各个食品监管部门的监管职权又面临着重新"洗牌"的问题。据此，我们看到，该送审稿初步确立了以食药部门为主的新的监管模式，并且将相关的食品监管职权集中到食药部门，以便其更好地履行食品监管的职责。我国食品安全监管职权的再次调整意味着食品安

全监管模式也要发生改变，即由最初的卫生行政部门监管到多部门分段监管再到食药部门监管的模式演变。《食品安全法（送审稿）》在对食品安全监管职责进行大幅度修改的同时，却未对食品安全检验作出实质性修改，仅仅对《食品安全法》第五十七条第2款进行了修改，即将资质认定条件和检验规范的职权，简单地由一个监管部门转移到另一个监管部门，只对其进行监管职权的部门调整，是远远不够的。而食品安全检验制度在实践中暴露出的问题和不足，涉及方方面面的内容，需要从多个角度提出修改建议，仅通过调整食品检验监管职权是难以有效解决食品检验所面临的巨大现实难题。

综上可知，我国有关食品安全检验的法律法规经历了从无到有，从分散规定到专章规定，几经修改完善，走过了一段不同寻常的发展之路，为保障我国食品安全发挥了重要作用。现阶段，我国食品安全事件频发，食品安全形势严峻，在对《食品安全法》进行必要修订时，需要对有关食品安全检验的法律条文进行较大幅度修改，使其符合现代食品安全检验的发展要求，积极发挥食品安全检验的预防和保障功能。总体而言，目前，我国食品安全检验的法律法规较薄弱，不能有力地支撑食品安全检验的法治化发展。

第二节　我国食品安全检验制度发展存在的问题

我国食品安全监管体系经历了由卫生部门主导监管到多部门分段监管的模式转变，食品安全检验制度属于食品安全监管的重要组成部分，相应地，食品安全检验机构也经历了由卫生部门负责到多部门共同负责的职能转变。从中我们可以看到，食品安全监管体系的变化直接会引起食品安全检验机构发生横向的变动（检验机构整体变化），而食品安全监管职能的调整则会导致食品安全检验机构发生纵向的变动（检验机构内部变化）。

由上述食品安全检验的法律法规可知，我国食品安全检验经历了卫生行政部门监管到多部门分段监管的演变，目前正在抓紧构建以食品药品监督管理部门为主的食品检验监管模式。无论是哪个职能部门履行食品检验监管职责，都必须要依托相应的食品检验机构。在最初的以卫生行政部门为主的监管模式下，食品安全检验完全依于卫生行政部门下辖的各级卫生防疫站。在这一时期，我国食品安全检验的监管和检验都由卫生行政部门全权负责，其既充当食品安全检验的"裁判员"，同时又是食品安全检验的"运动员"。食品检验具

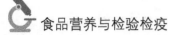

有浓厚的行政色彩，只有法定的行政部门才享有食品检验的职权和资格，不允许非政府机构从事食品安全检验的相关工作。之所以这样规定，一方面是出于食品安全检验关系到公众的生命健康，涉及社会公共利益；另一方面，在当时的条件下，非政府部门不具备食品安全检验的基本要素。现阶段，随着食品工业的快速发展，科研院所、高等院校甚至一些企业等非政府机构开始涉足食品安全检验领域，并且不断发展壮大，形成了食品安全检验强劲的新生力量。但同时，我们也注意到，由于现行的食品安全监管体系存在诸多的问题和不足，限制了非政府机构发挥食品安全检验的积极作用，不利于食品安全检验市场化的形成。因此，改革和完善我国当前的食品安全监管体系，特别是食品安全检验制度，显得尤为迫切和重要。

一、食品安全检验法律法规不健全

由上述食品安全检验制度发展现状可知，我国食品安全检验法律法规虽然经过多次修改，日趋完善，但存在的突出问题和深层次问题仍然没有得到有效解决。《食品安全法（送审稿）》对《食品安全法》作出较大幅度的调整，值得肯定。而此次《食品安全法》的修订，未对食品检验作出较大的修改，基本上沿用了《食品安全法》既有的规定，不符合我国当前食品安全检验的发展趋势，更不利于食品安全检验市场化的构建。《食品安全法（送审稿）》第八十条第3款规定了食品安全检验机构在两个法律实施过程中的衔接问题，对之前依法获得批准进行食品检验的机构，在送审稿正式实施后也能够进行相应的食品检验工作，有其积极意义。但问题是，以前经有关主管部门批准设立或经依法认定的食品检验机构，目前部分食品检验机构实际上已不具备相应的检验条件和检验能力，但凭借已取得的食品检验资质还继续从事着相关食品检验工作。同时，对于某些符合食品检验资质的检验机构，又未能及时纳入食品检验体系。这种只进不退的食品安全检验"怪象"，不符合食品安全检验的发展要求，也不利于食品安全检验的健康发展。与此同时，《食品安全法（送审稿）》只字未提食品安全检验的市场化改革。与《食品安全法（送审稿）》形成巨大反差的是，部分省市（如上海市、江苏省、湖北省、江西省等）早已开始了食品检验的资源整合和市场化改革的有益尝试，并且取得了良好的效果。此次《食品安全法（送审稿）》未能及时总结和吸收部分省市有关食品检验的有益经验和成功做法，忽视食品安全检验的发展现状，值得我们反思。《食品安全法（送审稿）》对食品安全检验的资源整合和市场化改革同样也未作出科学合理的规定，难以起到法律的保障作用和规范作用，不利于食品安全检验的快速发展。

二、食品安全检验市场化程度低

目前，从严格意义上说，我国尚未形成健全的食品安全检验市场，绝大部分食品检验机构隶属于相关政府机构，具有浓厚的行政色彩，严重影响了第三方检验机构参与食品安全检验的积极性，并且存在明显的制度困境。相反，第三方食品安全检验机构由于数量少、规模小、检验技术和检验设备欠缺、检验专业技术人员缺乏等原因，导致其整体食品检验能力不足，不具有较强的市场竞争力。在食品安全检验领域，具有官方背景的食品检验机构占有绝对优势，甚至可以说形成了"一家独大"的垄断格局。这不符合国务院关于机构改革和职能转变方案的精神，也极大限制了食品安全检验市场的健全和发展。

依据上述食品安全检验的法律法规可知，在以卫生行政部门为主的监管体系下，我国食品安全检验主要依赖于卫生行政部门下属的各级卫生防疫站。后来由于卫生体制改革，对相关职能部门进行了调整。从 2002 年开始，原来的卫生防疫站一分为二，即分为疾病预防控制中心和卫生监督所（中心）。职能调整后，疾病预防控制中心内设食品检验科室，配备相应的专业人员和设备等，继续承担原卫生防疫站的食品安全检验职责。卫生监督所（中心）则履行相关卫生执法的职责。在依托卫生行政部门进行食品安全检验的阶段，我国依据行政区划，设立了数量可观的食品检验机构，并且从省一级延伸到了县（区）一级。以 2002 年为分界线，2002 年之前食品安全检验机构的数量整体呈现上升的趋势，而 2002 年之后食品安全检验机构的数量整体呈现下降的走势。但无论食品检验机构整体数量如何增减，其基本上都覆盖了全国所有的省市县（区）。以河南省为例，全省卫生系统有 1 个省级实验室，18 个市级实验室，152 个县（区）级实验室，共计 171 个实验室全部完成了网络直报工作。这次调查显示，全省卫生系统共有 171 个实验室，其中有 3 家通过国家级计量认证，占 1.75%；139 家通过省级计量认证，占 81.3%；其余 29 家没有任何资质认定，占 16.9%。通过这次深入、广泛的调查，得出结论有三，第一，省级疾病预防控制中心，仪器设备、经费基本能满足要求，还有待进一步加强投入、完善装备；第二，省辖市疾病预防控制中心财政拨款不足，中、高档仪器设备较少；第三，县区级疾病预防控制中心经费、仪器设备缺口更大，满足不了基本要求，需加大经费和仪器设备的投入。

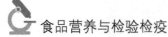

在我国，卫生行政部门下辖的食品安全检验机构存在诸多问题，主要表现在：一是食品检验机构覆盖面广，数量多，但整体检验能力和检验水平不足，难以适应食品安全发展的新趋势。二是食品安全检验系统内部，检验能力分化严重，部级、省级食品检验机构具备较强的检验能力，而县（区）一级食品检验机构甚至不能满足当地食品安全检验的基本需求。三是财政经费对食品检验机构的支出持续增长，但仍然难以支撑相关食品安全检验的正常运行。四是一些食品安全检验机构在没有取得食品检验资质的条件下，却依据相关监督和管理职权依旧进行食品安全检验工作。五是食品安全检验长期处在一个封闭的环境中，自身管理制度不健全，未形成有效的奖惩机制，缺乏危机意识，不利于食品检验工作的健康发展。

农业农村部依据《食品安全法》《农产品质量法》等法律法规，负责对初级农产品生产环节进行监管。农业农村部在具体履行食品安全监管的过程中，需要以食品检验技术和检验结论作为监管和执法的基础。基于此，农业农村部在全国各省份设立了农产品质量检测中心（或者农业质量检测中心），具体承担初级农产品的安全检验工作。在农业农村部提供的全国无公害农产品检查机构名录中，绝大部分农产品质量检测中心隶属于农业农村部，具有浓厚的行政色彩。不可否认的是，这种食品安全检验体系曾对保障农产品安全发挥过重要的作用，但现阶段，由于食品安全发展面临的新形势和新问题，继续沿用该种食品检验体系已不符合现实需要。社会化（或者第三方）初级农产品检验机构占比非常小，整体检验能力薄弱，不利于农产品检验市场化的形成和发展。同时，我们不得不产生这样一个疑问，既然全国有这么多的农产品检验检测机构分布在各个省市，为什么不能保障农产品的安全呢？除了政府相关部门监督管理和执法存在诸多问题以外，从农产品检验这个层面来说，主要是由于食品检验体系本身存在的制度弊端和缺陷造成。影响食品安全检验的不利因素主要表现在：第一，食品安全检验体制机制不健全，多个监管部门均建立了隶属于本部门的检验机构，重复性建设严重，食品检验资源没有形成有效合力。第二，尚未构建食品安全检验信息共享平台和食品检验结论互认制度，导致不科学重复检验，增加了检验成本，造成食品检验各种资源的浪费。第三，食品检验体系内部存在同一部门不同层级之间以及多个部门之间食品检验机构的不合理竞争关系，容易形成有利益大家争着检验，没有利益大家都不愿意做的氛围，致使食品安全检验行政不作为的现象存在，有违政府监管机构应当承担的法定职责和社会公共责任。

除了卫生行政部门、农业农村部门以外，还有商务部、质监部门等也建立了隶属于本部门的食品安全检验机构。例如，商务部在各个省份设立的畜禽屠宰加工质量管理站，承担有关行政部门委托的肉食品质量检测、质量鉴定等相关职责。同时，商务部流通促进中心下设一个检验检测全资直属企业，即中食恒信（北京）质量认证中心有限公司。该公司的职责是配合政府部门做好食品安全相关工作，负责食品及相关产品的质量检测。据统计，目前，我国国有检验检测机构数量占国内机构总数近80%，市场份额约占55%；民营检验检测机构数量约占19.5%，市场份额约占20%；外资检验检测机构数量约占0.5%，市场份额约占25%。仅瑞士通用公证行（SGS）2013年在华业务收入就近50亿元人民币。而我国还没有国际公认的第三方检验检测认证机构品牌，很难"走出去"打开国际市场。当然，这个统计数据既包括了食品安全检验和其他类型的检验，也包括了相关的认证机构。但是，从这个统计数据中，我们仍然可以窥见，国有性质的食品安全检验机构数量很多，占比很大，市场竞争优势明显。调查显示，浙江省现有的食品安全检验体系中，隶属于政府部门的食品检验机构占绝大多数。虽然其中一部分检验机构开始逐渐和政府监管部门脱钩，但进度很慢，不少食品检验机构仅仅是在名义上实现了，而在财政上仍然与所属的政府部门有着千丝万缕的联系。相比较，第三方食品安全检验机构因受诸多主客观因素的不利影响，数量少，市场份额占比小，缺乏应有的市场竞争力，整体发展水平缓慢和滞后。

三、食品安全检验机构检验能力薄弱

　　我国食品安全检验体系不仅包括了质检、卫生、农业等监管部门下辖的各级食品检验机构，还包括了一些高等院校、科研所、检验企业等其他检验主体。从总量上来讲，我国食品安全检验机构数量庞大，能够覆盖所有的省市县（区），在县（区）一级还存在多个食品检验机构。而在省市一级，除了监管部门下辖的食品检验机构以外，还有其他食品检验主体从事食品检验工作。以浙江省为例，浙江省现有检验资格的食品农产品检验检测机构199家，主要分布在质检、卫生、农业、海洋渔业、食品药品、林业、出入境检验检验、粮食、盐业等部门。其中，省级检验检测机构共16家，市级检验检测机构共37家，县级检验检测机构共146家。除了食品监管部门下辖的食品检验机构以外，还存在其他食品安全检验机构。例如，浙江大学等大专院校的一些涉及食品安全的检验检测机构，中国水稻所，中国茶叶所的稻米、茶叶部级中心等一些食品检验检测机构，浙江公证检验有限公司，浙江大地农作物产品质量安全检测中心等一些中介检验检测机构。由此可知，一方面，我们拥有数量大、覆盖面广、检验种类全的食品检验机构；另一方面，实践中食品安全检验却面临诸多困难，食品检验收效并不理想，难以满足广大公众对安全食品的迫切需求。

那么，当前食品安全检验所处的困境，是什么原因造成的呢？要解答这个疑问，我们还得深入剖析现行的食品安全检验体系。从统计数据上看，我国构建了数量多、覆盖广、种类全的食品安全检验体系，但在这个看似健全的体系下，实则隐藏着损害"肌体"的有害因子。我国食品安全检验体系更像是一个"金字塔"，处在塔尖的是省级以上（包含省级）食品检验机构，处于塔中间的是市一级食品检验机构，而处在塔底的则是大多数食品检验机构。形成这种"金字塔"食品检验体系的原因在于：各个食品安全检验机构在专业检验人员、专业检验设备、实验室配套设施、检验资金、制度管理和建设等方面存在巨大差异。而这种巨大的差异直接导致食品检验机构发展的严重不平衡。在食品检验资源获取方面，省市级比县（区）级更有优势。再加上我国第三方食品检验机构发展不足，从而形成食品安全检验的"恶性循环"，强者愈强，弱者愈弱。以河南省为例，全省从事食品检验人数总计 1 723 人，其中省级实验室 44 人；18 个市级实验室 364 人，平均 20 人；152 个县级实验室 1 315 人，平均 9 人。食品检验人员职称构成以中级、初级为主，高级职称仅占 6.33%，主要集中在省市级。其中，各级疾病预防控制中心的人员职称构成有较大差别，省级疾控机构高级职称占 31.81%，明显高于省辖市级的 17.86% 和县（区）级的 2.28%。

值得注意的是，在"金字塔"的底部，县（区）一级大体上只有农业农村部下辖的农业局和卫生行政部门下辖的卫计委设有专门的食品检验检测机构（不仅有专门的实验室，还具备了快速检测能力），而食药部门、工商部门、质检部门等其他食品监管部门在区县一级没有设立专门的检验机构，部分监管机构仅仅具备了快速检验的能力。以重庆市九龙坡区为例，该区食品检验机构共有 3 家，即兽医诊断室、农产品检测站和区疾病预防控制中心，分别隶属于农业局和卫生局。九龙坡区食品安全检验检测主要有资质认证 3 项，3 项认证资质均属于区卫生局所设立的实验室。九龙坡区能开展的检测项目有 430 项，区卫生局所设立的实验室能开展 422 项检测项，区农业局所设立的实验室能开展 8 个项目的检测。5 个监管部门能进行快速检测，1 个监管部门不进行快速检测。

　　综上可知，影响和制约我国食品安全检验整体检验能力的主要因素不仅仅在于省市级食品检验机构检验水平的提升，而更为重要的是在于大幅度提高占比最大的处在"金字塔"底端的基层（县区级）食品检验机构检验水平。现阶段，我国食品安全发展所面临的新形势，所处的新境况，都急迫地要求提升食品安全检验的能力和水平，而破解食品安全检验的困局关键在于如何切实有效提高基层食品检验机构的检验能力和检验水平。

四、食品安全检验机构设置不合理

　　我国食品安全检验经历了一个缓慢的发展过程。在以卫生行政部门为主的监管体制下，食品安全检验工作主要由卫生行政部门下属的卫生防疫站具体承担，实际的食品检验机构则是各级卫生防疫站。卫生体制改革后，各级疾病预防控制中心履行食品安全检验职责。2009年颁布实施的《食品安全法》确立了多部门分段监管模式后，多个食品监管部门相继设立了隶属于本部门的食品检验机构。由上述统计数据可知，目前，具有浓厚行政色彩的食品检验机构要远远多于其他食品检验主体。食品安全检验所形成的这种"一家独大"的检验格局，有着其自身发展的历史背景，并且深受"制度惯性"的影响。

　　这种食品安全检验机构的设置，现阶段已暴露出了诸多弊端和不足，难以适应我国食品安全检验的发展趋势。主要表现在以下两个方面。

　　（一）多个监管部门设立食品检验机构，缺乏统一规划，重复建设严重

　　依据《食品安全法》和《农产品质量法》等相关法律法规的授权，食药部门、卫生行政部门等都有法定的食品安全监管职权。同时，食品监管部门在具体履行监管职权时，需要对被监管主体生产的食品进行抽检，以确定食品安全企业是否存在违规生产的行为。出于履行食品监管职权的需要，卫生行政部门、质检部门、农业农村部门等相继建设了隶属于本部门的食品检验机构，以便更好地服务本部门开展食品安全监管的工作。而工商行政部门虽然没有建立专门的食品检验机构，但配备了快速检验设备，对相关人员进行了专门培训，具备了执法过程中的快速检测能力。隶属于各监管部门的食品检验机构，其建设和发展深受监管部门履行职权的需要。

　　依据《食品安全法》等相关法律的规定，各个食品监管部门的监管职权是不同的，各有侧重，即卫生行政部门承担食品安全综合协调职责，质监部门承担食品生产环节监管职责，工商行政部门承担流通环节职责，食药部

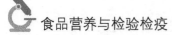

门承担餐饮服务监管职责，农业农村部门承担初级农产品监管职责等。在食品安全检验机构建设上，各食品安全监管部门基于"部门利益"考虑，更倾向于有选择性地配备食品检验设备、招录检验人员、划拨财政专项资金等。各食品监管部门设立检验机构的出发点是如何便利履行职责以及部门利益最大化，而不是如何满足社会对食品检验的巨大需求。由于各监管部门"各自为政"，在食品安全检验机构设立和发展上缺乏有效沟通和交流，也没有一个统一规划的协调机构，从而导致食品检验重复建设严重，耗费了大量的人力、物力和财力等。

（二）食品安全检验统一监管长期缺位，检验标准不一，乱象丛生

长期以来，我国食品安全检验机构是基于配合食品监管部门履行监管职责这一目标而设立的。不论是在以卫生行政部门为主的监管体系下还是在多部门分段监管模式下，食品安全检验机构都受制于相应的食品监管部门。各个监管部门对其下辖的食品检验机构享有监督和管理的权力，特别是在业务指导、专业人员招录、划拨财政资金等方面有很大的职权，直接影响着食品检验机构的业务开展和自身发展。由于我国一直没有对食品安全检验进行统一监管，更是缺少一个从中央到地方的食品安全检验统一管理部门，而是由各个监管部门监管隶属于本部门的检验机构，形成了"部门分割"的食品检验监管现状。食品监管部门"各自为政"，缺少一个统一监管部门，则会政出多门。这主要体现在两个方面。一方面，同一个监管部门就同一批次食品进行检验，会得出迥异的检验结论；另一方面，不同的监管部门就同一批次食品进行检验，也会得出完全相反的检验结论。主要根源在于，实践中，食品检验机构进行食品检验时，所依据的检验标准就不一样。因采用的检验标准不一样，得出的检验结论也是大相径庭。而针对同一类型、同一批次的被检食品，有的食品监管部门会得出合格的结论，有的食品监管部门则会得出不合格的结论。

2012年，国家食药局在下发给各地食药监局《关于加强以螺旋藻为原料的保健食品监督检查的通知》中指出，绿A、汤臣倍健等多个螺旋藻品牌产品存在"铅超标"。随后，国家食药监局又发布了"以螺旋藻为原料的保健食品重金属专项监督检查结果"，并对上述多个品牌螺旋藻铅含量并未超标做出了相应的解释。国家食药局之所以会出现前后两个检验结论自相矛盾的根源在于，对螺旋藻进行检验时遵循了两个标准，而国家标准并未规定螺旋藻片剂的铅标限值。一个采用的是"一般产品"标准，而另外一个则依据的不同于前者的检验标准，而后者相关检验的指标数要明显高于前者，即前者检验标准较

为宽松。2013年，据《京华时报》报道，有消费者购买农夫山泉桶装水饮用时，发现桶装水中有黑色不明物，遂向相关部门投诉，即农夫山泉事件。同样的，这起事件的起因也源于检验标准不一所致。除了国家标准存在较大漏洞以外，地方标准和国家标准在某些指标上存在较大差异，不能简单地认为国家标准高于地方标准。由于采用的检验标准不一，浙江省质监局认为农夫山泉桶装水符合相关要求，而中国民族卫生协会则认为农夫山泉桶装水标准低于自来水标准。

五、尚未构建食品检验信息共享平台

目前，我国食品安全监管体系是以多部门分段监管模式为主，食品安全检验也深受监管模式的影响，形成了食品检验"部门分割"的格局。由于我国长期没有对食品安全检验进行统一管理，食品检验机构"各自为政"现象普遍存在。实践中，食品检验机构之间缺乏必要的食品检验业务上的交流与合作，更谈不上食品检验的信息共享和检验结论的互认。这方面的问题集中表现在以下只个方面：

（一）同一监管部门对于其下辖的食品检验机构，没有建立统一的食品检验信息共享制度

隶属于同一部门的食品检验机构，它们之间不是直接的上下级关系，也不存在行政隶属关系。食品检验机构依据行政区划而设立，只是负责对不同地区的食品进行检验，同时，配合该区域食品监管部门履行食品监管工作。虽然同属于一个部门，但它们之间仍然没有建立良好的沟通和共享途径。

（二）不同监管部门对于其下辖的食品检验机构，尚未构建检验信息共享机制

依据《食品安全法》《农产品质量法》等法律的规定，农业农村部门、卫生行政部门、食品药品监管部门、工商部门等负责食品监管的各个环节。由于食品监管部门的职权各有侧重，相应地，食品检验机构的建设上也有所不同。但问题在于，食品安全监管的各个环节是人为划分的，是为了便于在行政管理上分清楚各个监管部门的职权。实际上，这种人为划分食品监管环节，容易出现职权交叉和无监管的"真空地带"。而在食品安全检验上，则表现地更加明显；重复检验现象严重，问题产品可能畅行无阻。重复检验既浪费了检验资源，同时又给食品企业形成了一定的成本负担。而人为划分的食品监管环节存在不可避免的漏洞，致使某些食品在某些监管环节不能被监管，也就不能进行

安全检验，无法保障流通食品的安全性。

（三）具有行政色彩的食品检验机构未与第三方检验机构建立食品检验信息共享平台

在政府部门的食品安全检验体系中，本身存在着同一监管部门内部和监管部门之间的"检验分割"现象。而政府部门食品安全检验机构未与第三方检验机构建立有效的沟通共享机制就更不足为奇了。政府部门食品检验机构依托监管部门，不论在检验业务开拓上，还是在自身建设上，都有明显的优势。反观第三方食品检验机构，由于数量少、发展滞后、检验资源匮乏，检验能力和检验水平欠缺等因素，致使其无法与政府部门食品检验机构相提并论，更不用说相互竞争了。这种"先天"因素造成的巨大差距，再加上"身份"上的不同，无法在二者之间建立起具有平等地位的食品检验信息共享平台。

第六章 我国疾控体系食品检验实验室发展情况

第一节 我国疾控体系食品检验实验室现况

一、我国疾控体系食品检验实验室概况及近年发展

2001年，卫生部发布《关于疾病预防控制体制改革的指导意见》，各地原有的卫生防疫站与一些专科疾病防治机构逐渐整合、拆分为疾病预防控制中心与卫生监督所，2002—2011年，全国疾病预防控制中心的数量一直在3 480~3 590之间波动，如果除去大型企业下属疾病预防控制中心，数量与分布大致与全国县级以上行政区划一致。

2005年调查表明全国卫生系统拥有食品检测实验室约3 400个，资质认定率为70.9%，国家级和省级疾病预防控制中心食品检测实验室全部获得了计量认证，地市级认定率为86.9%，县级认定率为67.3%。西部机构计量认证通过率只有42%。

1995年通过的《食品卫生法》确立了由卫生部门主导的食品卫生监管体系，防疫站（疾病预防控制中心）卫生实验室承担了主要的食品卫生检验工作。但由于我国食品工业的迅猛发展，原有的食品卫生概念已无法适应食品产业外延的扩展变化，在之后的国务院机构改革中，卫生部所承担的食品卫生监管职责逐渐被削弱，最终在2004年9月，国务院颁布《国务院关于进一步加强食品安全工作的决定》，明确了按照一个监管环节一个部门监管的原则，采取分段监管为主，品种监管为辅的方式将食品加工环节的监管职能由卫生部门划归到了质检部门，再考虑到2003年国家药品监督管理局改组为国家食品药品监督管理局时，承担了食品安全综合监督、组织协调和依法查处重大事故的职能，卫生部门在食品安全监管中的职能已被大幅削弱。疾控体系食品检验实

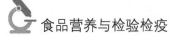

验室作为卫生部门技术机构，由于工作任务和项目经费的减少，业务发展比较缓慢，同时，各级药品检验所逐步改组为食品药品检验所，经过近几年的快速发展，其技术力量已经达到或超过疾控中心食品检验实验室。2007 年通过的《食品安全法》继承了分段监管的模式，疾病预防控制中心工作内容没有发生明显变化。2008 年，卫生部发布《各级疾病预防控制中心基本职责》，疾病预防控制中心与食品检测相关的职责描述为：健康相关危害因素的预防控制及卫生监督执法等提供技术支撑和为社会提供技术服务。至此，疾病预防控制中心卫生实验室只作为第三方检测机构之一为政府和社会提供检测技术服务。具体工作内容体现在承担部分食品安全风险监测检验任务和接受社会委托检验。

近年来，疾病预防控制相关法律法规不断健全。为指导各地疾病预防控制机构基础设施建设工作，卫生部与国家发改委于 2004 年共同制订了全国 CDC 基础设施建设规划，联合下发了《省、地、县三级疾病预防控制中心实验室建设指导意见》，明确提出了实验室建设要求机器装备和检验人员能力要求，解决了多年来各级疾病预防控制机构实验室建设无标准和对检验人员无要求的问题，有力地推动了实验室硬件建设和科学化、规范化建设与管理。从 2002 年到 2005 年，各级政府对疾病预防控制机构的财政投入增长了 57.4%，建设疾病预防控制中心项目 2 448 个，投资 106 亿元。通过国债项目、贷款项目和转移支付项目等多种形式，重点支持中西部地区疾病预防控制机构建设。另外，中央财政补助地方公共卫生专项资金中的 66.3 亿元用于加强疾病预防控制，保证了国家确定的重点公共卫生项目和重大疾病防治工作的落实，使疾病预防控制中心的办公条件得到了改善，仪器设备得到了更新。

二、食品检验工作在疾病预防控制体系中的地位和作用

食品检验科室作为疾病预防控制中心（防疫站）的一个重要组成部分，一直从事着食品卫生检验的基础工作，为食品监督管理提供科学的数据。食品检验不仅为卫生防病及卫生监督提供最基础的数据资料，而且卫生检验技术的发展和提高更进一步促进了各项工作走向法制化与规范化。它的作用体现在以下几个方面：

（一）为食品安全风险监测提供检测数据

为食品安全风险监测提供检测数据，作为食品安全风险评估依据，据此对食品安全危害因素进行趋势分析。疾控中心食品检验实验室长期以来承担国家食品抽检计划和国家食品安全风险监测计划的检测工作，为监督部门提供检测

结果的同时，积累了大量数据，可以据此分析各类污染物长期的变化趋势，为可能出现的食品污染事故提供预警。此外，通过分析各类食品合格率，可以用以评价部门的监督效果，为监督部门提高监督成效给予帮助。

（二）对新产品，新品种进行安全性试验和评价

根据卫生部《新资源食品管理办法》，申请新资源食品的生产经营，需向卫生部提交研制报告和安全性评价报告。

（三）为查处诊断食品安全事故提供线索

食品安全事故的查处需要多个部门共同配合，特别是需要在前期预防医师对事故进行流行病学调查的基础上，提出检验标准。机构改革后，监督与检验职能分离，单纯的食品实验室已不具备流行病学调查能力，如果缺乏上级机构统一的组织协调，在对中毒样品的分析上，往往难以取得理想的结果。

（四）为食品生产加工企业提供技术服务

食品加工企业大多数属中小型企业，生产规模小，生产条件不完善，检验能力薄弱。食品检验实验室可以为企业对一些卫生指标和技术指标提供检验服务，也可以为企业标准编制提供服务。

（五）研究、制定各类食品安全标准

随着科学技术的进步，食品检验技术也在朝着检测快速化、结果高精度化、操作简便化、无试剂化、便携化发展。提升食品检验技术的现代化并与国际接轨也是应对食品安全形势日趋复杂的一个必要手段。所以食品安全标准也需要不断更新改进，需要各类食品检验实验室多论证，多研究新的方法技术，增强检验数据的准确性与可比性，为承担食品安全标准的制定做好足够的技术储备。

目前，我国的食品卫生检验工作已形成了国家、省、市、县四级检验体系，并与世界卫生组织的食品安全网络接轨，为各级食品卫生监督执法提供了相应的技术支持。经过长期的发展，疾病预防控制中心食品检测技术得到了长足的发展，已经可以对几百种物质的进行定性和定量分析以及对未知物的鉴别。地市级以上的疾病预防控制中心大都配备了分光光度计、液相色谱、原子吸收光谱、气相/液相–质谱联用仪等现代精密分析设备。此外，目前，卫生部已制定更新了《食品安全国家标准》理化和微生物检验部分，食品毒理学安全性评价程序等食品卫生检测标准和规范，基本上满足了我国食品卫生限量标准对检验方法的要求，在我国包括进出口检测在内的各级食品检验机构及食品生产企业得到广泛应用。

三、我国疾控体系食品检验实验室管理模式和运行机制

我国的疾病预防控制体系主要由省、市、县三级疾病预防控制中心和社区卫生服务中心组成，分别隶属于各地卫生厅（局），与上级的疾病预防控制中心没有行政隶属关系，只是具有业务指导作用。疾控系统食品检验实验室均隶属于各自所属的疾病预防控制中心，不具有独立的法人地位。其经费投入、仪器设备、人力资源等均由疾病预防控制中心或上级卫生行政主管单位管理，可通过研究疾病预防控制中心管理体制中与食品检验实验室相关的部分了解我国疾控体系食品检验实验室运行机制。

（一）经费投入机制

疾病预防控制中心应体现公共卫生的公益性质，经费来源决定工作目标，国家财政的经费投入在其中起非常重要的作用，按照财政经费投入性质，大概可以将疾病预防控制中心分为全额拨款，全额拨款收支两条线管理和差额拨款三种形式。省级疾病预防控制中心有 8 个（25.0%）为全额拨款；23 个（71.9%）为全额拨款，收支两条线管理；1 个（3.1%）为差额拨款。地市级疾病预防控制中心全额拨款的为 17.7%，全额拨款、收支两条线的为 73.0%，差额拨款的为 6.4%，其他形式的为 2.8%。但随着社会经济的转型，由于政府投入的不足，使疾病控制体系自 20 世纪 80 年代中期起逐步开始了一些局部的改革，如允许有偿服务、开展计划免疫保偿制等。所以目前我国疾病预防控制机构经费筹资渠道除财政拨款外，其他主要还有上级补助和机构技术服务收入等。技术服务收入的比重曾一度占到 2/3 以上，对疾病预防控制中心的公益性质产生了很大影响，但随着财政对公共卫生的投入不断增加，技术服务收入的比重一直处于下降当中。从表 6-1 中可以看到，2011 年财政补助收入比2005 年增长 1 603 357 万元，增长幅度为 247.5%，技术服务收入比重从 2005年的 50.6% 下降为 30.4%，与 2005 年相比下降了 20 个百分点，但仍与政府对疾病预防控制实现全额预算管理的要求尚有距离。

表 6-1 疾病预防控制中心筹资渠道构成

年份	财政补助收入（万元）		上级补助收入（万元）		技术服务收入（万元）		总收入
	数额	比例（%）	数额	比例（%）	数额	比例（%）	（万元）
2005 年	647 805	45.9	48 643	3.5	714 349	50.6	1 555 707
2011 年	2 251 162	66.1	119 522	3.5	1 033 188	30.4	3 678 657

资料来源：卫生部．2012 中国卫生统计年鉴，卫生部．2006 中国卫生统计年鉴

国内研究显示，政府财政对疾病预防控制机构的投入有几个特点，分别是政府投入侧重专项经费；政府投入注重疾病预防控制建设规模；政府投入重视仪器设备；政府在日常工作经费投入仍显不足；人员经费增长相对缓慢。

（二）人力资源管理体制

在管理体制上，除广东省疾病预防控制中心、西安市疾病预防控制中心、郑州市疾病预防控制中心和西藏昌都疾病预防控制中心为参照公务员管理外，其他均为事业单位，执行国家统一的人事制度。在人员聘任环节，正在推广公开招聘的形式，由单位制订用人计划，报上级政府人事部门，再由人事部门进行公开统一的招聘。工作人员按工作岗位的不同可分为行政管理人员、专业技术人员和工勤人员，专业技术人员通过国家统一的专业技术资格考试，取得相应等级的专业技术资格证书后由单位择优聘用。虽然事业单位人事制度改革也在推广聘用制，但是"能进不能出""能上不能下"的情况没有得到根本改变。工作人员工资由岗位工资、薪级工资、绩效工资和津贴补贴组成。岗位工资、薪级工资执行国家统一的政策和标准，绩效工资为单位在核定的总量内，按照规定的程序和要求进行分配，在艰苦边远地区津贴和特殊岗位可以享受津补贴。专业技术人员的工资收入主要与所聘任的职称级别相关性比较大，而没有考虑到工作的重要性、工作的任务量和工作效益等的差别，而绩效工资往往执行平均分配的原则，种种弊端挫伤了专业技术人员的积极性。由于财政投入对疾病预防控制中心人员经费投入增长缓慢，疾病预防控制中心工作人员工资收入往往落后于国民经济的增长速度，也影响了从业人员的积极性。

（三）实验室考核与评估体制

在《疾病预防控制工作绩效考核操作手册》2009版中，实验室检验类别中分为实验室检验能力、实验室安全（要求无实验室安全事故）、实验室管理（指标为实验室质控覆盖率）三个项目。在综合指标类别中涉及实验室工作的有能力的指标有资质综合评分和指令性工作完成率。

实验室检验能力项目包括实验室检验项目开展率、实验设备达标率和检验设备正常运行率三个指标。实验室检验项目开展率测算实际具备开展 A 类检验项目能力。具有质量手册、程序文件、作业指导书、操作手册、检验报告、记录或标准物制备等相关资料的，包括自 2004 年以来有检验报告的、维持能力的和具备能力的项目数都属于实际开展的项目。其中维持能力的项目指 2004 年以来没有出过检验报告，但有相应的检验人员、设备、菌种等能力的项目；具备能力的项目指已纳入质量管理体系，具有设施、设备、作业指导书、标准品，并有预报告（或典型报告）及相关的管理制度等信息。实验室设备达标率测算各级疾病预防控制中心 A 类设备达到《省、地、县级疾病预防控制机构实验室主要仪器装备标准》的程度，是对财政和中心对实验室仪器设备投入程度的考核。检验设备正常运行率测定定期检定、运行正常、有维护、使用和仪器设备管理部门的检查记录的仪器占现有设备总数的百分比。可以看出实验室检验能力项目的考核侧重于对实验室建设的投入程度以及对检验能力的提高程度，考核指标中缺乏对服务对象满意程度、工作效果和实验室资源利用情况的评价。

建立质量管理体系的实验室还需参加实验室比对，实验室比对作为一种质控手段也可以看作是对实验室某一参数检测质量的考核。如果获得实验室认证或认可的实验室参加能力验证计划结果不合格，认证或认可主管部门将会暂停该实验室考核不满意参数的认证认可。

（四）食品检验实验室业务来源

我国疾控中心食品检验实验室的样品来源可分为以下三类。

1. 监督机构监督检查送样

在防疫站未整合拆分为疾病预防控制中心和卫生监督所时期，监督检查送样为食品实验室主要的样品来源，随后进行了一系列的机构改革和职能调整，食品安全监管逐步实行"分段监管为主"的方式之后，食品加工环节的监管职能划归到了质检部门，流通领域的商品质量监督管理职能划归到工商管理部门，餐饮行业保健食品的监管职能划归到食品药品监督管理局。由于各个系统都有各自的食品检验实验室，疾控中心食品检验实验室失去了来自食品安全监督部门的检查送样，这一来源的样品已经大幅减少，偶有中毒样品的送检。

2. 国家食品监测专项计划的采样

自 1992 年开始，卫生部门每年都会依据熟食及其制品、冷食、饮料、酱油、消毒牛乳、全牛乳脂粉、蒸馏酒、配制酒、发酵酒、生啤酒、水产品、非发酵豆制品、粮食、植物油、糕点等大样分类标准，对于人民群众日常生活密切相关的食品质量进行抽检和送检，检验任务均由疾控系统实验室承担。健康相关产品卫生监督计划对食品的抽检一直进行到 2009 年。从 2000 年起，我国开始建立食品污染物监测网和食源性疾病监测网。最初，该项目是作为国家"十一五"重点攻关项目进行开展，后来逐渐被纳入日常监测工作并进行专项管理，2009 年《食品安全法》出台以后，2010 年开始在 31 个省市以及新疆建设兵团，全面开展了食品安全风险监测工作。

食品安全风险监测的内容，一是针对人群的风险监测，包括食物中毒的报道、异常症状和异常事件监测的报道；二是针对食品的风险监测，包括食品中的化学污染物、致病菌微生物、放射性污染物；三是开展食源性疾病的主动监测，就是以食品为导向的监测，以人群健康为导向的监测。各地疾病预防控制中心陆续加入两网，承担检测工作，食品安全风险监测计划来源样品已成为疾病预防控制中心食品实验室样品来源的重要组成部分，这部分工作体现了疾控中心食品检验实验室在人民群众食品安全保障上的公益作用。

3. 社会委托来源的样品

这部分来源样品数量与当地经济发展水平相关，经济发展程度高的地区，食品生产加工企业也较多，有更多的委托检验需求。企业产品的检验报告一般是三个用途，一是与健康相关产品和保健食品的申报材料；二是提供给经销商作为产品合格的证明；三是定期抽取一定的产品批次进行出厂合格检验。由于地方财政不能完全满足疾病预防控制中心正常运行的需要，对社会委托来源的样品检验提供有偿技术服务的收入一度占到疾病预防控制中心经费投入的很大比例，为激励实验室创收，各单位都制定有不同的奖金分配制度，事业单位职工工资绩效改革之后，这部分奖金被取消，实验室对这类样品检验积极性降低，样品受理数量呈逐年下降趋势。

四、发达国家食品检验实验室的管理模式与运行机制

（一）美国食品检验实验室管理模式与运行机制

美国与食品安全有关的检测实验室主要有食品药品管理局（FDA）的实验室，农业农村部的食品安全检验局（FSIS）实验室，另外，卫生部的疾病控制中心和国立卫生研究院（NIH）在科研、教学、预防、监测、制定标准和/或突发事件处理等方面保证食品安全。美国食品药品管理局（FDA）在全国 5 个大区设有 12 个实验室，为当地的食品药品管理局地区办公室以及执法人员的执法工作提供检测服务，不向社会提供服务。美国农业部食品安全检验局（FSIS）实验室对肉、禽及蛋产品的化学、微生物学和病原生物开展食品安全性检测。FSIS 下属 4 个实验室，共约 200 名工作人员，包括微生物学家，化学家和兽医。东部实验室、西部实验室和中西部实验室 2001 年共完成了 737 139 项测试任务，检测样品达 159 401 个。其经费来源于政府预算，《联邦肉类检

验法》规定，每年从国库中拨款 300 万美元用于支付肉类产品的检验费用；《禽类产品检验法》和《蛋制品检验法》也均规定执行法律所需要的检验费用均由财政预算拨款支付。2005 财政年度，FSIS 的预算为 9.52 亿美元，其中 8.28 亿美元用于检测费用。此外，联邦检查员的费用以及取样、专业培训的费用也均由国家财政预算支付。实验室样品来源于大量的政府委托检测工作，特别是进口农产品的检测和有害残留物的确证检测。

美国卫生领域内的分配制度主要考虑有 9 个方面的因素，分别是工作中受到的监督；工作指导方针；工作的复杂程度；工作范围和影响程度；人际交往；接触目的；体力需要；工作环境；监测职责。这些要素反映并强调了知识水平因素（工作规则程序方面的知识和技术，学历和经验），工作的责任（工作中受到的监督、工作指导方针），工作的难度（工作复杂性），工作的绩效（工作范围和影响），同时还强调了与工作绩效有关的其他影响因素。对分配要素的考虑比较全面且具体，不仅针对各个要素进行了详细的界定，而且对各要素进行了具体的等级划分，有利于在实践中的操作和执行。

美国国家绩效评估委员会（NPR）提出了一个包含六类指标的评估体系来对美国公共部门进行绩效评估。第一，投入指标。衡量某一项目或服务消耗的资源。第二，能量指标。度量一个机构能够提供服务的能力。第三，产出指标。衡量为服务人口提供产品数量或服务单位。第四，结果指标。衡量项目和服务的结果，具有定量和定性的特征。第五，效率和成本效益的指标。效率指标反映服务的程度与提供服务所需资金与人力资源的成本之比，用来衡量单位产出或结果的成本。第六，生产力指标。生产力指标是一个融效率和效益一体的指标。绩效评估有 7 大步骤。第一，鉴别要评估的项目。第二，叙述目的并界定所期望的结果。第三、现行的标准或指标。第四，设置业绩和结果（完成目标）的标准。第五，监督结果。第六，业绩报告。第七，使用结果和业绩信息。对公共部门的评估主体包括公共部门自身，政府部门和民间机构。

（二）加拿大食品检验实验室管理模式与运行机制

加拿大食品安全由单一部门管理，食品检验局（CFIA）为其执法机构。CFIA 原有 22 个实验室，经改革和整合，现有实验室为 14 个。CFIA 实验室主要为 CFIA 开展食品安全、动物检疫、植物检疫的行政执法提供检测、诊断、研究和开发服务。实验室人员为政府雇员，每年人均日常支出约 10 万加元，实验室所有支出实行预算管理，由政府负担。CFIA 实验室每年检测、诊断样品数超过 68 万批次。下属实验室检验范围分为食品安全，动物卫生和植物保护三类。CFIA 共有 9 个实验室承担食品安全检测工作，主要开展微生物学检测鉴定、化学检测及其方法研究工作。以渥太华弗洛费实验室为例对加拿大食品检验局（CFIA）实验室管理模式进行分析。实验室经费由政府预算支出，只有很少的委托检验费。2006 年总预算为 2 000 万加元，其中人员工资 1 000 万加元，实验室设施的维持费用（包括水、电和燃料）约 430 万加元，人员培训、仪器购置和特殊合同及研究费用约 320 万加元，CFIA 渥太华弗洛费实验室的日常诊断业务经费约 130 万加元，紧急事件和非计划诊断经费约为 51 万加元。2006 年，弗洛费实验室有雇员 180 名，其中 40 多名为科学家，80 多名为技术人员，其他为管理、辅助人员，这些人员为政府公务人员。另外每年还有 10~20 名访问科学家、研究生、实习大学生。有应急任务时，实验室还会临时聘用人员。弗洛费实验室常规诊断鉴定的样品 95% 来自 CFIA，很少有企业直接送检的样品。为确切了解样品的来源，防止有些不法人员用健康动物样品替代非健康动物样品的情况发生，原则上实验室不接受社会委托的诊断鉴定，只接收 CFIA 检验员送检或寄送的样品。

第二节　我国疾控体系食品检验实验室发展现状

一、国内疾控体系食品检验实验室资源现状

（一）人力资源情况

1. 检验人员数量及岗位构成

2005 年各级疾病预防控制中心食品检验人员数量及岗位构成如表 6-2 所示，总体来说省级疾病预防控制中心检验人员最多，平均每机构达到 36.9 人，市级疾病预防控制中心平均每机构 11.1 人，县级较少，平均每机构只有 3.3 人。从岗位构成上看，省级疾病预防控制中心理化检验人员较多占总人数的 41.2%，其次是微生物检验人员占 28.5%，毒理检验人员占 30.3%。在市、县两级，微生物和理化检验人员数量基本相当，构成都在 40% 以上，而毒理检验人员平均每机构都不到 1 人，说明大部分毒理检验能力都集中在省级疾病预防控制中心。

表 6-2　2005 年各级疾病预防控制中心食品检验人员

	省级		市级		县级		全国	
	人/机构	构成比	人/机构	构成比	人/机构	构成比	人数	构成比
微生物检验	10.5	28.5%	5.5	49.6%	1.8	54.6%	7 345	52.6%
理化检验	15.2	41.2%	5.1	45.9%	1.4	42.4%	6 002	43.0%
毒理检验	11.2	30.3%	0.5	4.5%	0.1	3.0%	609	4.4%
合计	36.9	100%	11.1	100%	3.3	100%	13 956	100%

2. 检验人员学历构成

2005 年各级疾控食品中心检验人员学历构成情况见表 6-3，省级疾病预防控制中心学历水平较高，大学大专以上比例占到 80.6%，市级疾病预防控制中心学历水平次之，学历主要集中在大学大专和中专水平，两者占到总数的92.2%。从总体来看，疾控系统食品实验室检验人员学历水平较高，即使县级疾病预防控制中心大学大专和硕士以上学历人员数量占到了总人数的一半以上。

表 6-3　2005 年各级疾控食品中心检验人员学历构成　　　　　　（%）

	省级	市级	县级	全国
硕士及以上	10.3	2.4	0.3	1.6
大学大专	69.3	66.7	50.8	56.4
中专	13.8	25.5	40.2	34.3
高中以下	6.6	5.5	8.7	7.7

资料来源：常迪，李亚鹏，王竹天．全国疾病预防控制机构食品检验检测资源现状调查与分析（2006 年）

3. 检验人员职称构成

200 年各级疾控食品中心检验人员学历构成情况见表 6-4，职称水平按照省、市、县级水平依次下降。从总体上看，以初中级为主，高级比例较小。地市级以下较缺乏高级人才，职称配比欠合理。

表 6-4　2005 年疾病预防控制中心食品检验人员职称构成　　　　　　（%）

	省级	市级	县级	全国
高级职称	31.2	16.9	4.8	9.8
中级职称	35.4	42.6	37.9	39.0

（续表）

	省级	市级	县级	全国
初级职称	26.0	34.1	49.1	43.6
无职称	7.4	6.3	8.2	7.6

资料来源：常迪，李亚鹏，王竹天．全国疾病预防控制机构食品检验检测资源现状调查

4. 检验人员年龄构成

2005 年各级疾控食品中心检验人员学历构成情况见表 6-5，大部分检验人员年龄集中在 30 岁到 50 岁，处于有一定工作经验且年富力强的阶段。年龄水平随省、市、县级别升高年龄水平逐级上升，但年龄构成比例都为中间大，两头小的橄榄型，比例较为合理。

表 6-5 2005 年疾病预防控制中心食品检验人员年龄构成 （%）

	省级	市级	县级	全国
>60 岁	1.1	0.2	0.2	0.2
50 岁~60 岁	15.4	14.4	9.6	11.3
40 岁~50 岁	34.2	32.8	30.5	31.3
30 岁~40 岁	31.1	33.3	39.8	37.5
<30 岁	18.2	19.3	19.9	19.6

资料来源：常迪，李亚鹏，王竹天．全国疾病预防控制机构食品检验检测资源现状调查

（二）仪器设备配置情况

对疾病预防控制中心完成常规工作所需仪器设备（A 类）进行分析，省、市、县三级疾病预防控制中心 2005 年比 2002 年配置程度都有大幅提升，省、市、县三级 CDC2005 年比 2002 年机构平均实验设备增加值分别为 1 854.4 万元，604.0 万元和 206.0 万元，从提高幅度看，县级疾控提升一程度最大，达到 97%。配置程度上，省级 A 类仪器的配置程度已经超过了100%，而市级和县级 A 类仪器的配置距标准还有较大差距，如果按照统一标准为各级疾病预防控制机构配齐所对应的所有 A 类设备，2005 年全国需要资金 50.2 亿元，其中省级需要 0.8 亿元，市级需要 11.3 亿元，县级需要 38.1 亿元。

表 6-6 为 2005 年和 2011 年三级疾病预防控制中心万元以上设备台数，不难发现，通过 6 年的发展，疾病预防控制中心力一元以上设备台数增长迅速，省级、一市级增长幅度都在 1 倍以上，增长幅度最大的为省级疾控 100

食品营养与检验检疫 ▶▶▶▶▶▶▶▶▶▶▶▶▶▶▶▶▶▶▶▶▶▶▶▶▶▶▶▶▶▶▶▶

万元以上的设备,增长了309.3%,2011年省级占有的100万元以上的高精
尖设备达到44.1%,比2005年提高了10个百分点,反映了优质检验资源向
上级机构集中的趋势。设备资产和数量的增加有利于落实疾病预防控制中
心实验室仪器设备配置的要求,便于扩展食品卫生检验项目,履行疾病预防控
制中心职责。

表6-6 省、市、县CDC万元以上设备台数

级别	50万元以下		50万~99万元		100万元及以上		合计	
	2005年	2011年	2005年	2011年	2005年	2011年	2005年	2011年
省级	9 429	19 760	230	635	61	250	9 720	20 645
市级	14 346	32 902	522	1 070	81	254	14 949	34 226
县级	24 745	43 717	634	504	37	63	25 408	44 284
合计	48 520	96 379	1 386	2 209	179	567	50 077	99 155

资料来源:卫生部.2012中国卫生统计年鉴,卫生部.2006中国卫生统计年鉴

(三)检验能力情况

卫生部与国家发改委于2004年发布的《省、地、县一级疾病预防控制中
心实验室建设指导意见》中规定了省级必须开展和设置的项目(A类项目)
有387种,按检验任务分为40类,其中,与食品检验相关的有28类;市级必
须开展和设置的项目(A类项目)有226种,按检验任务分为33类,其中,
与食品检验相关的有24类;县级必须开展和设置的项目(A类项目)有87
种,按检验任务分为28类,其中,与食品检验相关的有19类。省、市、县三
级疾病预防控制中心开展和设置的项目中与食品检验相关的检验任务开展情况
分别见表6-7,表6-8和表6-9。

表6-7 2002年与2005年省级疾病预防控制中心A类项目中
28类与食品检测相关的检验任务平均开展比例

| 年份 | 检验任务开展比例(%)分组 | | | | | | | | | |
| | 0~20 | | 20~40 | | 40~60 | | 60~80 | | 80~100 | |
	任务数量	构成比(%)	任务数量	构成比(%)	任务数量	构成比(%)	任务数量	构成比(%)	任务数量	构成比(%)
2002年	0	0	0	0	2	7.1	7	25.0	19	67.9
2005年	0	0	0	0	0	0	8	28.6	20	71.4

资料来源:卫生部疾病预防控制局.疾病预防控制体建设进展报告(2006年)

表 6-8　2002 年与 2005 年市级疾病预防控制中心

A 类项目中 28 类与食品检验任务平均开展比例

年份	检验任务开展比例（%）分组									
	0~20		20~40		40~60		60~80		80~100	
	任务数量	构成比（%）	任务数量	构成比（%）	任务数量	构成比（%）	任务数量	构成比（%）	任务数量	构成比（%）
2002 年	0	0	4	16.7	3	12.5	12	50.0	5	20.8
2005 年	0	0	3	12.5	4	16.7	11	45.8	6	25.0

资料来源：卫生部疾病预防控制局. 疾病预防控制体建设进展报告（2006 年）

表 6-9　2002 年与 2005 年县级疾病预防控制中心

A 类项目中 19 类与食品检验任务平均开展比例

年份	检验任务开展比例（%）分组									
	0~20		20~40		40~60		60~80		80~100	
	任务数量	构成比（%）	任务数量	构成比（%）	任务数量	构成比（%）	任务数量	构成比（%）	任务数量	构成比（%）
2002 年	0	0	5	26.3	4	21.1	9	47.4	1	5.3
2005 年	0	0	5	26.3	3	15.8	10	52.6	1	5.3

资料来源：卫生部疾病预防控制局. 疾病预防控制体建设进展报告（2006 年）

调查显示，2005 年 A 类项目中食品检测任务开展比例比 2002 年有所增加，但增加幅度很小，县级疾病预防控制中心食品检测中开展比例高的项目所占比例仍然较低。疾病预防控制中心食品检验能力与卫生部和国家发改委制定的标准相比仍有差距。

第三节　疾控体系食品检验实验室发展模式建议

一、科学定位实验室性质

食品检验实验室从属于疾病预防控制中心，我国疾病预防控制中心为政府举办的实施疾病预防控制与公共卫生技术管理和服务的公益事业单位。但是食品检验实验室与其他如提供传染病防控、慢性病防治等公共服务的其他科室又有所不同。长期以来，食品检验实验室为政府提供公共服务同时，也作为第三

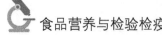

方检测实验室为社会中企业、个人提供食品检测技术服务。在实验室筹资渠道上，构成包括政府财政投入和技术服务收入。

在实验室工作内容上，样品来源分别为政府食品安全监测专项计划和社会委托来样。将疾控体系食品检验实验室定位于完全政府投入，只提供公共产品的公益部门或者是完全推向市场，依靠技术服务收入运行，由使用者购买服务的市场主体都是不合适的。前者可以保证食品检测技术机构的公益性，能够很好地贯彻国家对食品安全监测网络的规划和发展，但也带来了资源配置效率低下，重复建设与配置不足并存，实验室及检验人员工作积极性低等问题。后者能够使实验室参与市场竞争，适应市场需求，优化资源配置，提高工作效率，但会诱使实验室产生趋利性，偏重经济效益好的项目，与食品安全需要的公益性保障产生矛盾。"非典"之前，实验室的市场属性较多，2003 年之后，国家加大投入，对疾病预防控制中心管理体制进行改革，削弱卫生实验室的市场属性，加强了公益性。长期以来对疾控体系食品检验实验室的定位之间的摇摆影响了实验室的健康发展。

应针对食品检测实验室的两种属性选择合适的管理方法，首先要保证食品检测实验室能够通过提供公共产品发挥保障食品安全技术支撑的作用，然后也要吸收市场在资源配置工作效率上的优势作用。有研究认为对于疾病控制中的卫生检验工作，应当作为准公共产品，政府与受益者按项目购买服务，政府负责部分费用，疾病控制机构开展的准公共卫生服务项目需要政府补偿大约50%。在国家食品安全风险监测计划中，可以将整个计划划分为若干个任务包，由所有具有食品检验资质的实验室竞争承担检测任务，政府财政根据各实验室承担的任务量来决定投入的经费。应在实验室资金使用和人员收入分配上给予政策支持，鼓励实验室接受社会委托检验业务，使实验室充分参与社会竞争，如此，实验室才有动力提高检测能力，提高检测效率。

二、改革管理运行机制

(一) 整合检验机构，减少资源浪费

不仅在卫生系统内食品检验实验室数量过多，而且也与质量监督、食品药品监督管理、出入境检验检疫等其他部门存在重复建设，重复投资的情况。将检验机构硬性整合难度比较大，可以先根据不同系统检测机构在食品安全分段管理中各自的职责范围，承担具体种类的检测任务；对不同级别的实验室，根据检测项目的技术要求程度承担相应的难度检测参数。这样，对实验室的建设

和投入将更有针对性。而一些检测样品量比较缺乏的县级实验室，可以进行硬性整合来提升其检验能力，改变大部分实验室小、能力弱的情况。

（二）保证财政投入稳定性，提高投入效率

政府财政对公共卫生项目的投入虽然在逐年增加，但我国政府卫生占财政支出的比例与发达国家相比仍有较大差距，需建立长期稳定的投入机制，形成稳定投入的制度保障，以消除投入的随意性。在投入结构上，了解实验室运行具体情况，弥补在日常工作经费和人员经费投入上的短板。在保证适宜投入，建立完备的检验能力后，为提高投入效率，政府要以项目管理形式按服务数量和质量购买的方式投入，引入市场机制，调动疾病预防控制中心及其实验室的工作积极性。操作上实行项目管理，政府采购，国库集中支付等手段。还应当建立有效的投入效果反馈系统，配合以财政监督、卫生监督的政府职能，作为定期或不定期地修正和补充政府拨款方案的评判基础。对实验室运行开展成本测算，完善成本会计的组织，引入成本会计制，建立和健全成本会计规章制度，同时应建立机构信息管理系统，以规范科学地测算各检验项目成本。改变只注重投入，不注重产出的情况。

（三）改革人事管理制度

2009 年以来，以人员聘用制和实行岗位管理为重点的用人制度改革正在推进，省一级疾病预防控制中心在录用新进人员环节基本实现了公开招聘，这一做法正逐步向市县级疾病预防控制中心推广。但录用和任命之后岗位管理环节还在沿用行政管理体制，聘用合同流于形式，"能进不能出""能上不能下"的状况仍然存在。国务院法制办公室于 2011 年 11 月发布了《事业单位人事管理条例（征求意见稿）》，到目前为止，该条例还未正式出台。事业单位用人管理制度改革还需加快步伐。具体到食品检验工作，招聘岗位上应限制非专业人员比例，新录用从事检验工作的应届毕业生应具有相关专业全日制大学本科或以上学历。实验室应明确从事不同工作的岗位及岗位职责，签订劳动合同，适宜人才流动。

分配制度的不完善是疾病预防控制中心实行岗位管理中的一个突出问题，与国外卫生领域的分配制度相比，我国疾病预防控制中心分配制度考虑因素笼统、单一，说明界定得不够具体清楚，在实践中很难操作和执行，增加了执行过程中的随意性，甚至被歪曲、曲解，以致造成我国疾病预防控制中心诸多分配问题的产生。现行工资制度下，实验室人员工资水平主要受职称和工作年限影响较大。建议借鉴国外标准，建立以岗位工资为主体辅以绩效工资的工资结

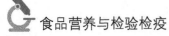

构。岗位工资中应考虑岗位所需的知识和技能、风险、责任、任务、工作复杂性和社会影响，岗位设置分开档次，重要岗位和关键岗位由具备高级职称资格的专业人员担任。绩效工资与部门、个人的贡献挂钩，按实际工作数量、质量进行考评发放，使工作业绩与效益分配相一致，提高实验室的业务工作质量和效率。岗位界定和岗位标准的制定应由国家制定标准，行业主管部门制定实施方案，单位具体执行。

（四）提高仪器使用效率

检测仪器设备是实验室的主要资产，也是国家对疾病预防控制中心建设投入的重要方向，提高仪器使用效率，能够有效发挥国家对公共卫生上资金投入的作用。建议从以下几个方面提高实验室仪器使用率。

1. 实验室建设规划应考虑多方面的内容

实验室建设规划应将实验室的职责、工作量、技术水平、经济条件和财政支持程度结合起来考虑。使实验室在保证基础的检验能力下，能力上又有所进步，在建设中应该集中有限的人力、物力、财力，重点投资到国家和社会需要的项目上。由疾病预防控制中心相关的试验任务或研究任务来选择实验室设备。仪器设备的配置应符合技术先进，功能实用，经济合理的原则。实验仪器的选择，要经过详细的可行性研究，有明确的标准。在设备的选择过程中，除了充分掌握技术性能，还应该掌握市场行情，作出一个具备实用性、可靠性、耐用性、先进性的仪器配置计划。

2. 财政对实验室建设拨款应采取购买服务的方式

在实验室建设、仪器配置上取得阶段性成果，保证了实验室基础的检验能力后。可以改变以往财政拨款，直接配备仪器的方式，改用疾病预防控制中心实验室提供检测服务，财政拨款购买的方式对实验室进行建设投入。由实验室利用投入的资金购买仪器。这种方式增加了实验室使用资金的自主权，实验室可以在考虑成本的情况下购进需要的仪器设备，也一可以将资金用于操作人员培训，最终目的是建立提高检验能力。

3. 将实验室开放共享使用

检测设备正在向高精尖发展，大型精密仪器往往是一个或多个系统配置，价格可能达到上百万元。仪器开放共享可以明显提高仪器开机率，国家应制定开放共享的投资、评价和奖励机制，鼓励不同系统不同级别检测机构开放实验室仪器使用，避免重复购置。

三、建立有效的评估机制

现行的 2009 版《疾病预防控制工作绩效考核操作手册》对实验室的绩效考核侧重于评估实验室的检验能力建设，可以归为美国国家绩效评估委员提出指标体系中的投入指标和能量指标，比较片面，无法反应实验室检验能力的利用情况，不利于发挥实验室及检验人员的积极性。应将实验室承担的职责按国家食品安全监测计划任务，社会委托检验和科研项目进行归纳分类管理。制定不同的评价指标，提高对实验室产出效果的评价。在实验室管理中推行成本核算，从根本上提高实验室在管理和控制成本等方面的能动性和积极性。

疾病预防控制中心卫生检验实验室为国家建立的提供公共卫生技术服务公益机构，提供公共服务产品为其根本职责，现有的对检验人员的考核还只体现在与其他部门人员同时进行的年度考核，考核没有反映出不同岗位的工作特性，无法反映个人的工作业绩，对晋升，工资分配影响很小。应根据实验室检验岗位和辅助岗位的不同工作特点，科学界定岗位，制定岗位标准，以工作完成数量为考评依据，真正将员工奖励和业绩统一起来。

考评不仅关注工作数量，同时也要考察质量。从检验工作来说，检测数据的准确性是关乎工作质量的最关键因素。对工作质量的考评可以运用各种质量控制手段，如参加外部实验室比对，留样再检等。应注重加强对顾客满意度的评估，顾客指检验工作直接涉及的机构和个体，满意度评估应包括顾客对检验服务质量的评价。所有评估指标应可测量，有可比性，政府就可以以绩效评估的结果作为财政拨款以及相关投入的依据，以此为契机，强化卫生行政主管部门和社会对疾病控制机构运作情况、工作成效及效率的监督和管理，促进其自身健康发展。

应建立自我评估与民间机构评估内外相结合的评估体系。虽然疾病预防控制中心能够全面了解自己的工作，能掌握第一手的资料，有利于评估活动的开展，但是自我评估很难得到一个公正客观的结果，因为在自我评估过程中，往往夸大成绩，掩盖错误，使评估具有较强的主观性，评估结果很片面。而且评估活动有一定的专业性，需要掌握相关的理论知识，熟悉和掌握一定的评估方法和技术，疾病预防控制中心在对自身做评估时，往往缺乏这方面的系统培训。对于民间机构来说，他们有完备的专业评估知识和技术，评估往往可以不带偏见地进行，更客观，缺点是要获得疾病预防控制中心的全面信息比较困难，且评估结果缺乏权威性，结论不易被重视。所以，将内外部评估结合起来，优势互补，才能提高评估的准确性和公正性。

四、继续提高检验能力

检验能力是实验室开展一切工作的基础，我国疾控系统食品检验实验室检验能力还与国家规定的标准有一定的差距，特别是基层疾控能力建设还很不足。在对仪器设备增大投入的同时也需要加强检验人员素质的提高。《省、地、县级疾病预防控制中心实验室建设指导意见》为实验室的建设提供了科学标准，各地仍需保证稳定的投入达到文件中对仪器配置和检验能力所规定的要求。

第七章 中国检验检疫制度
与功能的完善

第一节 检验检疫制度的理论分析

一、检验检疫的制度经济学分析

（一）检验检疫制度对市场外部性的校正功能

在国际贸易中，单纯的市场交换可能会产生外部负效应，导致市场失灵。如在进口商品时，动植物疫病可能传入进口国，危及进口国的农业、林业或畜牧业，有的产品可能对环境造成破坏，还有的产品甚至危害人的生命健康安全，产生严重的经济效用负外部性。同时，生产者与消费者往往存在产品信息的不对称问题，由于产品信息不完全，消费者难以确定产品的质量，产品是否安全、卫生及环保，一方面使消费者为获取信息增加支出，进而影响到消费总支出；另一方面，由于消费者信息不完全，对于商品的质量、安全、卫生和环保问题无法鉴别，使生产企业缺乏生产高品质，且安全、卫生、环保有保证的产品的内在动力，最终导致市场出现低劣产品的均衡结果。因此，从公共管理的角度，出于对国内某些产业的保护，政府决策者通过优化检验检疫制度安排，及时灵活地构建技术性贸易壁垒，以保护国内经济、国际贸易发展的需要。由于这些负外部性的产生与产品的质量、安全、环保性能等有关，最优政策决策者通过检验检疫制度安排来纠正这种负外部性。这些制度包括：确立专业化的政府机构对进出口贸易实施以质量技术为主要内容的监督管理职能，健全检验检疫法律法规体系，各种技术法规、标准，以及合格评定、认证认可和具体的检验检疫工作等程序性规定，保证产品的质量、安全、卫生、环保符合要求，使消费者及时获得产品信息。

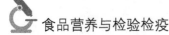

（二）检验检疫与技术性贸易壁垒关系

技术性贸易壁垒的形成与检验检疫技术的支持密不可分，从图7-1模型中我们可以看出，检验检疫制度与技术性贸易壁垒的关系。检验检疫制度是制定技术性贸易壁垒的理论与实践的基础，技术性贸易壁垒是检验检疫制度在进出口商品检验检疫标准上的表现形式。利益集团技术性贸易壁垒政策的需求，不论其动机如何，即使是出于纯粹的贸易保护目的，采取技术性贸易壁垒都必须要有检验检疫技术上的依据，也就是说必须要有技术上的合理性，必须符合WTO技术性贸易壁垒协定的规定，才能产生政治上的影响，进而影响政府技术性贸易壁垒政策。作为政策制定者来说，在优化检验检疫制度安排，供给技术性贸易壁垒政策时，更离不开检验检疫技术的支持。

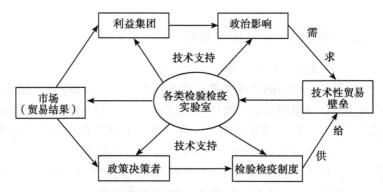

图7-1　技术性贸易壁垒的形成机制与运作的政治经济模型

（三）检验检疫制度可能导致市场失灵

检验检疫制度在维护市场公平竞争、进出口商品安全，保护消费者健康、福利等方面都发挥着重要作用，使国内外市场处于良性发展状态。但当检验检疫标准成为限制商品正常流通的手段时，检验检疫标准就形成了技术性贸易壁垒，这种标准下的检验检疫制度就会导致市场失灵，限制范围越广、程度越深，市场失灵就越严重。

（四）技术性贸易壁垒产生机制分析

技术性贸易壁垒是贸易保护手段中一种特殊形式，它的产生与贸易保护政策有着不可分割的联系；另外，技术性贸易壁垒又是贸易保护主义的新发展，是贸易保护政策、技术性贸易壁垒与政治制度三者共同作用的结果。一国贸易政策的制定过程实质上是一个公共选择的过程，但特定的贸易政策不可能公平的满足和实现所有需求者的利益。最后的政策选择能够在多大程度上满足和实现每个利益集团的利益，这要看它们在与政策的供给方（政府）的谈判中究竟有多大可支配的力量。

西方经济学认为，一项政策应该体现多数人的利益。就公平和效率而言，实行自由贸易政策能够提高资源配置效率，提高本国福利，进而使多数人受益，因此自由贸易政策符合公众利益。但是，问题是虽然公众人数众多，但其利益分散，信息又不对称，公众很难察觉到贸易保护政策究竟给自己造成了多少福利损失，进而导致"搭便车"现象，最终使得他们很难有效地组织起来对政府施加压力，以维护自身的利益。另外，虽然受到保护的利益集团的人数很少，但是他们的利益集中，所以他们易于结成压力集团，其游说活动对政府决策产生较大影响。从政府利益的角度来说，尽管实行贸易保护主义损害了多数人的利益，但是当多数人的利益无法形成一种力量对其决策产生影响，而且政府强化实施的利益集团的利益反而能够赢得更多的选票时，按照"理性人"追求自身利益最大化的原则，政府会实行贸易保护政策，保护少数人的利益。

可见，西方发达国家的政治制度激发了政府实施贸易保护政策的意愿，一些发达国家对其农业所实施的高保护政策便是反映上述情况的例证。比如，美国农民人口占不到5%，但他们农民协会有很强的集体谈判力量，每次美国形成的农产品贸易保护措施，都是他们谈判的结果。发达国家农民的人数一般在其总人口中所占的比例较小，但其组织性通常都很强，竞选者为了获得农民的"选票"，就会对对农业实施保护政策。

随着各国关税水平的进一步降低，传统的非关税壁垒措施被消除或受到限制，而设置技术壁垒又符合WTO规则（只要设置方有"合理性"理由），因此，技术性贸易壁垒自然成为贸易保护主义最好的庇护所。而且，与其他贸易保护手段相比，技术性贸易壁垒更具有隐蔽性的优点。从政府的角度来看，由于设置技术性贸易壁垒是合法的，因此不必担心其他国家的反对；对其国内而言，设置技术性贸易壁垒既给公众留下了"维护消费者的安全和健康，保护环境"等好感，又满足了这些压力集体利益，自然也就为政府赢得了尽可能多的选票。这样，便有了本国与别国、公众、压力利益集团、政府多个博弈方之间追求利益博弈的均衡解——设置技术性贸易壁垒。

（五）科学检验和政策检验

TBT、SPS协议从科学和贸易政策影响两方面对检验检疫作了详细地规

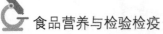

定，可以作为区分检验检疫措施是否合理的分析模式。

1. 科学检验检疫制度具有经济性

科学检验 SPS 协议要求成员方从检验检疫措施应以国际标准、指南或建议为基础，但是协议并不否认一国选择它认为适当的保护水平的权利，它允许成员方采纳比现有的国际标准更高的保护水平的检验检疫措施，但必须以风险评估为决策依据。与风险评估有关的两方面内容是风险管理与风险沟通。根据食品法典委员会的定义，风险管理是指根据风险评估结果对各种不同的政策选择进行评价与必要的控制的过程，这在 SPS 协议第 3、5 和 6 条中也有所体现。而风险沟通则包括贸易伙伴之间的风险信息沟通即对其他国家通报透明度要求，以及要求成员方交换有关信息并在国际论坛上沟通。因此，建立在科学理论基础上的检验检疫制度，是合理保护一个国家国内经济安全、保护其国际贸易健康发展，保护各国消费者权益、扩大其福利水平的有效手段。

2. 政策性检验检疫制度可能导致经济性的丧失

政策检验 SPS 协议规定的最小贸易限制原则，要求成员方在科学风险评估的基础上，使用检验检疫措施应以其不必达到适当检验检疫保护水平所要求的更高贸易限制。当不符合政策检验时产生的歧视性壁垒得到强制执行时，就会使出口国贸易恶化，也使本国福利水平下降，导致双方国家的经济性不同程度的丧失。

3. 判定是否符合科学、政策检验的一般原则

第一，如果某项技术性壁垒是纯粹成本增加型的，如并不针对如何市场失灵的技术标准与法规以及重复测试、检验与认证等，那么可以认为该技术性贸易壁垒是不合理的。第二，如果某项技术法规或标准在类似的国内产品和进口产品之间适用的程度或方式有差别，那么这种差别的程度被认为是不合理的；对某一防止病虫害的卫生检疫措施，如果这种差别不是以风险评估为基础，那么就是不合理的。第三，如果某项技术性壁垒的水平高于实现一定政策目标的需要，则认为它有不合理的贸易限制的意图，它降低外国企业的利益，为本国企业创造"租"，这一原则的关键在于如何判断它的水平高于实现一定政策目标的需要，对其判断的依据之一是，它是否超过当所有企业都是本国企业时政府所选择的政策水平，另一种方法是，它是否是最小贸易限制的措施。第四，如果某项壁垒所要求的保护水平超过以风险评估为基础决定适当的保护水平，表现出过度的谨慎，那么就是不合理的。

4. 检验检疫制度的合规性

国际上制定的各种检验检疫协议，以规范各国的检验检疫行为，以合法与否来评价其检验检疫行为，防止一些国家滥用检验检疫制度实施贸易限制，产生经济效益流失的后果。检验检疫制度的科学性与制度性，从实践上看可能体现为检验检疫制度的合规性。根据上述分析，对检验检疫措施进行科学和政策检验的框架可用图7-2表示。在理论上区分一项检验检疫措施可用按照从科学到政策检验的顺序进行，主要涉及两个层面的三个问题。第一，该检验检疫措施是否根据国际标准；第二，该措施是否以风险评估为依据；第三，该措施是否是最小贸易限制。在分析中必须遵循从科学层面到政策层面的次序，因为科学层面的风险评估通过风险管理沟通对有关政策选择产生一定影响，甚至起到决定性作用。但是，关于一项检验检疫措施构成不合理的技术性贸易壁垒的争端却可能在任一层面发生，这就要求必须对科学和政策层面进行全面分析。

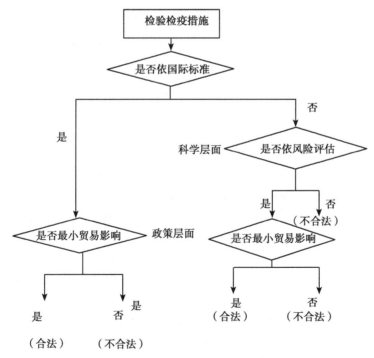

图7-2　对检验检疫措施进行科学和政策检验的框架

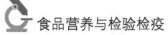

图 7-2 分析框架中，科学层面检验主要体现为某检验检疫措施是否以目前可得的科学知识为基础，比较和评价的客观基础是 CODEX、OIE（国际兽疫局）和 IPPC（国际植物保护公约）秘书处等国际组织制定与发布的有关食品安全与检验检疫方面的国际标准。根据 SPS 协议第 3.1 条，符合国际标准、指南或建议的检验检疫措施被认为是保护人类与动植物的生命与健康所必需的措施。如果所采取的检验检疫措施与国际标准不一致，则需要判断它是否以风险评估为依据。而政策层面分析则根据一项检验检疫措施的贸易影响来判断该措施是否合法。根据协议规定，政府在制定检验检疫措施时应选择对实现一定保护水平贸易影响小的检验检疫措施。一旦一国界定自己认为适当的保护水平，经常有许多不同的措施可用来实现这一保护，例如检验检疫、处理或强化检验。如果这些措施在技术和经济上可行的话，协议要求成员方在不同措施中选择时应使用那些不比实现保护目标所要求更高的贸易限制措施。

二、检验检疫制度的数量与成本效应分析

无论是旧的检验检疫标准，还是欧盟新的指令、日本的即将强制实施的肯定列表制度，都无疑会体现在检验检疫壁垒的实际效应上来，均对我国出口企业的产生一定的影响，以下仅从成本、数量效应经济学角度及其产生的机制进行分析。

（一）检验检疫壁垒的数量效应分析

当一项新的检验检疫壁垒出现时，出口方必然努力设法跨越该壁垒以便进入进口国市场，努力的方向就是按照进口国的技术性要求，改进产品质量，提高技术水平或者改进产品包装，使之符合规定。而产品的改进往往需要引进先进技术、设备，或者进行研发，从而增加进口产品的成本负担，进而削弱出口产品的成本优势。此外，由于进口产品在进入市场前还必须经过一定的合格评定程序，又要支付检验检疫费用及其他费用，进一步增加了出口产品的成本，导致其价格提高，竞争力下降，使得出口国的贸易条件恶化，贸易收益下降，福利水平下降。

当出口国产品不符合进口国设置的技术性要求时，该产品就几乎进入不了其国内市场，而发展中国家由于经济、技术发展水平较低，经常受到不合理检验检疫壁垒的限制，因此对其国际贸易的影响就是强制地改变了正常的贸易流向和规模，抑制出口国贸易的增长。

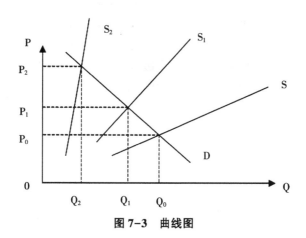

图7-3　曲线图

图7-3中S线代表出口受限国某种产品的国际市供给曲线，D线表示设限国对受限产品的需求曲线。设在技术性壁垒实施前，国际市场上该产品的出口量和进口量均衡数量为Q_0，此时均衡价格P_0。现在设限国对受限国的该出口产品实施技术性壁垒。由于发展中国家受到生产技术、原材料、管理等因素的制约，使得其生产成本提高，供给弹性变小，供给曲线内移动到S_1，均衡价格上升到P_1，而贸易流量下降为Q_1，由于出口方众多企业无法在较短时期内达到设限国提出的技术标准，供给曲线也可能是S_2，供给弹性极小，国际市场价格进一步上升到P_2，贸易流量则降到Q_2。

（二）检验检疫壁垒的成本效应分析

价格抑制效应设立技术性贸易壁垒后，商品进入进口国市场前需通过相关的技术标准或法规的审查或认证，支付相应的检验检疫、认证及其他派生的费用，导致进口商品的成本提高，降低了商品在进口设限国市场上价格竞争力，使出口国厂商的利润下降甚至亏损。图7-4中P表示商品的价格或成本，Q表示某出口企业生产的产品数量，AC表示该产品的单位平均成本。由于一般情况下生产过程存在规模经济，凸向原点并严格递减，即产量越大单位产品的成本越低。假设该产品的国际市场价格是P_0，则在没有技术壁垒的情况下，出口企业产品为Q，出口到国际市场上的单位产品利润为W，如图7-4所示。当进口国的标准、技术法规等与该产品的生产国不一致，出口企业在调整生产过程或付出额外的费用以使其越过壁垒，这个额外的代价记为△AC，△AC的存在使得该产品的单位平均成本曲线的位置上移动，如图 7-5 所示。这样，在出口企业产品仍为 Q_1 的情况下，该产品在设限进口国的售价至少需要从 Po 提高到 P_1 才不至于亏损。而价格的提高，无疑将降低该出口产品相当于进口国同类产品的竞争力。此时出口企业突破该壁垒的一个有效办法就是充分利用规模经济效应，将生产规模推进到 Q_2 尽可能降低单位成本。

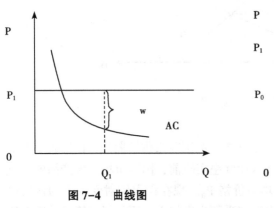

图 7-4　曲线图

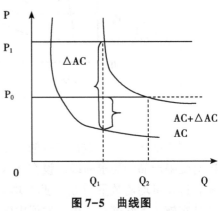

图 7-5　曲线图

　　上述分析是从静态角度来探讨技术性检验检疫壁垒对出口国贸易的抑制效应。技术性检验检疫壁垒是随着技术进步发展而不断进行调整的，所以还需要从动态的角度分析。当出口国的技术突破了原有的壁垒时，进口国又提出了更高水平的技术标准，对产品产生了数量抑制，出口国依据新的技术标准和法规改进产品质量、提高技术后，新的技术不断涌现，技术性检验检疫壁垒便实现了价格抑制。如图 7-6 示，纵轴表示检验技术标准，横轴 X 表示商品的出口量，当技术标准为 T_0 时，只有达到或优于该项标准的商品 X 方可允许进入进口国市场，对应的商品 X 的出口量为 Q_2 时，当进口国逐步把检验标准提高到 T_1 或 T_2 时，出口量随之减少为 Q_1 和 Q_2，在图 7-7 中，出口方提高了技术水平，面对进口国更高的技术标准 T_1 或 T_2 时，商品 X 的出口量明显地提高了很多，表明有更多 X 的商品能顺利进入进口国市场。从上述分析看到，发展中国家提高技术水平是突破检验检疫性壁垒的关键。

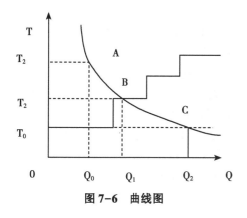

图7-6 曲线图

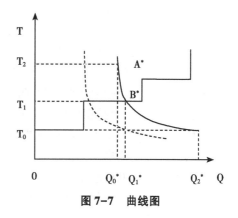

图7-7 曲线图

第二节 检验检疫制度的国际比较

一、国际上的检验检疫机构类型

国际上的检验检疫机构有各种类型，名称也多种多样，大致可分为国家设立的官方机构、半官方机构和非官方民间的检验机构。

官方的检验检疫机构由国家或地方政府设置，根据国家颁布的有关法令，对特定的进出口商品特别是有关卫生、安全、检验检疫、环境保护、劳动保护等方面的商品，执行强制性检验检疫和监督管理。

半官方的检验机构，即经国家政府部门授权代表政府行使对某项或某一方面的检验管理工作的非官办的民间检验机构。它们通常在某一方面有一定的权威和信誉。例如美国的保险人实验室（UL）、日本的海事检定协会（NKKK）、瑞典的国家认可实验室等。

非官方检验检疫机构，即第三方独立检验检疫机构，大都是经政府注册登记，由具备专业检验鉴定技术业务能力和国际法律知识的社团法人或私人办理的，通常称检验公司、公证行、鉴定公司等，可以承担部分的法定检验任务。如瑞士通用公证行（SGS）、英国英之杰检验集团（IITSS）、美国安全实验所（UL）、国际羊毛局（IWS）等。国外的民间检验机构，有些有了一定权威，由国家政府授权代表政府行使某项商品或某一方面的检验管理工作，可以承担

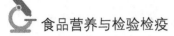

部分的法定检验任务。

这几种不同类型的检验检疫机构所从事的业务各不相同，如前所述，有单一商品或单项的检验检疫、鉴定机构；有综合性的检验检疫机构，有的从只在国内开展检验检疫鉴定业务；有的机构已经发展到跨国设立分支机构。检验检疫机构是国家行使国家权利，维护国家和有关部门各方利益的手段。根据国际惯例和 WTO 的国民待遇原则和非歧视原则，目前国际上通行的做法是按照商品的种类分给不同负责部门分别进行检验检疫，而不是按商品是本国的还是进出口的分别检验检疫。为使有关进出口商品检验检疫法规顺利实施，发达国家都特别重视非官方检验检疫机构的发展。例如，日本政府对社会检验检疫力量十分重视，日本国内的一些民间检验机构由政府主管当局根据《出口检验法》的规定批准营业，代表政府对出口商品进行检验，承担着"法定检验"的任务。为保证检验工作的公正准确，这些民间机构在政府的严格控制下进行工作，日本政府对有关民间检验机构的检验技术水平、检验设备手段、检验范围和能力以及组织结果进行考核认证、不定期审查，发现不合格的依法可撤销授权。日本政府委托官方和民间检验机构对指导的出口商品进行检验。

二、检验检疫制度的国际比较

(一) 美国检验检疫制度

1. 检验检疫机构设置

美国官方检验检疫机构实行专业化分工，检验检疫分别由 14 个部、委、局的有关主管部门负责。卫生和人力服务部中的食品和药品管理局（FDA）主管食品药品（包括兽药）、医疗器械、陶瓷餐具、化妆品以及电子产品的监督检验；产品在试用或消费过程中产生的离子、非离子辐射影响人力健康和安全项目的测试、检验和出证。根据规定，上述产品必须经过检验致命安全后，才可以在市场销售，FDA 有权对生产厂家进行视察，对违法者提出起诉。农业农村部主管下属的动植物检疫局主管动植物检疫，食品安全检验局（FSIS）主管牲畜禽类卫生检验和出证；农业销售司（AMS/USDA）主管日常生活品原材料及其制成品的质量分级检验和出证；联合谷物检验局（FGIS）主管谷物类的质量、重量检验和出证。其他还有商务部、消费品安全委员会（CPSC）、环境保护署（EPA）、核管理委员会（NRC）、运输部、联邦通讯委员会（FCC）、房屋和城市发展部（DHUD），劳动部、内务部、财政部、国防部、部务管理局等也都分工明确，各司其职，其检验检疫工作、职责几乎包含了美国所有的进出口商品，覆盖面非常广泛，使法定检验检疫商品"应检必检"、没有漏检、重检现象，既保证了美国检验检疫的工作职能的实际履行，又提高了工作效率。

美国的非官方检验机构，如美国材料与试验学会（ASTM），从事的业务非常广泛，涉及冶金、机械、化工、纺织、建筑、交通、动力等领域所产生或所使用的原材料及半成品。所制定的标准范围广、影响大、数量多，其中大部分被美国国家标准学会（ANSI）直接纳入国家标准。美国的一些专业学会、如钢铁、纺织、机械工程等，都与ASTM有合作关系。ASTM在国际上也很有影响，它所制定的标准被国际上很多贸易双方采用为供货合同的品质条款，我国进口的原材料检验也常用ASTM标准。ASTM制定的分析、测试方法，被世界各国很多实验室用来作为方法标准。再如美国安全试验所（UL），它是美国最有权威的、也是世界上最大的对各类电器产品进行检验、测试和鉴定检验机构，主要研究与生命、财产安全有关的各种材料、器械、产品、设备、结构与系统，制定标准，分类和规格。它同制造商，政府部门等订立合同，对他们的器材、设备、材料等进行检验、分类、试验和视察，以便确定对生命财产是否存在危险，并根据视察结果给予标志或标签，并公布于各保险公司、政府机构或其他组织。因此，美国许多州的法律明文规定，没有UL标志的家电产品不准在市场上销售。

2. 标准制定及立法

美国政府严格立法，各项检验检疫有章可循。具体是将产品和服务项目检验、出证的法律、条例和规定均载入《联邦法规汇编》（CFR），每年修订补充，重新出版供政府主管部门依照执行。CFR由政府书店统一经销。每一主管机关实施的法律、条例和规定都有一个特定的卷号，查阅极为方便。对检验检疫采取分类管理，强制性检验与监督检验相结合。

美国联邦法规规定，政府主管检验、出证的产品有200多种，实施检验出证的项目，概括起来分为三大类，第一类，完全实施强制性检验（即法定检验）。如对食品、药品、医疗器械、电视机和路灯辐射，陶瓷餐具和茶具的铅、镉限量，民用飞机和航空器材、船用设备的安全性和可靠性，危险品包装检验等，都实施强制性检验。第二类，部分实施强制性检验。为避免每次采购都进行重复的检验或试验，政府允许经销商或生产厂可以不持有政府签发的检验证书在市场上公开销售其产品，但是，如果这类产品系政府部门采购或与政府提供资金担保采购的，仍须实施强制性检验。如美国国防部主管的《合格

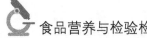

产品目录》列明的产品即属此类。第三类，基本为非强制性检验。这类产品由政府主管机关制订统一分级标准，在政府实验室或其认可实验室内，由政府检验人员或经其培训发给执照的检验人员进行产品测试、检验及办理生产厂（场）的设计审核、批准及/或注册。允许生产厂或经销商参与部分检验、出证工作，但必须接受政府主管机关检验人员的监督。

美国通过检验检疫制度设置的技术性贸易壁垒针对许多进口商品制定条例。例如，关于药品方面，FDA 制定了相应的法规，该法规对各种药物的认证、包装、标识及检测试验的方法等都逐一进行了规定，就连非处方销售的药品和器械上的警告词句都作了具体规定。与 FDA 有关的法律包括《食品、药品、化妆品法》《公共卫生服务法》《公平包装和标签法》《婴儿药法》《茶叶进口法》《婴儿食品法》等。ISO 9000 系列标准在美国被等效采纳，美国标准学会（ANSI）开展对第三方认证体系的认可、质量认证机构的注册认可和实验室的认可。外国进口商向美国市场销售某些产品时须向某些认证机构申请认证，其中，保险商实验室联合公司（UL）、美国石油学（API）是著名的认证机构。

美国还利用推行国内生产加工方法及其他标准设置技术壁垒。例如，美国为保护国内的汽车工业，在《空气净化法》和《防污染法》中明确规定，所有进口汽车都必须安装防污装置，并制定了十分苛刻的技术标准，从而使得排气量过大的汽车等将被挡在美国市场之外。美国目前有 55 种认证体系，如产品安全认证体系 UL、军用 MIL、电磁兼容、FCC 等具有较大影响的认证体系。尽管质量认证的管理体制是自由分散的体制，政府部门、地方政府机构、民间组织都可开展质量认证工作，没有统一的国家质量认证管理机构，但对于美国进口的商品，美国利用安全、卫生检疫及各种包装、标签规定会进行严格的检查。美国为了对商品的安全性能进行认证，设立了代号为 UL 的"保险商实验室"，外国商品必须通过 UL 认证后才能顺利地进入美国市场，事实上很多发展中国家的商品很难达到 UL 标准水平。

3. 风险预警和快速反应机制

快速反应机制以服装快速反应机制为代表，为应对北美区域纺织品及服装商的激烈竞争而建立。通过实现商品条形码化，利用电子数据传输等手段，把生产商和销售商联合在一起，实现自动补货。鼓励企业兼并，形成巨大的销售网络；由跨国界的众多销售商、生产商、供应商、设计商等组成快速反应网络。注重标准化在快速反应中的运用。在注重机制中，标准化是通用语言，通过标准化实现设计、生产、运输、销售全过程的控制和快速反应，保护本国企业的利益。经多年努力，该机制已经取得实质性进展，并已经得到有效应用。

（二）欧盟检验检疫制度

1. 检验检疫机构设置

欧盟的官方检验机构，其组织形式与美国类似，也是按商品类别，由政府各部门分管，按有关法律授权或政府认可实施检验和监督管理。如德国技术检验代理机构网（TUV）获得官方承认并主管市场的商品质量；英国标准协会（BSI）负责制订标准和实施检验、认证等工作；荷兰卫生部主管药品和食品，经济部主管电器和计量器具，农渔部主管水产品和农产品，环保部主管建材、化工品和危险品，运输部主管车辆和飞机，社会安全部主管核能的检验和监督管理。各部下设相应的检验机构，如卫生部下设食品检验局，肉品检验局；农渔部下设农产品检验局等。

欧盟为监控所有的技术法规而建立了一个官方/私人机构联合体系。官方机构负责制定法规，并按产品类别定义其标准及样品审查制度。私人或半官方机构负责制订强制性及非强制性标准，并执行大部分测试、检验、管理任务。法定范围的活动主要有测试、检验及认证、认可。

在技术协调和标准制订方面有两种方法：第一是制订某类产品所有的有关规定，即"完全强制协调"，该方法主要涉及与安全、健康有关的产品，如药品、食品及车辆。第二是仅仅制订某类产品的关于安全、健康项目的基本要求，然后由欧洲三个标准制订机构（欧洲标准化协会 CEN、欧洲电工标准化委员会 CENELEC、欧洲通讯标准化委员会 ETSI）制订自愿性技术规范，再将此技术规范定为欧洲标准或协调文件。

2. 标准制定及立法

欧盟各成员体都有自己的制订标准机构，如法国的 AFNOR，德国的 DIN，意大利的 UNI，西班牙的 AENOR，英国的 BSI 等。这些机构同时也参与上述欧洲三个标准化机构工作。欧盟各成员体约定，新制订的国家标准在生效前应通知欧盟主管标准管理的单位。认可检验认证机构。欧盟在测试及认证领域的权威组织是 CEOC。这个组织属于非营利性组织，服务项目涵盖许多设备的检测和认证。

ISO 9000 系列标准制订以后，欧盟国将其纳为欧洲标准 EN29000 并以此为依据，指定各国上述认证机构对厂家进行质量体系认证，以保证产品质量。同时也办理其他检验鉴定业务，如对工厂、铁路、电信网络的设计及建设的技

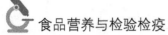

术管制辅导，二手设备的品质检验，对环境、安全、卫生的评估，对遭受损害的货物、建筑物进行损害调查以及应雇主对员工赔偿请求进行评估。欧盟由于普遍经济、技术实力较高，因而技术标准水平较高，法规较严，尤其是对产品的环境标准要求，让一般发展中国家的产品望尘莫及。

3. 风险预警和快速反应机制

以欧盟食品安全预警机制为代表。由欧委会健康与消费者保护总司负责，以欧洲理事会指令为法律基础，通过对各种食品生辰纲实行全过程监控，及时发现各环节出现的问题，采取通报、警告、退货、注册、封关、禁售等应对措施，并在欧盟内部建立起自动报警制度。即任一欧盟成员体，发现某一款食品不符合欧盟标准时，应立即通知欧盟委员会和其他成员体，以便各成员体采取相应的、一致的应对措施。通过共同行动，维护统一生产的安全。

（三）日本的检验检疫制度

1. 检验检疫机构设置

根据日本国家行政体制，政府各个部门在自己分工权限范围内，对有关进出口商品检验工作实行分工管理。通商产业省（分管全国所有工业生产和商业、外贸等事务）负责进出口工业品的检验管理；农林水产省（分管全国农林牧渔和商品等的生产）负责全国进出口农林水产品和食品的检验检疫管理；厚生省（分管全国医疗卫生事务）负责进出口食品、医药品等卫生方面的检验和管理；运输省（负责海、陆、空客货运输事务）负责进出口商品运载计量和安全方面的检验管理。

日本的非官方检验机构在日本的检验检疫工作中起着非常重要的作用，日本的进出口商品检验检疫工作大部分由民间的检验检疫机构，即非官方检验机构承担，主要如下。

（1）日本海外货物检查株式会社（OMIC）。日本海外货物检查株式会社成立于1954年，是经日本运输省、农林省、厚生省注册登记认可的第三方股份有限检验公司。OMIC与世界上多个国家的检验机构或贸易企业签署业务合作协议，是一家检验技术和设备比较完善、活动力强的国际性检验公司。其主要业务是工业品检验、化肥、化学品、医药品检验，矿产品检验和农作物土特产品检验；此外，还接受日本政府指定的国外检验业务，OMIC根据日本政府制定的出口商品检查方法，可以对出口工业品，包括机械产品、家用电器、车辆船舶、成套设备、压力容器等进行检验，以保证日本出口产品在国际市场的形象和竞争力。

（2）新日本检定协会（SK）。新日本检定协会是日本的一个财团法人检验协会，为财团的经济利益服务。其主要业务是实施检定、一般检验、集装箱检查、理化分析和一般货物检查等。

（3）日本还是检定协会（NKKK）。日本还是检定协会是一个社团法人检验协会，主要是为社会公共利益服务。可以办理与进出口贸易及其海运有关的商品品质检验、数量、质量、保证、残损检验；货载衡量衡重、积载鉴定、集装箱检验等，并接受从厂家到装船或卸货到用户之间的连续检验。

（4）日本油料检定协会。负责度日本地点国内和进口的油脂原料及其制品和副产品、在国内交接和进口时进行品质检验，重量鉴定并签发证书。其油脂鉴定业务受农林水产省食品流通局和运输省港湾局的双重指导监督；我国出口到日本的植物油就由该会下属的检验机构检验。

2. 标准制定及立法

日本有名目繁多的技术法规和标准，其中，只有极少数是与国际标准一致的。当外国产品进入日本市场时，不仅要求符合国际标准，还要求与日本的标准相吻合。例如，化妆品要与日本的化妆品成分标准（TSCL）、添加剂标准（TSFA）、药理标准（JP）的要求一致，只要有其中一项指标不合格，日方就能够以质量不达标为由拒之于门外；日本工业标准调查会（JISC）是日本国际标准化工作的主管机构。日本的技术标准、法规及合格评定程序，一方面促进了企业提高产品质量，保护了消费者的利益，另一方面阻止了外国商品的进口。日本依据《食品卫生法》《药品法》《蚕丝法》《消费生活用品安全法》《电器使用与材料控制法》等法规以及检验检疫要求、自动标准等对进口商品进行严格管制。《药品法》《化妆品法》要求药品、化妆品必须在日本政府指定的实验室进行试验；包装物禁止使用干草和秸秆，药品、化妆品应有许可证和标签的规定。

日本对很多商品的技术标准要求是强制性的，并且通常要求在合同中体现，还要求附在信用证上，进口货物入境时要由日本官员检验是否符合各种技术性标准。进入日本市场的商品，其规格选择尤为严格。一是强制式规格。这主要指商品在品质、形状、尺寸和检验方法上均须满足其特定的标准，否则就不能在日本制造与销售（如医药、化妆品、食品添加剂、电器和计算仪器等）；二是任意式规格。这类商品主要是每年在日本市场消费者心目中自然形成的产品，此规格又分为国家规格、团体规格、任意质量标志三种。其中，JIS 规格（工业品）、JAC 规格（农产品），G 标志、SG 标志和 ST 标志等均为日本消费者所熟知，如果不能满足这些标准的要求，基本上不可能进入日本市场。日本不仅通过标准，而且通过认证制度和产品的合格检验等对进口商品设置重重障碍。

日本质量认证管理体制是由政府部门管理质量认证工作，各部门分别对其管辖的某些产品实行质量认证制度，并使用各自设计和发布的认证标志。日本通产省管理认证产品占全国认证产品总数的 90% 左右，其包括强制性和自愿性两类产品认证制度。强制性认证制度是以法律的形式颁布执行，其认证产品主要有消费品、电器产品、液化石油器具和煤气用具等。自愿认证制度使用 JIS 标志，有两种标志图案。一种是用于产品的 JIS 标志，表示该产品符合日本有关的产品标准。另一种是用于加工技术的 JIS 标志，表示该产品所用的加工方法符合日本工业标准的要求。关于产品检验方面，日本规定对不同时间进口的同种商品，每一次都要有一个检验过程。而对本国同类商品，只需一次性对生产厂家作检验就可以了，这是明显的歧视性待遇。

3. 风险预警和快速反应机制

日本官方资助的"日本贸易振兴会"不仅代表日本国家承担咨询点任务，而且还向海外派出大量人员广泛收集进口国贸易壁垒信息，经研究后及时向日本出口企业或所在国企业提供这方面的有效咨询服务。

此外，目前世界上有许多国家、地区为鼓励本国、地区企业扩大出口或保护本国、地区安全和消费者利益，致力于建立以监控技术性检验检疫壁垒为主的执法政府或民间机构的贸易预警或快速反应机制。以巴西的卫生突发事件快速反应反馈预警应变系统为例，通过该系统，使巴西全国的科学家、卫生职业人员和科研机构之间建立信息交换和合作网络，当发生重要的卫生警示或异常事件时，各方可通过网络及时交流信息、发表意见、提出建议，以达到预警应变的目的。该系统包括了对食品、化妆品、烟草、药品、血液制品等多类产品的市场、机场、边境、技术监督等多个领域的卫生警示。再如澳大利亚，在 20 世纪 90 年代中期由政府投资建立了由信息收集、研究、传递和应用四个结构要素组成的预警机制。

三、我国检验检疫制度现状及存在的问题

（一）我国检验检疫制度现状

1. 检验检疫机构设置

我国的检验检疫机构分为官方检验检疫机构和独立检验检疫机构。官方检

验检疫机构主要是国家质检总局及各地出入境检验检疫机构，还包括药品检验机构、船舶检验局。独立检验检疫机构主要负责公证鉴定业务，主要包括香港特别行政区的商品检验机构、中国商品检验公司。外国检验机构经批准也可在我国设立分支机构，在一定范围内接受进出口商品检验和鉴定业务。我国负责商品检验检疫的是国家质检总局及其下属的各级分支机构，其中，国内商品的检验检疫主要由原技术监督部门负责，进出口商品的检验检疫由原检验检疫局负责。将来的发展趋势是内、外贸合一，逐渐向国际的通行做法过渡。

我国大陆的检验检疫机构及其职能具体可分为以下四类。

（1）国家商品检验检疫部门、商检机构及其在各地设立的分支机构。2001年4月16日，我国根据国际贸易的发展和我国国内的经济状况，合并了国家质量技术监督局和国家出入境检验检疫局，成立了国家质量监督检验检疫总局，但现行通关模式不变，检验检疫职能不变，垂直管理体制模式不变。

我国的国家质检总局，是主管全国进出口商品检验检疫工作的职能部门。它不同于国际上有些国家的官方检验检疫机构，也不同于国外的民间检验检疫机构，而是国家统一设置的综合性检验检疫鉴定机关。归中央建制，实行垂直领导的管理体制，是国务院主管全国质量、计量、出入境商品检验、出入境卫生检疫、出入境动植物检疫和认证认可、标准化等工作，并行使行政执法职能的直属机构。其主要职责是包括组织起草、研究有关进出口商品检验方面的法律、法规草案；贯彻执行国家有关方针、政策和法规，统一组织管理全国进出口商品检验检疫、监督管理；指导和组织实施检验检疫工作方针、政策和法规以及工作规划、调整并公布《商检机构实施检验检疫的进出口商品种类表》、组织实施法定检验及商品免检，组织办理复检，协调和处理进出口商品检验检疫事宜；管理国家实施尽快许可证制度的民用商品的入境验证工作；组织和管理进出口商品检验鉴定业务和外商投资（含中外合资、中外合作的检验鉴定机构）财产的鉴定。国家质检总局还可以给第三方办理各项进出口商品鉴定业务。其对进出口商品实施强制性检验后，对外所签发的一切证书、证明书，是国际贸易中办理进出口商品交换、结算、计费、理算、结汇、通关、计税、索赔、仲裁等的有效凭证。在国际上起到公正作用，维护对外贸易有关各方的合法利益。

目前国家质检总局设多个职能司（局），包括办公厅、法规司、质量管理司、计量司，通关业务司、卫生检疫监管司、动植物检疫监管司、检验监管司，进出口食品安全局、锅炉压力容器安全监察局、产品质量监督司、执法监督司、国际合作司、人事司、计划财务司。其下设直属技术单位有中国国家进出口企业认证机构认可委员会、国际检验标准与技术法规研究中心、中国进出口商品检验总公司、中国进出口商品质量认证中心、中国出入境检验检疫报社、中国进出口商品检验技术研究所、中国进出口商品检验协会、中国检验有限公司（香港）、植物检疫实验室等。

各地方出入境检验检疫机构分为直属局和分支局，国家质检总局在各地共设立594个出入境检验检疫机构，其中直属出入境检验检疫局35个，分支机构282个，办事处277个；各地检验检疫机构是负责所辖区出入境卫生检疫、动植物检疫和进出口商品检验的行政执法单位；实行垂直管理体制，直属局由国家质检总局直接领导，分支局隶属于所在区域的直属局。各地方的分支局的职责是依法履行具体的出入境检验检疫职能，执行直属局赋予的其他任务，并配合有关部门建立新的口岸通关协调机制，切实提高口岸行政执法的整体效能。在口岸通关作业过程中遇到重要问题需要协调时，由海关牵头组织。

（2）专门检验检疫机构。我国《商检法》规定，专门检验检疫机构是指国家法律、行政法规规定，承担一些特定进出口商品或项目的检验检疫管理机构，主要有：进出口的药品和化妆品检验，由卫生部门指定的药品检验部门办理；进口计量器具的检验鉴定，由计量部门办理；进出口锅炉及压力容器的安全监督检验，由锅炉压力容器安全监察机构办理；船舶（包括海上平台）、主要船舶设备及材料、集装箱、船舶规范检验，由船舶检验部门办理；飞机（包括飞机发动机和机载设备）的适航检验由航空部门办理；关于出口食品卫生检验检疫，以及规定由专职检验机构负责的特定项目以外的其他项目，均由检验检疫机构负责。

（3）指定检验检疫机构。指定检验检疫机构是指国家检验检疫部门或机构指定承担部分进出口商品检验检疫任务的机构。指定的检验检疫机构目前有中国进出口商品检验总公司（CCIC）、各地分公司以及其国外的分支机构。

（4）认可的检验检疫机构。国家检验检疫部门根据实际需要，凭申请，经过审查，认为符合条件的专业检验检疫机构、科研单位、大专院校、厂矿企业等检验检疫机构承担指定的进出口商品的检验检疫任务。认可检验检疫机构可以接受对外贸易关系人或外国检验机构的委托，办理进出口商品检验鉴定业务，但不能签发检验证书，其检验结果由检验检疫结果凭单换发检验证书或其他的有关单证。检验检疫机构对认可的检验检疫机构的工作实施监督。

2. 标准的制定及立法

（1）中国国家认证认可监督管理委员会。中国国家认证认可监督管理委员会是国家质检总局管理的事业单位，主要负责管理并组织实施进出口认证认可和进出口安全质量许可以及出入境检验检疫实验室注册认证、进出口食品卫生注册登记，涉外检验检疫、鉴定和认证机构（含中外合资、中外合作机构）技术能力的审核和监督管理，负责进出口食品和化妆品生产、加工单位的卫生注册登记的平时和注册等工作，办理注册通报和向国外推荐事宜。

（2）中国国家标准化管理委员会。中国国家标准化管理委员会是国务院授权的履行行政管理职能，统一管理监督和综合协调全国标准化工作的主管机构。其主要职能是：参与起草、修订与实施国家标准化法律、法规、规章及相关制度等工作，并在国家质检总局统一安排设协调下，做好 WTO 技术性贸易办理协议执行中有关标准的通报和咨询工作。

（3）风险预警和快速反应机制。我国质检总局已于 2001 年 9 月 25 日公布了《出入境检验检疫风险预警及快速反应管理规定》，并于同年 11 月 15 日正式实施，其风险预警作用得到一定的实现，但并没有达到预期的目标，也没有真正给企业带来相应信息、技术上的指导。如在专利预警和企业有效利用专利信息上还存在严重的问题。资料显示，我国科研项目大量重复，重复率达到40%。在科技部 973 计划、863 计划和国家重大专项的研究中，不乏重复研究的问题。这种现象在中药领域更为突出。国家中药新药审评委员会于 1994—2004 年的调查表明，我国关于中药新药的研发 90% 是重复性研究。目前，随着我国对知识产权保护力度的加大，这个结论虽有所改善，但仍然存在较大的问题。

（二）我国检验检疫制度存在的问题

比较上述各发达国家与技术性贸易壁垒有关的检验检疫制度安排及实施情况与我国的检验检疫制度的现状，可以发现我国检验检疫部门在机构设置上，遵循我国检验检疫的历史发展，采用渐进式模式，在改革摸索中，不断调整，体现了我国经济体制改革的整体特点，尤其是 1998 年"三检合一"和 2001 年国家质检总局成立后，我国检验检疫在机构设置上基本适合我国目前的经济贸易发展情况，但还存在很多的不足，如在技术法规、标准的制定上还不是很及时、全面，在监督管理模式、预警和快速反应机制的建立上等还不完善，具体表现在：

1. 法规、标准的制定

涉及商品质量、安全、环保等方面的检验检疫法律、法规、标准的覆盖面、执法力度方面上不足。例如，与美国相比，美国在产品进口管理方面的法律法规体系比较完善，联邦政府有各种涉及检验检疫的法规，并且联邦政府和州政府有相关的条例，其中涉及动植物及其产品的法规和条例时效性强，依据世界各地动植物疫情的变化而更改，每年定期以联邦法典的形式编印下发，成为各地检验检疫人员执法的主要法律依据。

2. 组织机构分工

组织机构实行专业化分工，职责明确，执法严格方面上不足。以美国为例，美国国家肉类和禽类的管理分别由美国农业部下设的"食品安全检验署""动植物卫生检验局"、美国"食品药品管理局"和美国"环境保护局"依照联邦法典（CFR，Code of Federal Regulation）分别实施检验检疫。另外，有许多机构也承担着其他对食品等安全责任，包括研究、教育、预防、监督、标准的建立、疾病暴发时的应急处理机制等。

3. 行业协会和检验检疫民间机构的作用

我国在行业协会的作用、检验检疫民间机构的发展等方面有较大不足。发达国家行业协会组织较为发达，在技术性检验检疫壁垒的构筑程序中，行业协会起着关键作用，影响政府对外贸易政策的能力较强，行业协会根据市场状况和企业的反映向政府提出技术性贸易措施或壁垒的意见、建议，有的还参与议案的综合审议，力保最终的结果最大限度地体现本行业的利益。民间机构发挥的作用也很大，如美国全国大约有 9.3 万个标准，其中 4.9 万个是由 620 个民间组织制定的应对技术性贸易壁垒的检验检疫制度建设与对策研究。

4. 对出口商品检验检疫监督管理模式

随着我国对外贸易的迅猛发展，传统的检验检疫监管模式已不能适应当前形势的要求。主要表现为：

（1）对企业的监督、指导、管理侧重于"保姆型"。替企业"包办到底"，甚至在国外官方对我食品加工企业进行注册登记检查验收时，临时帮企业突击准备，采取急功近利的手段度过"难关"，忽略了企业的安全卫生质量管理体系是企业根据自身的管理水平、技术水平、产品类型、生产工艺等因素而制定的可行的操作体系（包括 ISO 9000，ISO 14000，HACCP 体系等），应该是企业一贯的自主行为，不是应付了事的，是企业自身的生存、发展的保障。

（2）注意力集中在成品检验检疫上而忽视了其他方面。停留在把注意力集中在对成品的检验检疫上，相对忽视对原料种植、养殖基地登记注册监管、原辅料收购验收、产品生产及检测、监测能力等全过程的监控的传统检验检疫模式上。

（3）我国出口食品难以达标，批批货检成本太高。虽然从目前情况看，由于我国出口食品的档次低，安全卫生质量不够稳定，一些制约我国产品出口的药残、农残、兽残、有害重金属残留和复杂的疫情难于在短时期内根除，批批货检的模式尤显重要。但从长远来看，因为每种产品存在的风险大小不一，生产企业的管理水平与控制能力也不相同，进出口商品的数量也大幅度增长，对所有货物实施批批货检，固然能起到相当的把关作用，但效率不高，效果也非最佳。以风险评估为依据进行科学检验检疫，我国目前在这方面的经验还很不足，而且，随着我国加入 WTO，在食品出口中涉及安全、卫生、健康、环保的指标已日益重要。从目前的情况看，国外正以种种理由构筑各种技术性检验检疫壁垒，以一些近乎苛刻的安全卫生指标来限制进口我国的农产品。贸易保护主义的抬头，使国外技术性贸易壁垒几乎平均每天就增加几个。在这种情况下，不分主次地对全项目检测，将是事倍功半，劳民伤财，意义不大，也使得生产企业成本增加。

（4）自身的检验与检测能力更新速度不能同步跟上一些高新科技产品更新换代的速度。检验检疫科技水平是开展一切检验检疫工作的基础和先决条件。我国目前在某些高科技、新型进出口商品检验检疫检测法规制定上的滞后，使相关商品检测标准、监管工作无法可依。例如，化妆品是列入《种类表》规定由检验检疫机构检验的法检商品。由于这种商品小巧、批次多、数量小、体积不大，价值较高，陆运、海运、空运、携带都极为方便。这些货物的客观条件为逃漏检提供了方便。近年来，检验检疫工作尚未渗透到美容业，有的一粒化妆品价值高达数千元，而且随着人们生活水平的提高，美容业必呈上升势头。而美容业普遍使用的进口化妆品，正是逃漏检的领域；对这种涉及人身安全的物品，必须加大执法力度，扩大监管领域，严格施检。目前，特别急迫的就是如何提高对进出口科技前沿的纳米、转基因食品、新型农、兽药残，有害残留等项目的检测能力，以满足进出口商品安全卫生检测的需求，促进出口贸易的健康发展。

（5）对动植物及其产品还没有建立起相应的评估措施体系。检验检疫部门是建立风险预警与应急处理机制的主要领导机构，建立进出境动植物及其产品风险预警机制是工业品、农产品、动植物及其产品输入国为防止境外的危险性有害生物传入，保护本国的工农业生产、避免或减少经济遭受损失的重要手段。许多发达国家建立的这种机制为维护本国利益起到了很好的作用。

美国、欧盟等已经把分析、评估和预警作为对工农业商品、进境动植物、食品等的控制措施，并建立了比较完备的风险预警与应急处理系统。调查表明，我国在机电、农产品、日用消费品、专利等各方面都缺乏行之有效的风险预警和应急处理机制，虽在植物检疫方面开始初步试行分析评估，还没有真正建立起相应的对进口动植物及其产品、对涉及环境保护的入境货物进行分析评估措施体系，以最大限度地降低因货物入境所带来的病虫害传播、环境污染等危害分析评估措施体系。经常造成我国出口企业因不了解国外最新标准而使得出口商品被迫降价、甚至被退货，有的动植物商品甚至被当地扣压、销毁等；同时这对今后在进出境动植物检验检疫中切实地履行自己的职责造成很大困难，也难以有效地防止危险性病虫害入侵。

5. 开放检验鉴定市场，将对相关行业和制度形成冲击

2005 年 12 月 11 日后，已经允许设立外商独资检验鉴定机构。预计会逐渐产生以下几方面影响：第一，进出口商品检验鉴定市场的管理上，要求口岸、政府职能部门等各有关单位改变管理观念，按国际惯例办事。第二，通关、结费、理赔、司法取证等方面要按国民待遇原则对待其检验鉴定结果。第三，进出口商品检验鉴定市场的放开，既对国内检验鉴定市场形成冲击，同时也将促进其尽快发育成熟。

根据事物两面性的原理，不能笼统说哪一种机构设置、制定的标准就绝对的好。我们既要看到发达国家在机构、标准上的全面、广泛、实用性强的优点，也应看到他们管理先进、科技水平高、体制灵活、机构庞大等特点还不适合我国目前国情，如美国通过政府（国会）、联邦独立立法机构立法，依靠权威中介机构推行通用标准，制定比较完备技术法规标准并依靠政府强制执行来保护国内产业、市场、人身健康、国家安全、环境资源等，但法出多门，使得美国多个州、市政府等的诸多立法与联邦、国家的规定不统一、对外国不透明或经常变更或其庞大的标准体系使别国很难全面、及时了解，造成实质性的不公平。我国在检验检疫标准的制定方面，必须坚持的原则是该制定的标准就得及时、合理地制定，且不能有双重标准甚至多重标准。总之，我国检验检疫制度的建设和改革是一项庞大又复杂的系统工程，需要从多角度综合分析、考虑，多方面协调、配合同步改革才能取得应有的效果。

第三节　我国检验检疫面临的新问题

一、我国检验检疫面对 WTO 协议的相关问题

（一）与检验检疫有关的 WTO 协议

在 WTO 的货物贸易领域相关的协议中，其中与检验检疫有关的多边协议主要有《技术性贸易壁垒协定》（简称 TBT）和《实施动植物卫生检疫措施协定》（简称 SPS）。从理论上讲，检验检疫技术、标准、政策是技术性贸易壁垒产生的基础与依据；从实际意义上讲，技术性壁垒最终体现为检验检疫壁垒。因此本书可以以 TBT 和 SPS 为检验检疫壁垒手段进行分析。

TBT 是一国以维护国家安全、保障人类健康和安全、保护生态环境、防止欺诈行为、保证产品质量等为由，采取一些技术性措施，这些措施成为其他国家商品自由进入该国市场的障碍。狭义的 TBT 主要指以技术法规、标准和合格评定程序（如产品安全认证、产品质量认证 ISO 9000、HACCP 等质量管理体系认证等）为核心而采取的一系列技术性措施；广义的 TBT 还包括商品检验与动植物及其产品的检疫措施（SPS）包装和标签及标志要求，为保护生态环境而采取限制甚至禁止贸易措施的绿色壁垒（各国指定的环保法规、标准和政策、大量的国际环保公约、ISO 14000 环保管理体系和环境标志等自愿性要求，加工和生产防范要求及环境成本内在化要求等），以 EDI 条形码、电子商务等为表现形式的信息壁垒。

SPS 协议措施是指与人类、动植物卫生和健康有关的措施。协议承认政府有权采取的动植物卫生检疫措施，鼓励采取国际标准，以科学为基础，在风险分析的基础上制定必要的仅在保护人类、动植物的生命或健康限度内实施，以便使其对贸易的影响降到最低，促进动植物及其产品国际贸易的发展。协议要求各成员不应该在情况和条件相同或相似的成员体之间实行武断和不正当歧视。但是，如果有科学的理由或者风险评估符合要求的，各成员体考虑保护或引入导致更高标准的措施。

TBT 与 SPS 之间存在密切的联系。WTO/TBT 管辖范围指协定附件所指定义的动植物卫生检疫措施之外的所有有形商品；管辖范围包括食品、动植物及其产品。在 1979 年 WTO 东京回合谈判所签署的协议中，SPS 是 GATT/TBT 的

组成部分，在 1994 年 WTO 乌拉圭回合谈判后签署的协调中，又分离成 WTO/TBT，WTO/SPS，它们之间有着共同的合理目标。

WTO/TBT 与 WTO/SPS 在食品、动植物产品等商品方面有交叉，具体分辨方法是风险来源。食品、动植物或其产品及包装物携带或者含有病菌、病毒、病虫或其他致病生物等属于 SPS 措施；食品、饮料或饲料中风险来源于质量腐败、非生物杂质污染、不良组成或成分、标签标识或包装规格形状性能不当等属于 TBT 措施。因此，广义的 TBT 包括 SPS。

（二）TBT、SPS 对我国出口贸易的影响

在原则上，TBT 与 SPS 措施制定、采纳和实施的目的是便利市场交易与维护国际贸易的正常秩序，但它们却更多地被用来限制市场竞争与提供贸易保护。

进口国各种形式的技术性壁垒对我国出口贸易造成了严重影响。例如，我国商务部对国外技术壁垒对我国出口影响进行调查，组织专家对 2002 年全国出口情况进行了抽样调查和案例调查，调查范围涉及 31 省、自治区、直辖市 5 个计划单列市的食品土畜、轻工、机电、纺织、五矿化工、医药保健 6 个进出口行业、21 大类出口产品（按照海关税则分类）。调查表明，2002 年我国的出口企业，39% 出口产品受到国外技术壁垒的限制，造成损失 170 亿美元，相当于当年出口额 5.2%，随着国际上贸易保护主义的抬头，技术性检验检疫壁垒层出不穷，我国出口企业面对的压力越来越大，以下具体从市场准入和竞争力两方面探讨。

1. 我国出口商品在进口国的市场准入难度加大

机电产品是我国出口支柱产业，主要出口美国、加拿大、日本、欧盟以及一些新兴工业化国家。但今年来，这些国家在噪声污染、电磁污染、排污量限制、可回收性以及节能等方面先后制定了严格的技术法规和标准，我国许多机电产品由于无法达到有关技术法规或标准的要求，市场准入受到直接影响。而且，一些国家还对机电产品实行严格的质量认证和安全认证制度，如美国的 UL 认证和加拿大的 CSA 认证。另外，欧盟要求自 1996 年 1 月 1 日起，欧盟各国海关有权拒绝无 CE 标志的产品进入，其中包括机电产品，由于中国机电企业大部分还没有树立起全过程质量控制和环境管理意识，获得进口国要求的认证还有相当难度，许多机电产品因此无法进入相关市场。随着欧盟 CE 标志的实施，澳大利亚以及其他一些发达国家也开始实行类似做法，可能会进一步影响中国机电产品的国际市场准入。

在农产品和食品方面，欧盟、美国、加拿大、日本以及韩国等国近年来纷纷在农产品和食品加工的规定、农药与有毒物质残留量以及动植物病虫害等方面实行严格的卫生检疫标准和措施，我国许多农产品和食品也因此被拒绝进入相关国家市场，造成巨大损失。例如，1996年欧盟专家在对中国进行考察后，认为中国冻鸡肉不符合欧盟的卫生检疫标准，在1996年8月1日起禁止中国冻鸡肉进入欧盟，直到2001年欧盟才解除了贸易禁止，允许进口检疫合格的冻鸡肉。2002年欧盟又以我国动物防疫体系和质量保证体系不符合欧盟要求为由，禁止我国动物源产品进口，涉及我国94家企业6.23亿美元的出口。又如，2001年欧盟与日本开始对进口茶叶实行新的农药最高允许残留量标准，其中欧盟检测项目增加到了134项，而且部分农药最高允许残留量标准比原有标准提高了100倍，中国的茶叶出口再一次受到严重影响。据中国茶叶流通协会统计，2002年前三个季度我国对欧盟和日本的茶叶出口量分别比上年同期下降39.16%和15%。另外，美国FDA于1995年颁布法规，要求向美国出口水产品的生产加工企业必须实施HACCP体系，并经美国官方机构注册，否则一律不准进入美国市场，2001年又颁布法规进口果汁又强制纳入HACCP管理。FDA颁布的法规对中国水产品和果汁向美国的出口产生极大的影响。

在纺织品和服装出口方面，贸易壁垒主要来自配额和原产地限制。随着对我国出口配额的逐渐取消，近年来，欧美和日本制定的对纺织品中有毒化学品极其严格的技术标准严重影响到我国的纺织品出口。例如，从1996年下半年起，德国正式颁布法令，全面禁止使用芳香胺类偶氮燃料染色的纺织品和服装进口，凡违反规定的进口产品将被销毁，接着荷兰、瑞典、法国和丹麦等国也相继颁布了类似的法律，欧盟也于2002年9月11日通过了第2002/61号指令，禁止在有机会与人体皮肤或口腔接触的纺织品和皮革制品中使用偶氮类染料，随后日本、美国等国家也采取了类似措施，这使我国普遍使用偶氮染料的纺织品出口受到极大打击。而且欧盟于2002年5月12日通过了"生态纺织品标签"（2002/371/EC）指令，正式开始对纺织品和服装加附生态标签，其中使用的纺织品标准对服装和纺织品中某些物质的含量要求高达2微克/升级，如对苯乙烯的要求是不超过5微克/升，乙烯环乙烷不超过2微克/升。对于我国纺织品出口来说，一方面，由于技术有限，很难控制到微克/升级；另一方面，由于实验与检测技术不够，无法检测出微克/升级的物质，如果使用发达国家的检测机构又将大大增加成本，因此，随着标签要求进入实施阶段，将会成为中国纺织品和服装对欧出口的又一障碍。

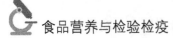

我国其他出口产品如化工产品、陶瓷、皮革制品、烟草以及玩具也因进口国严格的技术性贸易壁垒遇到相当大的困难。美国、欧盟等国家和地区对保护臭氧层的受控物质、陶瓷产品含铅量，皮革中五氯苯酚残留量、烟草中有机氯含量及玩具的安全性等的严格规定都极大地影响了我国有关产品的国际市场准入。

2. 我国出口商品在进口国的竞争力下降

首先，某些技术性贸易壁垒虽然尚未直接影响到我国出口产品的国际市场准入，但企业为满足较高的技术标准必须进行大量的设备与人力投入，改善经营管理，加速技术进步，提高产品的技术含量和质量，在跨越技术性贸易壁垒的同时也势必增加企业成本，削弱商品在进口国的竞争力。

其次，企业为了达到其苛刻的技术要求，必须增加有关产品的测试、检验检疫、认证和鉴定、标签等环节，支付昂贵的相关费用，而且由于目前国内检验检疫部门与企业本身都缺乏先进的测试评价方法和技术，必须进口大量的检验检测设备，又进一步增加了出口成本。例如，根据日本 1999 年 1 月的《家畜传染病预防实施细则》，全世界只有韩国、美国、菲律宾等几个国家和地区属于无口蹄疫的"清洁地区"，可以正常进口，包括中国在内的 9 个国家的猪牛羊肉及其制品要经过指定设备消毒处理后才可以进口，其他国家的货物则禁止入境。根据该规定，中国向日本出口活动物家禽要提前 1~4 个月申报，出口前要专门隔离 35 天，到岸后需耗费 10~15 天逐个检查，导致企业出口成本大幅度增加。

最后，一些发达国家要求某些产品必须取得相关的进口国或国际认证标志，例如欧盟规定进口产品必须至少取得 CEN（欧洲标准委员会认证）或 CE（欧盟安全认证），但由于国外认证机构的认证费用和检测费用极其昂贵，进行国外认证必将大大增加中国出口企业的成本，削弱国际竞争力。

总之，发达国家以各种技术法规与标准、合格评定程序以及卫生检疫措施等为依据，任意提高标准，形成了严格的技术性贸易壁垒，致使我国出口企业很难达到标准，无论其主观意图究竟何在，客观上对中国的初级产品与制成品出口构成了相当大的限制，每年数千批次出口到美欧日等国的农畜产品与制成品，由于进口国的各种技术性贸易壁垒而被退回或就地销毁，或是出口企业为达到进口国技术性贸易壁垒的要求而导致成本大幅度增加，严重削弱了出口竞争力，给我国外贸发展制造了巨大的障碍。

（三）利用 TBT、SPS 保护国家利益

1. 防止国外利用 TBT、SPS 向我国转移污染产品和有害废弃物

由于我国的环境保护法规、标准数量不多，环境保护的门槛较低，起不到绿色壁垒的作用，造成了大量低标准的外国商品涌入。据中国农业科学院研究报告，外来入侵的有害生物超过 200 种，全世界最有害的 100 种外来入侵生物中，入侵我国的就有 53 种；11 种危害性最大的外来生物侵害植物面积 2 747 万 hm²，导致直接经济损失 570 多亿元。同时，外来生物入侵严重破坏了生物多样性，使农作物严重减产，同时给国内生物包括人类带来各种疾病。因此，有效利用 TBT、SPS 的制度，防止国外向我国转移污染产品和有害废弃物，才能有效保护我国的国家利益。

2. 防止国外利用 TBT、SPS 向我国转移污染企业

一些大的跨国公司具有先进的环保技术和设备，比较注意生态环保问题，但也有一些"三资"企业利用我国某些较低的环保标准，某些地方比较宽松的环境管理而把本国或者境外受到限制达不到环境要求的产业转移到我国。1991 年，外商在我国设立的 1 万多家企业之中，生产污染型产业的企业有 3 353 家，占 29.12%。特别是有些跨国公司把在生产使用过程中高能耗、高污染的原材料进口进来，在我国生产加工后，再将制成品运回国内，这不仅利用了我国廉价的劳动力和优惠的税收政策，还趁机将印染、化工、塑料、橡胶、电镀等高污染产品的生产车间转向我国，在一进一出中，将生产过程中的环境成本转移到我国，加重了我国环境污染程度，也使我国外贸可持续发展受到极大的影响。

上述事实表明，检验检疫部门的工作至关重要。通过依法检验检疫，使不符合我国检验检疫标准的商品、人员、运输工具、行李、包装等不能进入我国境内，从源头上堵住危险源的流入。一旦发现有非法进入我国的上述检验检疫客体，要严查严打，使其对我国国内经济的不良影响降低到最小。这种职能是检验检疫部门的义务。

二、我国检验检疫面临的新问题

经济的发展，会促进外贸业务的发展，同时也必然促进检验检疫事业的发展。当前，由于诸多原因，国际上的检验检疫标准、壁垒的数量呈快速增加的趋势，要求也越来越苛刻，这使我国检验检疫工作面临许多新问题，或是老问题呈现出来的新情况，主要表现体现在以下方面。

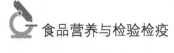

（一）国外技术性检验检疫壁垒性增强

1. 国外技术壁垒骤增

非关税壁垒种类日益繁多、标准逐渐提高、范围不断扩大，各贸易国家或地区普遍重视通过技术壁垒等非关税壁垒和障碍来抬高进口商品准入门槛，且进一步加强的趋势日益明显，我国大量产品出口难度不断增大。出口食品对外注册要求日趋严格，国外来华检查频率加大，检查范围从原来检查企业向检查公共卫生、防疫等体系延伸。例如，欧盟 ROHS 指令对机电等产业将产生重大影响。欧盟《关于在电子电气设备中限制使用某种危险物的指令》（2002-95-EC，即 RoHS 指令）将于 2006 年 7 月 1 日实施，要求电子电气设备中不得超标含有铅、汞、镉、六价铬、多溴联苯和多溴二苯醚等六种有害物质。该指令波及我国 10 万多家企业和逾千万从业人员，仅福建省受影响的产品预计就达 20 亿美元，但福建大部分出口企业还处于等待观望状态。

再如，日本在 2016 年 5 月 29 日实施的"肯定列表制度"会对我国出口到日本的农产品造成致命性影响。即将实施的"肯定列表制度"（Positive List System）是针对食品中农业化学品（农药、兽药及饲料添加剂等）残留限量而制订的。它对所有农业化学品都制订了限量标准，包括暂定标准、现行标准、豁免标准、不得检出物质及一律标准 5 个类型。我国是食品、农产品出口大国，也是日本进口食品的第二大来源国，日本则是我国农产品出口的第一大市场。目前，日本仅规定了 255 种农业化学品、9 321 个限量标准，涉及食品、农产品 186 种。而日本一旦实行新的食品安全"肯定列表制度"后，仅"暂定标准"一项就涉及 734 种农业化学品、51 392 个限量标准、264 种食品，分别是现行全部规定的 2.8 倍、5.6 倍和 1.4 倍。对尚不能确定具体"暂定标准"的农药、兽药及饲料添加剂，还将设定 0.01 毫克/千克的"一律标准"，一旦食品中残留物含量超过此标准，将被禁止进口或流通。

相对于我国的农药限量标准来说，日本肯定列表的农药限量十分苛刻。我国目前登记和使用的一些农药，因在日本列表中没有此项，日方将执行 0.01 毫克/千克的一律标准。如果中日标准都涉及某种农药，但有些产品我国有限量标准，日本列表中无限量规定，这也要执行 0.01 毫克/千克的一律标准。即便中日有对应的限量标准，但日本标准也要远远严于我国标准。

日本向来对输日食品有严格的技术标准，从食品安全管理的角度看，"肯定列表制度"的出台无可厚非。但该制度下的食品安全风险保护水平，明显高于日本现有水平，带有明显的歧视性。而且，日本对每种产品制订的限量标准有多个，甚至经常超过 200 种农业化学品。即将实施的"肯定列表制度"无疑会增加我国食品企业的出口风险，增添新的门槛，按每种产品平均检测 200 项残留来算，每批检测费用就需 4 万元，对输日食品，日方均要求出入境检验机构出具卫生证书，还要抽验甚至是每批检验，使检测项目骤增，这将大幅降低通关速度，也使企业的出口成本大涨，将对中国食品出口日本造成极大的打击。

2. 进口能源类、资源类产品质量不合格情况较为突出

如福建检验检疫局辖区 2004 年进口铁矿砂 20 批、3 486 万美元，其中不合格率高达 65% 和 60.06%。2005 年 1—5 月进口 11 批、2 395 万美元，不合格率高达 63.64% 和 58.22%，此外，进口原油、棉花也普遍存在短重现象。为保障国内企业的合法利益，保护国内经济的健康发展，检验检疫部门在检测时须根据商品的不同来源、品性等方面严格依法施检。

3. 国外商家存在欺诈现象

以福建检验检疫局为例，对福建省内多批国外退货调查表明，发现有外商故意往农食产品中注水、添加金属异物等嫌疑，以规避市场风险、达到退运目的。这虽然不是我国商品在国际市场上普遍遇到的，但由此可知，国际市场上还经常有不和谐的、意想不到的因素影响我国对外贸易。在这种情况下，我们应做好商品出口前的检验检疫出证工作，并建议我国企业应使其出口商品在进口国复检，防止不法外商从中作梗。出现类似情况时，还要尽量协助企业保留、收集相关证据，协助企业做好相关法律服务工作。

（二）出口食品安全问题仍较突出

1. 企业标准观念上的落后

企业标准观念落后主要表现在企业对国外的检验检疫标准还不熟悉，因信息滞后导致出口食品的检测标准、方法跟不上国际新标准、壁垒的变化；国内企业对农药、兽药等的使用还没有转变观念，不能适应国际上绿色环保理念的趋势。因此，国内企业普遍存在滥用违禁农兽药现象，对食品残留农药、添加剂超标等现象尚未从观念和行动上得以根本解决。

2. 食品安全事件对出口负面影响很大

2004 年山东龙口粉丝事件引发日本对我出口粉丝等产品实施命令检查；禽流感暴发导致我国 2004 年禽肉及杂碎出口下降 66.7%，目前，仍有 47 个国家（地区）维持对我国冻禽肉的限制措施；2005 年上半年发生的苏丹红事件，引发日本等国对我国出口食品实施严格检测，有的还要求出具官方证书，致使

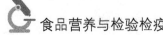

通关速度下降，成本上升。韩日等国外媒体持续炒作我国食品安全问题，严重损害中国食品安全卫生形象。

3. 出口食品用容器具和材料的有毒有害物质成为新问题

出口食品用容器、器具和包装材料大多不在我国商品法定检验目录内，因含有毒有害物质被通报不合格批次逐年增加。2004 年全国被欧盟预警 13 批，同比上升了 3.23 倍，因此，我国应该有针对性的根据 WTO 规则、出口国的检验检疫目录，及时调整我国出口商品的检测种类表。

（三）国际疫情频繁发生

随着近几年国际疫情频繁发生，疫情的病理学原因日趋复杂，我国截获入境疫情居高不下。例如，2005 前 5 个月，仅福建检验检疫局截获入境动植物疫情超过 200 批次，种类达 150 种，其中二类疫情就达 8 种。而与此同时，外来生物入侵加剧，继 2004 年底在广东等一些地方发现红火蚁之后，福建省又在武夷山市首次发现野生"加拿大一枝黄花"近 1 000 亩，在南平等地多处发现人工种植"加拿大一枝黄花"。面对这种复杂的局面，我国的口岸突发公共卫生事件的风险预警和快速反应却尚未纳入地方政府突发公共卫生事件应急框架。目前检验检疫部门与地方相关部门的配合还停留在业务协作层面，还没有与地方政府取得共识，在物资、经费和技术方面也还需地方政府给予大力支持，空港口岸卫生监督权责归属也不是很明确，一些城市的国际机场卫生监督仍存在多头监管问题。

（四）两岸经贸关系出现新变化，涉台检验检疫任务日趋繁重

目前大陆已逐步开放赴台旅游，并允许从台湾进口的水果也增至 18 种，对台小额贸易迅猛发展。仅 2005 年两岸的水果贸易就达 3 400 多吨，贸易额 322 万美元，比上年增加 35%。据厦门海关统计，2006 年首季福建省对台农产品进出口贸易总额达 1 627.7 万美元，同比增长 55.7%，其中自台进口 451.4 万美元，增长 49.3%。两岸之间直航码头也不断增多，这些都对涉台检验检疫工作形成巨大的挑战，表现为：

1. 来自台湾的疫情威胁加大

台湾水果已成为进口大陆的主打商品，以福建为例，统计显示，2006 年首季福建进口原产于台湾的零关税水果 99.3 吨，货值 15.2 万美元，共监管输台水产品 1.06 万吨，价值 454 万美元，同比分别增长 97.8% 和 89.65 %。同年 2 月 15 日首次从台湾直运福建东山港的台湾活青斑鱼进口已进入常规化运作，平均每 2.5 天就有一船台湾活青斑鱼申报进口，每船载运 3 000~7 500 千

克。大规模的商品往来，使疫情威胁加大，例如，仅2005年4—5月，在福建马尾口岸就从来自台湾的木质包装中4次检出疫情，在赴福建参加"5.18"海交会展出的台湾水果中检出10种害虫。

2. 检验检疫任务日益繁重

台湾在福建省举办的农产品展会越来越多，并且，已经开始深入到内地省份，例如，2006年4月在山东寿光举办的第七届中国（寿光）国际蔬菜科技博览会，首次设立台湾农产品展区。随着两岸经济扩大交往，祖国大陆会加大与台湾的农产品、水产品的贸易，对来自台湾口岸商品检验检疫采取快速验放、24小时预约服务等优惠通关政策，这就对常规检验检疫手段、模式以及服务等提出更高要求。所以要把好检验检疫关，防止有害生物和有毒有害物质传入，这势必造成口岸检验检疫工作量的增加。

3. 检验检疫力度不足的矛盾更加突出

随着两岸经贸交往的进一步扩大，两岸的贸易额迅猛发展，大陆对台小额贸易点和劳工起运口岸现在也多达35个，并呈现逐渐增加的趋势，而绝大多数贸易点和劳工起运口岸没有常设检验检疫机构，为保障检验检疫工作正常进行，大陆检验检疫机构中的工作人员配置不得不重新安排、但人员转岗也不是一蹴而就的，因此涉台检验检疫人力不足的矛盾将会越来越突出。

（五）部分进出口企业诚信缺失，检验检疫监管难度增大

主要表现在两个方面，一是违法违规进口旧机电产品。以福建省为例，2004年查处违法违规进口旧机电产品案件16起，2005年1—5月份又达15起，约占福建检验检疫局行政处罚案件的50%。少数企业唯利是图，存在错报、虚报、瞒报、伪造、涂改检验检疫证书、逃避法定检验检疫、调包等违反法律法规和不诚信行为，特别是出现伪造"货物通关单"和利用对台贸易渠道走私入境动物产品的新动向，扰乱了正常的外贸秩序；二是行业恶性竞争难以消除，出口数量及报价无序，竞相压价既易招致国外反倾销指控，也是偷工减料、以次充好的主要原因。少数企业未经正规报检通过非法渠道出口，被国外检出不合格并通报的事件时有发生。少数企业与国外销售商共同勾结，掺杂使假，如鱼注水或加铅块、茶叶染色或加杂质等。

（六）检验检疫部门难以适应业务范围不断拓展的工作要求

1. 无形资产鉴定空间不断扩展

随着改革的深入，技术、专利等无形资产的作价需求将越来越多，有三种情况需要注意：一是目前中外合资企业中，常以外方出技术和设备，中方出劳

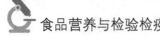

力、出厂房居多；由于我国对外商投资的无形资产评估工作起步晚，一些高科技和效益好的企业，隐藏着的无形资产价值鉴定纠纷日益突出。二是外商无形资产作价投资和国内的无形资产作价入股，因缺乏有效的鉴定，无法作价，致使有的合资合作项目也因此而告吹。三是由于缺乏无形资产价值鉴定机构，无法获得公正鉴定，一旦发生侵权行为，法院也实难判定赔偿价值。这些情况，不仅不适应我国经济与国际接轨的要求，而且对某些合资企业中的中方也会造成损失。

2. 内陆口岸查验难度加大

近年来，我国在发展对外贸易中实施了全方位对外开放政策，内陆省、市为适应经济发展的要求，经国家批准设置了一、二、三类口岸。运输工具的多样化，也使得检验检疫部门与交通等部门在配合、分工上面临多重监管的问题。输出方式也由原来的统一边界口岸输出，发展到现在的过境和通运。同时对转关的进口商品，口岸海关及检验检疫机构不再发签发《进口商品流向单》，使检验检疫部门无法准确掌握货物到达地和进口商品到货实际情况。况且，由于电子信息报检系统还不是特别完善，许多非转关到达的商品，检验检疫部门经常不能及时收到电子报检表，客观上造成口岸与内地、海关与检验检疫管理脱节。

三、完善我国检验检疫制度体系的对策建议

我国商品检验检疫工作的总目标是既要严格把关，又要优质服务，两者不可偏废。为达到以上两个根本目标，必须从制度建设、机构改革、管理理念和效率、科技投入、服务意识等几方面加以改进和创新。

我们首要考虑的是，当面对一项新的检验检疫壁垒时，检验检疫部门应判断它是否合理、合法。对国外不合理的检验检疫壁垒，我们不能坐以待毙，要充分利用 WTO 的有关优惠发展中国家规则以及其他相关国际法规、政策与其进行协商和谈判，坚决与不合理的、歧视性的检验检疫壁垒据理力争，维护我国在国际贸易市场上的权利，促进我国经济贸易的发展。

面对我国检验检疫工作所面临的新问题、新情况，我们都必须从源头—检验检疫制度建设上加以分析、解决。因此，为我国检验检疫部门的发展提出一些具体建议和对策。

（一）进一步改革检验检疫机构

我国社会主义市场经济体制目标确定后，正确地区分和协调两种不同性质

的检验检疫劳务具有十分重要的理论和现实意义。

从前文中可知，我国检验检疫公共服务管理职能与检验生产职能具有可分离性。因此，属于国家政府的公共管理职能必须由国家质检总局负责；而生产服务职能则应向各种资本开放，但国家必须依法审批、管理。这样既能加强国家的宏观调控职能的履行，体现政府行为属性，又可使检验实体符合国际检验市场模式，也符合国际惯例。全面认识检验检疫劳务的二重性，不可片面强调任何一个属性。并且，两方面都要加强。

1. 加强对检验检疫实体的宏观调控

加强检验检疫部门在涉外经济活动中的国家宏观管理职能，根据国际市场和惯例大力发展国外检验市场，加强国家交流与合作，建立完善检验市场体系，使检验检疫在宏观调控目标、调控力度和方式方面的劳务比例分配恰当，实现对内以行政管制为主向经济服务转变。

2. 加强检验检疫机构改革提高其国际检验市场竞争力

在对发达国家的检验检疫机构进行研究后，一方面，我们应参考其有利于我国检验检疫工作的现状的部分，如在检测机构的经营性质上的多元化、标准覆盖面的规范性、行业协会在制定标准上的作用等方面。同时，我们也发现发达国家的检验检疫机构设置也有一些弊端，例如，美国是一个标准大国，政府制定的标准就有五万多个，民间标准机构、专业学会和行业协会制定的标准也有四万多个，这使美国的标准体制结构过于分散，不利于国家宏观管理。

事实上，我国的检验检疫机构改革一直都在进行中，如1998年"三检合一"、2001年"国家质检总局"的成立，都是应对加入WTO和与国际惯例接轨的需要。当前，我国应积极发展非官方检验检疫机构，鼓励民间资本和外国资本进入盈利性检验检疫公司的开发，投资于新兴民间产业的发展。对有能力的资本与技术大力扶植。同时，我国的检验检疫公司也可与沿海、境外公司联手组建股份制或股份合作制检验、鉴定实体，积极开展口岸、境外检验、鉴定业务，特别是开展港澳台业务，使检验检疫公司尽快走出国门，独立发展。这些措施都将有利于打破政府的垄断，积极推进检验检疫各种所有制形式之间的竞争，不断促进我国检验检疫事业的发展。

（二）完善检验检疫标准与认证制度

1. 加快制定和修改技术标准，向国际标准靠拢

检验检疫部门在制定技术标准时，首先要考虑国民待遇和最惠国待遇原则，不应使制定的标准给国际贸易方面造成不必要的障碍。质检总局还应按照

要求每隔一定时间审查现行的标准是否符合当前国际贸易发展的形势，在修改和确定标准时，要适当地考虑其他成员体的意见。对与有关国际标准不一致的地方，要尽可能向其他成员体解释理由。我们应在仔细研究发达国家和地区的检验检疫制度后，有选择地借鉴一些符合我国国情的制度并加以应用，即应向国际标准和我国的主要贸易伙伴（美国及欧盟等）国外先进标准靠拢，尽可能选用国际标准。

考虑到我国生产力水平发展的实际情况，我国还不可能全面采用国际标准，但是必须按照国民待遇原则构建我国的标准体系，不能再搞两种标准。政策的制定和发布可以由有关部门按照行政管理职责分工行使，但必须仍然由国家质检总局统一负责检验检疫政策措施的具体审批、实施工作，才能保证全面落实有关政策措施的规定，又可以避免因多头管理带来的负面影响。同时要强化国家质检总局跨部门执行检验检疫有关措施的职能，加强各个制定政策措施的部门与国家质检总局的沟通和交流，以便更准确地理解政策措施的目的和意义等，更好地执行有关政策措施；要强化检验检疫机构的垂直管理，保证执行的力度和统一性。

2. 积极参与国际组织之间技术性检验检疫标准的制定

一方面，我国要在国际标准制定的舞台上充分发挥我国科技上的实力，这不仅能体现我国作为贸易大国具有影响全世界作用的身份，在谈判和制定标准、措施时有发言权甚至有投票权，更重要的是积极在国际标准的制定过程中不断体现我国的标准体系，使我国的企业更能适应新标准。另一方面，从第二章检验检疫壁垒产生机制分析可知，在发现一些国家在蓄意为发展中国家尤其是针对我国制定的技术性检验检疫壁垒时，我们要利用科学的手段，利用其国内各种政治势力、经济利益集团之间错综复杂、矛盾的关系，以我国政府的民间形式进行公关，分化其利益群体（通常是少数）目标，阻止其形成一致的意志，最终使不合理的技术性检验检疫措施避免出台或延缓出台，最大限度地减轻其对我国贸易的负面影响。

3. 加强认证工作，发挥认证认可的作用

认证是合格评定最常用的方法，也是相对来讲比较经济、有效的促进出口的方法。企业通过认证，不仅提高产品质量，降低经营成本，对我国竞争力起到积极作用。从 1995—1999 年我国产品质量认证与出口贸易统计数字上看，质量认证与出口贸易呈正相关关系。

国外每年都产生许多新的认证体系，因此，我国有必要加强认证工作，扩大认证的范围，采用多种认证方式，以保证合格评定的方式符合国际通行模式。对进口安全质量许可制度，应当适时地扩大目录商品的适用范围。我国应当参照发达国家（特别是欧盟指令）的做法，把认证的工作放在突出的位置，强化其在检验检疫合格评定中的作用，可以考虑逐步将所有涉及人身安全、健康的产品都纳入认证范围。在认证方式上，可以考虑目前进口安全质量许可制度所实行的强制性认证与企业自我认证相结合的方式，对重要的、与人类安全健康关系特别密切的产品，实行强制性认证；对一般性的产品，实行企业的自我认证。对强制性认证和自我认证的进口产品，一旦在监督检查中发现不符合认证保证要求的，就采取相应的严厉措施，以保证认证的实施。

检验检疫部门应根据当地经济发展状况，根据当地企业的出口贸易地理位置，有意识地指导当地企业进行相关必要的认证。因有些国外认证的费用很高，而认证后所得利益又不是很明显，因此，有选择的、不盲目求全的参加认证，可以有效地节约企业经营成本。同时，加强我国认证体系的国际通用性，在我国产品出口遇到外国技术检验检疫壁垒时，我国出口厂商可将我国检验检疫部门认可的质量合格证书作为对抗工具加以抗辩。

4. 积极拓展无形资产鉴定等新业务

我国国际合作业务的迅速发展，促进了我国利用外资的领域形式的多样化以及利用规模的扩大，这些都给检验检疫部门提供了发展机遇，也带来了挑战。例如，目前外商对华投资中以无形资产的形式逐渐增多，使得检验检疫部门对涉外无形资产的鉴定业务量也越来越多，而我国在无形资产评估、鉴定业务上经验不足。因此，为适应国际投资的发展，保证对外商无形资产投资鉴定的公正和准确性，我国检验检疫部门对此应特别重视。国家质检总局可以建立相应机构专门负责，也可以通过与其他金融公司、鉴定部门合作或授权商检公司等多种形式进行，并在实践中不断总结，不断发现新问题和新的突破口，拓展在其他领域的新业务，发展我国的检验检疫事业。

（三）完善的信息网络，加快推进检测电子执法系统的建设

发展中国家的出口产品受阻，主要原因是由于情报滞后，对输入国的各种技术限制了解不多，没有及时收集到贸易中各国最新的标准法规，贻误成交机会。仅在2002年，我国受技术壁垒影响导致的出口贸易损失的企业中，36%的企业是因为"信息不灵"造成的。因此，应加强对我国主要贸易伙伴的国家技术标准、技术政策、法规、标准结构或内容、动态的研究，密切注视全球技术性检验检疫壁垒信息的变化，具体方式可参考以下几点：

1. 拓宽相关渠道

充分利用各种渠道，如驻外机构、因特网等，积极、迅速地获取世界各地的特别是发达国家的贸易政策、法规、检验检疫标准信息，还要利用科学的统计分析方法以及其他工具总结经验并进行合理的预测。

2. 积极参加国际相关组织的各项活动

积极参加国家标准化组织国外检验检疫机构的各项活动，及早了解有关动态，并力争把我国的相关国家标准转化为国际标准。

3. 加强国家相关部门企业之间的信息交流

将信息反馈给国家有关部门和出商品经营、生产加工企业，以提前做好准备，准确了解需求，制定对策，调整、适应并满足市场的需求，以便有效地冲破进口国的技术壁垒，保障我国产品顺利进入国际市场。

信息时代，要求运用电子信息手段进行相关的执法活动，才能适应时代发展。我国检验检疫部门的"三电工程"建设已卓有成效。但是，我们还有许多工作没有达到目标，有的还处于空白阶段，为了进一步实现"大通关"目标，应当加快推进口岸电子执法系统的建设，实现检验检疫系统内部联网运行和数据交换，在此基础上，与海关网、工商网等内部互相连通，中介交换数据信息，保证政府执法的高效、便捷、廉洁，最大限度地减少人为因素对贸易的干扰，促进进出口的顺利进行。

（四）完善检验检疫风险预警系统机制及快速反应系统

我国建立风险预警及快速反应系统，必须充分发挥行业协会的作用。事实证明，各行各业都需要建立自己的风险预警和快速反应机制。因为检验检疫部门不是所有行业的专家集合体，也不可能成立专门的各行业预警分析部门，检验检疫部门不可能面面俱到、深入到所有行业，所以检验检疫部门不应参与各行业预警系统的微观管理，应在宏观上领导、督促、辅助各行业协会独立进行预警分析与评估，并与行业协会联合把预警信息及时公之于众。

政策确定后，技术因素（如风险评估）在分析中就处于主导地位。因此，首先要加强检验检疫的基础科学研究，一方面积极发挥各行业协会、专门研究机构具有的科技研究方面的专长，通过委托、合作、指派等方式开展相关分析工作；另一方面对检验检疫信息处理方法加强研究，为建立合理的管理模式提供必要的科学依据。其次，要充分利用国际上已有的分析评估的成果加以借鉴、利用，避免重复劳动。

（五）完善检验检疫的执法行为

1. 减少批批检验检疫货物种类，提高检验检疫工作效率

根据前文所述，检验检疫的具体检测方式应根据商品的特性和数量以及我国检验检疫的标准。例如，批批检查是一种对货物十分严格的合格评定，在国际贸易不很发达、货物进出量不大的情况下，进口国还可以承受。但是，在经济全球化的 21 世纪，贸易的发展促进了货物的大进大出，批批检查已不可能实现。但不可否认，批批检验检疫对于风险较大的货物来讲，还是有必要的。因此，我们应当减少批批检查，而不是取消批批检查。基于这一观点，在实施批批检验检疫应当限定于以下几种情况。一是对以手工制作完成的货物的质量检验；二是对动植物的检疫；三是有关人类卫生要求的检疫；四是其他受人为因素影响大的货物的检验检疫。在合法、合理的前提下，适度地减少检测批次，不但可以降低进出口企业成本，也可以降低检验检疫部门的成本，减少不必要的人员配备，保证检验检疫部门人员管理上的最佳配置。

2. 建立与海关的紧密联系机制

要建立强化中央统一的检验检疫执法机构，但这一机构并不能孤立于其他政府部门之外，特别是不可能离开海关的支持与配合。从美国以及其他国家的做法看，检验检疫措施的实施通常是与海关的配合分不开的。我国的海关在出入境把关方面也具有不可替代的作用，其对出入境商品的严格监管是其他部门做好执法工作的基础。因此，检验检疫措施执法机构要加强与海关的沟通，建立紧密联系机制，随时审查检验检疫措施执行情况和存在问题，利用各自查验机制弥补相互案的不足，也可以考虑采取同步执法查验的方法，加强对出入境商品的监督管理力度。真正实现与海关相互依靠而不依赖、相互补充而不替代的协作执法模式。

3. 加强对企业诚信机制的建立

我国企业在国际市场上普遍面临信用危机的窘况，尤其是一些中小型企业，只顾眼前利益，采取不正当手段欺骗检验检疫部门以获得非法合格证书，原产地证书等，在国际市场上造成极大的负面效应。因此，检验检疫部门在加大查处的力度上，还应建立企业的诚信档案的监管模式。如建立诚信数据库，按照一定的参数指标设立诚信指数。对企业诚信的评价主要包括日常监管情况、出口查验不合格情况、厂检内容是否属实、遵守法律法规情况、出口退货或索赔情况等内容，并与分类考核、日常监管和口岸查验相结合，定期对这些情况进行综合分析，确定企业诚信程度，并与企业"黑名单"制度挂钩，以

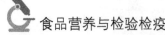
便调整类别，突出重点，区别对待，提高监管效率。按照不同的诚信等级，采取不同的管理办法并按期调整，在动态管理中不断完善，推动企业以质取胜，快速发展；对诚信一贯良好的企业，在检验检疫工作中可以给予时间上、制度上的一些优惠；相反，对诚信指数较差的企业，则要从严管理。

在监督管理的同时，还应在正面上积极引导。加大宣传力度，宣传"以质取胜"的战略，使企业有的放矢地进行改造和技术攻关建立适应新需求的工序、流程、管理办法和标准，形成能适应新形势发展的企业管理体制，提高竞争力，开拓国际市场，帮助企业从根源上突破检验检疫壁垒，真正地为企业服务；有计划地培养外贸企业的报检员以及其相关技术人员与检测人员，提高其员工对标准的意识和检测水平；对出口农产品的企业，检验检疫部门对出口农产品可采取"从种子到装运"一条龙服务的检测理念，从源头上开始把关，对重点出口企业的生产过程全程跟踪监管，通过检验检疫工作前移，使商品检验检疫风险后移，从而实现我国检验检疫部门通过扶持企业扩大出口服务于整个国家的经济发展战略。

4. 加大对违法行为的制裁力度

对违法行为的制裁是检验检疫措施的主要组成部分，也是检验检疫措施最有力的保障，而这恰恰是目前我国检验检疫在行政执法方面比较薄弱的一个环节，如对检测不合格商品，有些检务人员受利益驱使不顾原则、私自放行的现象还大量存在。因此必须严格依法执行退运和禁止入境的规定，对属于国家法令法规、有关检验检疫行政措施要求进行退运或禁止入境的货物，一律作退运或禁止入境处理，不能允许有任何变通入境的情形。

（六）加大科技与人才培养的投入

1. 提高检验检疫设备及检测方法的科技水平

检验检疫部门是科技应用非常广泛的机构，涉及化学、物理、生物、医学、数学等几乎所有的应用科技知识和设备，生产科技发展多快，检验检疫科技的发展就有多快，甚至检验检疫科技的检测发展要快于生产科技的发展，才能做到准确、及时的检测。因此，发达国家在检验检疫部门投入大量的先进设备和高层次人才以达到其标准的实施和壁垒的设置。当今世界科技发展日新月异，科技新产品层出不穷，为了使更多更好的产品进入我国市场满足消费者的需要，还要控制有害产品或动植物、生物的入侵，势必要加大高科技检验检疫设备的投入力度。而我国目前在这方面明显不足，许多设备还是多年以前陈旧的、淘汰的，新设备更新速度慢，不能满足国际检验检疫市场的变化。因此，我国应当根据国际上的检验检疫标准及其发展趋势，配置相应的检测设备，也没有必要盲目地配置超前设备，以节约成本。

在检测方法上，应加大科技研发或与科研院所、高等院校等有关单位合作，针对当前国际上的一些高科技产品的检测重点攻关。

2. 加快培养熟悉规则的高素质检验检疫专业人才

培养熟悉 SPS、TBT 协议，熟悉各国标准、措施的外经贸人才、技术人才和律师是发展我国检验检疫事业的关键。可以通过与高等院校、科研院所联合培训自己内部的职工，或通过招考公务员等方法积极地引进高水平的复合型人才；在内部人才考核提升方面也要严格按照规定任免，真正形成"能者上、庸者下"的用人机制；借鉴先进的管理方式，并与科技结合，共同解决检验检疫人员不足的现状。

第八章　建设食品安全无缝监管体系

第一节　我国现有的食品安全监管体系

一、我国现有的食品安全监管体制

（一）我国现有的食品安全监管体制的基本特征

在中国，食品安全监管责任由中央、省级以及地方政府共同承担。在中央一级，负责食品安全监管的机构包括国家食品药品监督管理局、卫生部、质检总局、农业农村部、国家共商总局、商务部等。在中央政府下面，中国有33个省/直辖市/自治区、333个地区/市/自治州、2 861个县/市/自治县。大多数省、地区和县设有食品安全控制机构将当地的情况向国家食品药品监督管理局、国家质检总局等部门报告。一般地，食品安全监管机构直接向当地政府负责，并接受中央监管机构的监管与技术方面的指导。例如，卫生部门就是如此。但在有些情况下，当地的食品安全监管机构直接向中央监管机构负责，国家质检总局下面的进出境动植物检疫局就是这样。

在2003年以前，中国的食品安全监管工作主要由卫生、农业、质检、经贸、工商等部门负责，其基本的特征是一个部门负责食品链一个或者几个环节的监管，部门之间的协调性较差。2003年十届人大一次会议后，中国食品安全监管体制进行了重大改革。最大的一项举措是成立了国家食品药品监督管理局，赋予其食品、保健品、化妆品安全管理的综合监督、组织协调和依法组织开展对重大事故的查处三个方面的职责，并将国家食品药品监督管理局定位为"抓手"的角色，直接向国务院报告食品安全监管工作。2004年9月下发的《国务院关于进一步加强食品安全工作的决定》对食品安全监管体制做出了新的安排。主要的措施包括：

1. 进一步明确部门之间的分工，克服多头监管问题

明确部门之间的分工。农业农村部门负责初级农产品生产环节的监管；质检部门负责食品生产加工环节的监管；将现由卫生部门承担的食品生产加工环节的卫生监管职责划归质检部门；工商部门负责食品流通环节的监管；卫生部门负责餐饮业和食堂等消费环节的监管；食品药品监管部门负责对食品的综合监督、组织协调和依法组织查处重大事故。

2. 强化地方政府对食品安全监管的责任

地方各级人民政府对当地食品安全负总责，统一领导、协调本地区的食品安全监管和整治工作。

3. 按照责权一致的原则，建立食品安全监管责任制和责任追究制

地方要明确直接责任人和有关责任人的责任，一级抓一级，层层抓落实，责任到人。这样，中国就形成了以部门按照食品链环节进行分工为主、品种监管为辅的监管框架。食品安全问题逐渐受到广泛关注，目前，商务、财政、宣传、公共安全等部门从不同角度参与了食品安全监管工作。

（二）我国各食品安全监管部门的职能

1. 国家食品药品监督管理局

国家食品药品监督管理局是国务院综合监督食品、保健品、化妆品安全管理和主管药品监管的直属机构，负责食品、保健品、化妆品安全管理的综合监督、组织协调和依法开展对重大事故的查处，负责保健品的审批。国家食品药品监督管理局作为综合监督和组织协调部门，不代替具体监管部门的职能，但是负责监督各项食品安全监管工作的实施。

2003 年 7 月，由国家食品药品监督管理局牵头，公安部、农业农村部、商务部、卫生部、工商总局、质检总局、海关总署共同制定了《食品药品放心工程实施方案》。在 2003 年实施"食品放心工程"的过程中，国家食品药品监督管理局起到了组织和综合协调的作用。

2. 卫生部

卫生部主要负责国内市场的食品卫生政策和食品管理工作。目前，其工作主要体现制定食品卫生法规和标准；开展食品卫生监督；推行食品卫生监督量化分级管理制；建立食源性疾病检测、食品中毒报告体系等方面。

3. 农业农村部

农业农村部主管种植养殖过程的安全，负责农田和屠宰场的监控以及相关法规的起草和实施工作，负责食用动植物产品中使用的农业化学物质（农药、

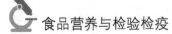

兽药、鱼药、饲料及饲料添加剂、肥料）等农业投入品的审查、批准和控制工作，负责境内动植物及其产品的检验检疫工作。

农业农村部门的食品安全工作主要是围绕"无公害食品行动计划"展开的，基本思路是以全面提高农产品质量安全水平为核心，以农产品质量安全标准、检验检测、认证体系建设为基础，以"菜篮子"产品为突破口，以市场准入为切入点，从产地和市场两个环节入手，全面实施"无公害食品行动计划"。2001 年 4 月，农业农村部启动了这一计划，并率先在北京市、上海市、天津市和深圳市试点。2002 年 7 月，该计划开始在全国范围内实施。

4. 国家质检总局

国家质检总局主要负责食品生产、加工和出口领域内的食品安全控制工作。负责食品安全的抽查、监管，并从企业保证食品安全的必备条件抓起，采取生产许可、出厂强制检验等监管措施对食品加工业进行监管，建立与食品有关的认证许可和产品标识制度。特别是监管出口食品加工厂的注册、出口动植物性食品检查、活体动物的进出口检疫、出口检验检疫证书的发放等。省级进出口检疫局和县级分支机构，都直接对国家质检总局负责。

目前，基本建设形成了食品安全监督管理体系（包括国内和进出口食品）、进出口动植物检验检疫体系、食品安全标准体系、食品安全检验体系、食品安全认证体系、食品安全进出口技术贸易壁垒体系等六大体系。其中，标准体系、检验体系、技术贸易壁垒体系共同构成确保中国食品质量安全的技术性支撑体系，是食品安全体系的基础；监督管理体系、检验检疫体系、认证体系是管理性支撑体系，是技术体系的具体实践和保障。

5. 商务部

商务部侧重于食品流通管理，主要职责是通过积极开展"争创绿色市场"活动，整顿和规范食品流通秩序，建立健全食品安全检测体系，监管上市销售食品和出口农产品的卫生安全质量。1999 年，商务部会同财政、卫生、铁道、交通、工商、质检和环保等八大部门实施了以保障食品安全为目的，以建立健全加工和流通环节食品安全保障体系为手段，以严格市场准入为核心，以"提倡绿色消费、培育绿色市场、开辟绿色通道"为主要内容的"三绿工程"。

6. 国家工商行政管理总局

国家工商行政管理总局负责依法对各类市场经营秩序实施规范管理和监督。对食品生产者、经营企业和个体工商户进行检查，审核其主体资格，执行卫生许可前置审批规定。同时，查处假冒伪劣产品和无证无照加工经营农副产品与食品等违法行为。2003年，国家工商行政管理总局在全国范围内确定了10个重点监管的食品专业市场，对食品生产、经营企业和个体工商户进行了一次普遍排查。开展了重点针对粮油、酒类、调料、肉及肉制品、蔬菜、水果、奶、豆制品、水产品、饮料等食品及节日消费食品的专项质量抽查。

7. 科技部

科技部主要负责食品安全科研工作，具体工作主要由农村与社会发展司负责。其基本思路是"反弹琵琶"，抓好市场准入安全这一关键环节，加强技术攻关与集成，应用示范与对策研究并重，落实"人才、标准、专利"三大战略。

8. 其他部门

除了以上部门外，还有一些政府机构也参与了食品检验和控制。例如，铁路和交通管理部的食品安全监督司参与自己职责领域内的食品安全检验工作；环保局参与产地环境、养殖场和食品加工流通企业污染物排放的检测与控制工作。

二、我国现有的食品安全法律制度

随着对食品安全问题重视程度的提高，我国政府制定并实施了一系列旨在保证食品安全或与之相关的法律法规，为我国的食品质量安全的监管工作奠定了法律基础。中国目前形成了以《食品卫生法》《产品质量法（修正案）》《标准化法》《进出口商品检验法》等法律为基础，以《食品生产加工企业质量安全监督管理办法》《进出口食品标签管理办法》《食品添加剂卫生管理办法》以及涉及食品安全要求的大量技术标准等法规为主体，以地方政府关于食品安全的规章为补充的食品安全法规体系，从食品本身、包装标识、安全标准与控制体系、责任追究等各个环节做出规定，为提高中国食品安全水平奠定了基础。

（一）综合性的法律法规

《中华人民共和国食品卫生法》主要规定了食品、食品添加剂、食品容器、食品包装材料、食用工具及与食品相关的生产经营场所环境设施应达到的卫生要求。明确了食品卫生监督工作的职责和相关法律责任。

《中华人民共和国产品质量法》适用于包括食品在内的，经过加工制作用于销售的一切产品。它是中国加强产品质量监督管理，提高产品质量，保护消费者合法权益，维护社会经济秩序的主要法律。质量法明确了中国产品质量的监督管理机制，明确由国务院产品质量监督部门主管全国产品质量监督工作。规定了产品质量国家监督抽查、产品质量认证等产品质量监管制度。规范了产品生产者、销售者、检验机构、认证机构的行为及相关法律责任。《中华人民共和国农业法》规定，国家采取措施保证农产品的品质和质量，建立健全农产品质量标准体系和质量检测监督体系，制定保障消费安全和保护生态环境的农产品强制性标准，禁止生产经营不符合强制性标准的农产品。

除上述的三部法律外，1997年3月15日，卫生部发布了《食品卫生监督程序和食品卫生行政处罚办法》。2001年11月，农业农村部颁布实施了《关于加强农产品质量安全管理工作的意见》。2002年4月29日农业农村部和国家质检总局发布了《无公害农产品管理办法》并随后出台了全面推进"无公害食品行动计划"的实施意见。

（二）专门性的法律法规

1990年11月20日，卫生部发布了《粮食卫生管理办法》《肉与肉制品卫生管理办法》《蛋与蛋制品卫生管理办法》《食用植物油卫生管理办法》《水产品卫生管理办法》《蜂蜜卫生管理办法》《豆制品酱腌菜卫生管理办法》《酒类卫生管理办法》等专门针对某类食物的食品安全监管法规。

（三）针对新资源食品的法律法规

为加强对辐射食品和转基因食品等新资源食品的卫生管理，卫生部于1996年4月5日发布了《辐照食品卫生管理办法》，要求对辐照食品加工实行许可制度，并于2001年6月颁布了《农业转基因生物安全管理条例》。

（四）有关食品供应链的法律法规

这方面的法律应该包括从食品的供给到食品的流通的各个环节的监督管理办法和惩罚措施。虽然我国现在还没有一个专门的法律来对食品供应链进行约束，但是已经出台了一些监管食品产地环境、品种资源、生产过程、流通过程的法律法规。例如《国家无规定疾病区条件》《动物检疫管理办法》《农药限制使用管理规定》《食品添加剂卫生管理办法》《食品生产加工企业质量安全监督管理办法》《食品生产许可证实施细则》等。

（五）有关食品安全标准及认证法律法规

1988年颁布的《中华人民共和国标准化法》明确了标准制定实施和相关责任及法律责任，1991年国务院发布的《中华人民共和国产品质量认证管理条例》，规定实行安全认证的产品，都必须符合中华人民共和国标准化法中有关的强制性标准。

标准化法实施条例还制定了行业标准管理办法、企业标准化管理办法、农业标准化管理办法。

（六）有关食品进出口安全的法律法规

《中华人民共和国进出口商品检验法》《中华人民共和国进出境动植物检疫法》《中华人民共和国国境卫生检疫法》是我国进出口食品安全的法律保证，对进出口食品的质量和监管检疫做出了明确要求。

第二节 食品安全无缝监管体系建设的建议

一、"有缝"监管体系的成因及对策

（一）公共行政的低效率倾向

在当今社会，政府行政体系与市场体系成为控制社会、影响社会的最大的两股力量。现代政府在社会发展中的作用是不容忽视的，无论是秩序导向的政府还是发展导向的政府，政府都在一定程度上主宰着当今社会的发展走向。公共行政效率作为政府能力的主要表现，是衡量政府管理状况的基本综合指标。追求高效率的政府是人类社会孜孜以求的共同愿望，然而，由于制度的缺陷和人性的弱点，政府管理普遍存在低效率的倾向，资源的浪费、办事的拖沓和公共成本的扩大一直是政府难以克服的顽疾。

行政效率是政府组织效率与社会效率的综合。"行政效率"作为政府管理效率，包含两层意义。一是指行政管理过程中良好的工作状态，有序性和高速度；二是指政府管理的结果，在这一意义上，行政效率指的是行政管理给社会带来的效益。前者可称为行政组织效率，后者可称为行政社会效率。这两种效率尽管评价的指标不同，但具有密切的内在联系。行政组织效率是以行政社会效率为依归的，而行政社会效率又是以行政组织为保障的。

行政效率不仅要通过政府的供给进行评价，而且要从社会的需求满足程度进行分析。这种分析方法在行政管理学中往往被忽视。在市场分析中，对企业效率的评价不是依据企业生产了多少，而在于销售了多少。在市场经济中，消费者具有对消费品的自由选择权，但在公共生活领域，公民对公共品基本上是没有自由选择的权力，政府对公共品的提供具有普遍的垄断性。在这种近乎自然垄断的情况下，公共品不管是否为公民所满意，公民都得无条件接受。这种公共品提供的自然垄断性，是政府忽视从社会需求的角度评价行政效率的主要原因。政府提供的公共品不为社会所需求，事实上是对公共资源的浪费。

政府是社会发展的必要保障，政府存在的必要性毋庸置疑。然而，政府具有内在的低效率倾向，低效率问题一直是社会对政府挥抹不掉的遗憾。现代政府作为市场失灵的补救正在取得越来越重要的地位，但是政府的低效率却直接影响了政府作用的有效发挥。许多经济学家认识到，"由于市场失灵的存在，市场需要政府某些合适的干预形式。但政府干预的结果绝不是十全十美的，它的副作用主要是产生浪费和无效率。"于是，就出现了"政府失灵"的情况。

"政府失灵"作为政府积极干预政策所伴生的现象，近几年来引起人们越来越高的重视。在《新帕尔格雷夫经济学大辞典》中，把"政府失灵"定义为"由政府组织的内在缺陷及政府供给与需要的特点所决定的政府活动的高成本、低效率和分配不公平"。"政府失灵"的主要现象就是行政低效率。公共经济学的一种观点认为政府低效率是政府制度内在缺陷所致，其原因主要在如下。

一是无产权约束。

官员们用的是公众（纳税人）的钱，从而不必关心费用问题。

二是高度垄断。

政府行政部门不像私营企业那样存在市场竞争。

三是无明确的考核指标。

私营企业有利润这个硬指标，而政府行政部门则因其产出都是非营利性的而不能使用这个指标。

四是公共产品的投入与产出关系不明确。

由于公共产品的投入与产出之间并不存在清晰的关系，故也难以对政府行政部门的"生产活动"进行有效的成本分析。

导致政府低效率还有一些其他原因：

1. 公共物品的生产具有非竞争性

公共物品的生产是由政府垄断的，政府的垄断性遏制了竞争，而竞争对于激发人的内在潜力、提高效率具有重要意义。竞争为消费者的比较和自由选择提供了基础，如果没有比较，就无法判断是否富有效率和质量优劣。竞争还为人们的进步提供了自然基础。做得较好的组织（个人）可以得到较高的收入。这一激励结构不仅为组织（个人）提供了强大的动力，而且还为竞争对手施加了一定压力。消费者的自由选择权力决定着一个企业的生死存亡，正是这种生存的压力迫使企业不断提高效率和质量。斯蒂格利茨认为："公共部门里竞争的缺乏会削弱人们的积极性。在我看来，它是政府经济活动的最后一个普遍的但不是必然的特征。"政府的垄断性使其失去了竞争所形成的外部压力，同时失去了改善行政管理、提高行政效率的内在动力。

2. 政府缺乏降低成本的内在压力，并且普遍具有预算规模最大化的倾向

政府管理成本与收入之间的分离，导致多余成本增加或供给过剩。在企业管理中，企业总是将成本与收入紧密联系在一起的，企业根据可能的收入决定成本的投入。而公共行政管理中，政府的成本与收入是割断的，这种分离意味着资源的低效率配置的程度大大增加。这主要表现在两种情况，一是当给定的政府产出时，政府可能使用较多的资源，造成资源浪费；二是政府不顾社会需求不断扩大供给，导致政府产出超出或不符合社会需求，浪费社会的资源。

许多西方学者认为，经济人的假设同样适用于政府官员。人就是人，人并不因为占有一个总经理位置或部长头衔就会使人性有根本的改变。尼斯克南通过研究发现，政府官员是以自己任职期间获得最大预算为目标进行行动的，通过预算的增加，官僚们可以获得职位、权限，尤其是随之而来的特权及名誉等个人利益。由于政府垄断了有关公共产品的实际成本的真实信息，很难确定政府的产出是否帕累托最优，即是否在边际公共收益等于边际公共成本这一均衡点上，而且政府所追求的效率往往是无法量化的，难以客观地评价，从而为行政低效率蒙上遮羞布。

3. 行政效率与政府自身利益具有一定的矛盾

行政效率不仅是对行政过程的考察，更为重要的是对政府管理结果的评定。而政府管理的效率具有两组难以克服的矛盾，就是近期效率与发展效率、局部效率与整体效率的矛盾。在这两组矛盾面前，政府普遍具有低效率的倾向。著名经济学家萨缪尔森认为，政府领导的任期制所形成的选举压力使他们普遍成为"目光短浅"的政治家。他们出于自身利益的考虑，往往只关注自身任期内的事，而不顾发展问题，导致发展效率的低下。

政府管理尤其是地方政府管理同样存在类似市场经济中的"外部性"问题。地方政府官员作某一地区的领导人，他考虑的是本地区的利益，而对本地区之外的问题往往置之度外。这就导致了地方政府的某些政策在本地区可能取得效益，但对其他地区可能带来负面影响，从而损害整体效率。地方保护主义对国家整体效率的损害是有目共睹的。这种情况与经济生活中的"外部不经济"具有同样的特性。当然以上的分析不能适用于所有政府领导人，在人类

历史上，在现实政治中仍有不少眼光远大、顾全大局的政治家。

4. 难以遏制的腐败行为严重损害政府的效率

腐败行为在根本上是利益行为，公职人员的行政管制权力具有对有价值的公共稀缺资源进行权威性分配的功能，因此，行政权力极易诱发腐败现象，从而严重损害公共行政效率。腐败破坏社会资源的优化配置，导致国家财产流失。国际经验和中国现实均证明，权力垄断社会生产要素对市场经济的发展，特别是对收入分配的危害，比市场经济体制下的经济性垄断所造成的分配缺陷危害更大。这种体制衍生出大量官商、官倒及依附于权力阶层的"中介人"。这些人共同谋取财富，其相互勾结使权力结构更加强化，成为经济发展和体制改革的最大阻力。腐败使短缺的重要资源得不到有效利用。

5. 腐败延宕政策执行，导致政府办事效率低下

腐败官员延宕政策执行，拖延办事时间往往是敲诈勒索的基本手段，经济实体想要迅速办理有关事宜，则首先须向他们行贿。这无疑是发展中国家普遍存在的办事难、办事效率低下的原因之一。低效率成为一些公职人员索贿受贿的资本，这不仅加大了社会的投资成本，而且破坏了社会的投资环境，对社会发展的危害是不言而喻的。

以上是导致政府低效率倾向的一些重要原因，但上述列举显然并未穷尽。政府低效率倾向是其特性决定的，政府作为公共组织不同于私人企业，它具有私人企业所没有的权力。这些权力的存在导致了必须对政府加以约束，而这些约束在私人企业是没有的。因此，我们在指责政府缺乏效率的时候应该考虑这些因素。

公共行政中具有低效率的倾向，但我们不能由此而否定政府在社会发展中的积极作用，在现代社会，公共生活离不开政府的公共管理，无政府状态必将是人类的灾难。同时，低效率倾向也不是绝对的，政府中仍有不少官员具有高度的敬业责任和崇高的奉献精神，为提高行政效率而进行不懈努力。功绩制尽管在官员的晋升任用方面实现程度不高，但仍然发挥一定的影响，并对不少政府官员产生激励作用，促使他们高效地工作。

（二）公共部门再造——一场静悄悄的革命

20世纪90年代以来，各国政府和其他的公共组织正经历着一场静悄悄的公共管理革命，并成为人们关注的中心。这场静悄悄的革命是公共部门对技术、政治、全球经济、公民需求和偏好等各个领域发生的巨大变化的反应，同时也是由原来的生产者社会向顾客社会转变的反应。这场"静悄悄的革命"

主要是以"无缝隙组织（Seamless Organization）"的出现为特征的。

包括政府在内的所有组织努力挣脱传统官僚机构的僵化，满足新时代的新标准——速度、便利、效率、选择、多样性、弹性、人性化以及不断增长的生产力，以使自己变得更有竞争力，更有活力，更有效益。于是一个可以用流动的、灵活的、完整的、透明的、连贯的词语来形容的"无缝隙组织"开始出现。

"无缝隙组织"的一切都是"整体的、全盘的、联合的"，它是一个完整统一的整体，无论是对职员还是对最终用户而言，它传递的都是持续一致的信息。"无缝隙互动"是那些能够成功地适应新环境组织的标志。"无缝隙组织"是行动快速并能够提供品种繁多的、用户化和个性化产品和服务的组织，并以一种整体的而不是各自为政的方式提供服务。"无缝隙组织"形式和界限是流动和变化的，具有渗透性，有时是无形的。"无缝隙组织"的顾客和服务提供者直接接触，两者之间是一种直接的、人性化的关系，曾经存在于组织内部和组织之间的壁垒现在变成了网络，无缝隙政府机构正在将支离破碎的部分重新整合，并且学习以一种整体全盘的方式进行组织。与过去的那种将一个政府项目分割为若干不同功能的专业区域的做法不同，无缝隙政府机构为顾客提供了一步到位的采购和简单灵活的服务。

在把层级节制的官僚机构转变成为无缝隙组织的过程中，需要寻求一种新的思维方式和一整套不同的组织原则，即"再造"（Reengineering），这是实现组织转变的强有力工具。"再造"，就是在诸如全面质量管理等创新力不能及的情况下，挑战那些建立官僚机构的重要观念，从根本上对整个体系进行重新设计，围绕过程和结果，而不是职能或部门展开工作，围绕一些简单、精简而高效的模式进行重新设计从而使组织充满新的活力。

二、浙江省食品生产加工企业的无缝隙监管为例谈"再造"

（一）政府机构内部"柏林墙"的倒塌

从管理学的角度来看，合理的制度设计是系统有效运行的基础。只有合理、合法的权威，才是现代社会中有效的组织形式。公共管理由决策、组织、协调和控制等基本活动组成，各系统之间的协调和控制必须由更高一级系统职能才能完成。食品安全监管涉及"从农田到餐桌"的诸多环节，情况复杂，体系庞大。目前，我国有关食品安全管理的职能分散在卫生部、农业农村部、工商总局等多个部门，在许多环节上形成了多头管理，职责不清，效率低下，

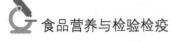

甚至各自为政，缺乏强有力的统一协调机制。各个部门之间，到处构筑了无形的墙壁。

遍布城乡的"家庭店""夫妻厂"式的食品小作坊的生产经营，从合法性程序讲，必须先取卫生许可证，后取营业执照，再取生产许可证；从所处的环节看，相当多的既是食品生产者又是销售者甚至还是餐饮经营者，本身处于多重环节。这一特征难免会造成监管部门的职责交叉而产生"监管缝隙""执法空隙"，形成体制性漏洞。同时，《国务院关于进一步加强食品安全工作的决定》对发证与监管相分离的现状也未进行相应调整，食品生产加工企业的《营业执照》《卫生许可证》分别由工商部门和卫生部门发放。这种发证的不负责监管，监管的不负责发证的体制，也是导致监管职责交叉和监管盲区出现的重要原因。

FAO/WHO 在《强化国家食品控制体系导则》（2000 年）指出，当前各国食品安全管理体系的模式主要有三种。一是"齐抓共管"型（Multiple Agency System），一套建立在多个部门共同负责食品安全管理工作的体系；二是"部门垄断"型或"唯一"型（Single Agency System），是由一个单独的、统一的食品安全管理机构进行管理的体系；三是"整合型"（Integrated System），在国家层面上对食品安全管理体系进行协调整合。《强化国家食品控制体系导则》特别推荐第三种模式，认为它是从容应对各国已有管理体现体系的协调、高效、合作的管理模式。

《强化国家食品控制体系导则》指出，要有一个国家级的部门制定食品安全管理政策并进行操作方面的协调；要有一个起牵头作用的单位，以及职责分工明确的行政机构来实施统一的食品安全管理战略，建立标准和法规，参加国家食品安全交流合作活动，建立紧急反应程序和实施危险性分析。

我国自 2003 年十届人大一次会议后，成立了国家食品药品监督管理局，作为国务院的直属机构，国家食品药品监督管理局完全可以成为国家级的食品安全监督协调部门，通过真正的数据库系统对全国各个负责食品安全监管的机构重新整合，为消费者提供一步到位的信息和服务，提高自身的行政效率。

因此，在国家食品药品监督管理局的基础上，本着"统一、精简、效能"的原则，继续推进行政管理体制改革，理顺各有关部门在食品安全监管方面的职能，尽量避免交叉和重复，提高管理效率。通过清除内部障碍、组建职能交叉的团队，为食品小作坊的店主提供一步到位的信息和服务，以及以一种综合的而不是分散的眼光评估工作目标，将支离破碎的部分整合为一个整体。

政务公开、现场办公、集中办公、上门服务、电子政务等都是可以采取的办公形式。在这种自我管理的团队中，高层管理者减少到最低限度，他们首要关注的是食品小作坊店主的需求，而不是内部官僚的需求。来自不同职能部门的成员组成新的工作小组，不仅赢得了更低的成本和更高的质量，而且大大提高了职员的责任感，旧的不同职能部门之间森严的壁垒已经消失了，能够在任何时间、任何地方组织起来并且一旦任务完成就立刻解散的小组成员可以通过电子手段联系在一起，政府机构可以使广泛分布在的各个办公室的成百上千的职员在很短的时间内通过真正的数据库系统相互联系，工作目标一致地为食品小作坊的店主提供一次到位的服务和项目，大大减少店主不得不与政府打交道的部门和工作人员的数量。工作人员将他们的时间用于帮助人们切实地解决问题，使店主获得迅捷的服务，而不是填写一张又一张空洞的表格。

在这种自我管理的团队中，转变政府职能、转变工作方式和转变工作作风将不仅仅停留在政治倡导上，不仅仅依靠公职人员的自觉性，必须要施以严格的监督，依靠外力促使政府机关及其工作人员"转变"。职能交叉的工作团队取代在职能单一的孤立的部门工作的个体，从专注于内部活动向注重外部结果的方向转变的过程中，每一个工作人员都直接面对食品小作坊。这种"倒流程"的政府管理方式好比一座倒过来的金字塔，将塔尖指向食品小作坊那里，一竿子插到底，关注的焦点对准食品小作坊，政府职能、政府行为、政府改革等都紧紧围绕对食品小作坊的管理来展开，一切都是以食品小作坊的管理为导向和中心，并以消费者的满意度作为政府运行最大的使命和考量。创建面向消费者、服务公众的创新性组织。

（二）政府机构和消费者及食品生产企业间的同盟关系的建立

我国明确提出，要适应我国社会主义市场经济发展和加入 WTO 的新形势，进一步深化行政体制改革，加快实现由管理型政府向服务型政府的职能转变。作为公共行政的主体，政府承担提供公共服务的责任，但这不意味着公共服务只能由政府机关直接提供。政府对社会的管理必须以有效地整合整个社会资源为基础，必须善于利用政府机制，市场机制和社会自治机制等三种方式。因此。公共服务的提供可以采取政府直接提供、社会与企业提供、政府与企业合作提供等多种方式实现。在市场经济条件下，凡是市场配置资源能够发挥作用的地方，都应交由市场机制解决，真正建立起政府机构和消费者及食品生产企业间的同盟关系。

行业协会是政府和企业之间建立同盟关系的桥梁。在发达国家，行业参与是保障食品安全的基础。产业界在食品安全管理体系中的作用主要通过以下途径进行。一是与政府沟通,将行业信息传递给政府,为政府完善管理制度提供服务。二是通过行业自律加强行业内部管理。三是与消费者沟通,根据消费者的需求不断完善行业内部管理制度。当今世界,美国、日本、法国、俄罗斯等国家都通过行业协会参与行业规划、行规的制定、指导监督、项目评估、信息沟通、技术咨询、贸易仲裁、反倾销与应诉、法律法规及标准的制定、市场规范、人才培训等。

行业协会的运作可弱化政府的社会经济管理职能,避免对微观经济的行政干预,减轻政府负担。行业协会主导的行业自律与政府主管的监督检测相结合,不失为一个效力极佳的市场管理模式。加快培育和发展社会中介组织,推进现有行业协会等组织的改革,使其真正成为非政府公共组织,发挥行业自律和政府与企业间的纽带和桥梁作用,协助政府建立和维护诚信守法的市场秩序。

政府应当积极引导行业协会等社会中介组织的建设和普及,并提供宽松的环境,制定相关政策和配套的管理法规,为行业协会等社会中介组织配置人力资源,并对行业协会等社会中介组织的管理由人治转为法治,充分发挥其作为社会中介组织在企业发展中导向和杠杆作用,协助政府引导生产和经营企业建立完善信用机制,强化自律管理,鼓励和帮助企业采用先进管理技术,促进企业发展和产品升级换代。

行业协会等社会中介组织应是非营利性的组织,是具有法人资格的社会团体;接受国家相关法规的制约和保护,以及协会全体成员的监督;协会活动经费应自主筹集,协会主要成员由本行业全体成员选举产生,应当具备熟悉业务、有经营和管理经验及较强的工作能力、作风正派等基本条件。

同时,充分利用和推动高等学校、科研机构和学会、研究会等学术组织,开展政策和技术等方面的研究,为政府决策和行政执法提供咨询和支持。

(三) 政府部门关于食品安全知识的普及和相关法律法规的宣传工作

遍布我国城乡的食品加工小作坊大多是为适合当地人群需求生产加工的简易食品,制作销售简单方便。大部分的消费者购买是因为方便。因此,小企业、小作坊对群众日常生活不可或缺。但由于食品生产小企业、小作坊多是手工操作的小本生意,从业人员靠此养家糊口,且大多是农民或下岗职工或外来人员,文化层次低,没有接受过系统的技术培训,单纯依靠师傅带徒弟的方式延年流传,生产上使用传统工艺。若其安全意识不强就不会自觉按标准规程生产，也没有改造提升生产条件的动力，造成食品安全隐患。因此，作为政府部门，必须把食品安全知识的普及和相关法律法规的宣传工作作为新时期服务型政府执政为民的基本职责。

充分调动各个社区和行政村建立起政府机构和消费者及食品生产企业之间的联系渠道，采取多种形式，组织开展食品安全知识和法律法规宣传活动，使人们养成健康、成熟的消费心理，并掌握必要的食品风险知识和防护技能，以尽早发现食品隐患的苗头，避免严重安全事件的发生。同时，使人们善于运用法律武器维护自己的合法权益，主动抵制假冒伪劣产品，对违法产品和违法犯罪行为及时进行投诉和举报。

结合人民群众关注的热点问题，充分利用新闻媒体的广泛影响，对食品安全大案要案及时进行公开披露，以对社会形成警示作用。同时，要大力宣传守法观念，树立社会责任意识，进一步营造诚实守信和依法经营的社会风尚；充分发挥社会舆论的监督作用，提高人民大众的参与意识，争取社会各界对食品安全执法工作的监督、支持和配合。

保障食品安全是世界各国必须面对的严峻课题。食品安全意识应该贯穿于食品有关的每一个环节。我国许多食品安全事件的发生都源于消费者食品安全意识薄弱，自我保护意识差。尤其是在一些边远地区，由于经济条件、文化水平和生活习惯等原因，经常成为假冒伪劣食品的集散地，使一些违法生产经营活动得以长期生存。对食品安全隐患的来源和危害认识不深，对社会上利用食品进行违法犯罪活动防范不足，也使一些消费者丧失自我保护的能力和机会。

（四）加强食品安全监测网络建设，提高风险分析和预警能力。

商会、消费者协会、新闻媒体和其他各种信息服务组织及时准确地提供信息来减少因信息不对称而产生的"市场失灵""信息不对称"是指信息在互相对应的经济个体之间呈不均匀、不对称的分布状态，即有些人对关于某些事情的信息比另外一些人掌握得多一些。产生信息不对称的原因，主要是由于经济个体受到自身获取信息能力和外部社会因素（社会分工、专业化等）的约束。信息不对称所造成的逆向选择和道德风险会对市场运行造成极大的破坏，使得市场失灵。

如果市场中买者和卖者之间信息不对称，那么劣等品最终会把优等品驱逐出市场。因为，质量好的产品成本相对较高，如果消费者不能根据市场信息区分质量好坏的话，就没有人愿意为高质量的产品支付比较高的价格，那么市场就会被劣质的产品占领。根据 Nelson（1970）等的分类，食品安全要素的品质特性既是经验品（如产品的鲜嫩程度、汁的多寡、香味、口感、味道等方面的特征）又是信任品（如有关食品中是否含有抗生素、激素、农药残留等方面的特征）。经验品和信任品的消费都具有"后经验性"，这决定了市场不能提供给生产者改善品质的激励，食品质量信息不对称问题突出。这主要表现为生产者和消费者之间的信息不对称。食品安全要素的品质表现为"后经验性"，消费者难以根据外部观察确定食品品质的好坏，这使得食品消费者缺乏完整的质量信息。同时，这种"后经验性"也使得消费者很难觉察食品生产者和经营者的欺诈行为，这给生产者提供了凭借机会主义欺骗性地追求利益的机会。食品质量信息不对称问题还体现在生产经营者与管理者之间的信息不对称。政府虽然能够检测出食品质量安全水平，但若要对这个食品产业链（包括从原料的种植或养殖过程到加工、包装过程再到运输过程直至最后市场流通整个过程）进行全面监管，政府则面临着高成本和低效率的风险。因此，在政府缺乏健全有效的食品质量安全管理制度与手段的情况下，生产者既难以从改善质量安全上获益，也难以因为违反质量安全法规而受罚，缺乏改良食品安全的奖惩机制。另外，政府与消费者之间的信息不对称，导致政府的有关食品安全信息不能被迅速、有效地传递给消费者，消费者缺乏作出抉择的信息。

由于日新月异的技术进步，我们的周围充斥了令我们眼花缭乱的信息。快速发展的技术可以完成许多了不起的事情，如果某消费者对某个问题产生疑问，可以把它发送到网络上，并可以在几分钟之内得到回应。诸如此类的专家网络要比电子邮件或是计算机会议更加有效，专家网络支持"任何时间、任何地方"的政府管理的发展。

经济全球化主要是依赖于技术进步和信息爆炸，信息成为最重要的资源之一。当前我国食品质量安全信息数据主要有4个来源，一是政府有关质量安全方面的监管信息，如相关国家法律、地方性法规、政府规章等；二是行业协会有关质量安全方面的自律信息，如质量安全标准、企业信用评估指标等；三是社会有关质量安全信用方面的信息，如公众媒体的监督报道、消费者投诉等；四是企业自身的质量安全控制信息，如企业质量安全管理制度、投入品采购台账、生产流传汇录、产品自主检测报告等。

作为国家级的部门，国家食品药品监督管理局协调各个相关机构，定期向社会披露食品安全信息，供社会随时查阅食品安全信息。并在相关网站上开辟联动的中国食品安全信息专栏及专项食品安全信息管理系统，综合披露食品安全相关信息。

事前预防、事中控制和事后处理相结合是公共事务管理的基本原则，其中事前防范往往可以收到事倍功半的效果。建立和完善食品中污染物检测系统，提高食品污染检测和预警能力是世界卫生组织积极倡导的食品安全管理的重要内容之一。通过持续、系统的监测，收集食品在加工、销售、消费各环节中各类食源性危害信息，可以尽早鉴别出病原、高危食品和高危人群，以便对其与人群健康的影响及其趋势进行科学评估和预测，为食品安全管理提供技术信息和预防策略。

（五）建立完善的食品检验机构，提高技术检测能力

检验机构是政府监管产品质量的重要技术支撑。根据 2000 年 7 月修订的《中华人民共和国产品质量法》的有关规定，检验机构的设置有两种情况，一种是政府部门根据需要设置，另一种是作为社会中介机构设置，根据国家《中介服务管理收费办法》的规定可知，提供检验、鉴定、认证等技术服务的检验机构属于公正性中介机构。目前，多数检验机构都是相关管理部门开展行政管理的主要技术支撑。政府为实现市场监管职能，需要加强对检验机构的管理，制定统一的检验机构评审规定，认定检验机构和从业人员的资格，而完全没有必要直接管理或兴办检验机构。

检验服务的主体将向多元化发展。从检验机构的主要功能看，就是利用其检验设备和技术，客观、公正、正确地出具公证数据，为社会服务。要达到上述功能，只要检验机构或实验室符合向社会出具公证数据的要求，完全可以承担起来，或者说，履行这些职能，国家完全可以在加强监管的基础上，放宽市场主体准入限制，打破行政对检验市场的垄断，检验市场向社会开放，实现市场主体多元化。根据有关资料显示，市场经济比较发达和法律法规比较完备的国家，检验业务的运作一般都实行市场化，政府不直接参与对实验室和检验机构的具体管理，出现的问题也是由有关的法律法规去调整。

同时，检验服务是现代服务业。第三产业是为社会物质生产和生活服务的部门，它所涵盖的行业十分广泛，既有传统服务行业，也有现代服务行业。检验服务就是现代服务业重要组成部分之一。按照 1975 年两位美国经济学家根据联合国标准产业分类（SIC）的规则，对商品产业和服务产业的分类，现代服务业可以进一步分为三类，即消费者服务、生产者服务、分配服务。检验服务属于现代服务业中的生产者服务，检验机构则属于提供公正性服务的中介机构，称为商业实验室或政府实验室，其中商业实验室是营利性中介机构，政府实验室是非营利性中介机构。当然，目前由各行业、各部门建立的检验机构很

多是综合性的，既有政府实验室的业务，也有商业实验室的业务，这些综合性的实验室将面临如何剥离商业实验室业务，并与其他行业或部门检验机构的政府实验室进行整合的问题。

2005年年底我国按照入世承诺，全面开放服务贸易市场，其中包括完全开放检验市场，国外的检验机构可以独资进入我国的检验市场，其品牌、设备、资金、人才和管理等优势对国内的检验机构产生很大的竞争压力。

而从完善产业组织结构的角度分析，培育检验市场，促进检验服务的市场化、社会化发展，也是我国服务业或第三产业发展到现阶段的客观要求。在美国，企业为提高产品的竞争力，减少质量赔偿风险，主动申请产品认证的积极性很高，因此开展产品认证及检验是美国私人检验公司向企业提供服务的主要形式。同时，美国的行业协会，如纺织协会、冷冻协会等在企业中都有较高的权威。这些协会都有行业标准和标识。一般行业协会都委托一个关系密切的私人检验公司代为开展行业认证和检验工作。接受协会的委托、授权开展行业认证检验业务也是各私人检验公司努力争取的业务项目。此外，私人检验公司还开展委托检验、检测，保险评估、勘验，企业评估，验货和质量体系认证等业务。

第九章 建立食品安全检验检测的资源整合与支撑系统

第一节 国外食品安全检验检测资源整合

目前，日本、美国和欧盟的食品安全检验检测工作做得最为出色，这很大程度上得益于它们形成了较为优化的检验检测资源配置结构。在多年的检测实践中，日本、美国与欧盟围绕着高标准的食品安全要求，进行了食品安全检验检测资源整合的实践探索，逐步建立起统一高效的食品安全检验检测体系，解决了检测机构职责不清、重复检测和效率低下的问题，大大提高了工作效能。虽然我国与这些发达国家和地区在社会制度、文化背景等方面存在诸多差异，各自面对的食品安全问题也不尽相同，但发达国家和地区的检验检测资源整合经验仍能为我国食品安全检验检测工作的发展提供重要借鉴。

一、日本食品安全检验检测资源整合

在过去很长一段时间内，日本一直实行多头管理的食品安全监管制度，2001 年"疯牛病"事件（"BSE 危机"）的暴发使日本传统监管制度的弊端开始凸显。

疯牛病事件发生后，日本进行了全国性大调查，调查发现，全国普遍存在恶意欺骗消费者的食品安全问题，日本国民已陷入强烈的食品消费恐慌。而调查分析结果认为，食品安全监管体制不健全是导致日本陷入食品安全困境的根本原因。原有体制框架下，日本国内的食品安全监管与检测部门众多，各部门职能划分不明确，部门间的沟通协调也不顺畅，这在很大程度上影响了食品安全监管与检测工作的顺利进行，降低了监管、检测工作的有效性。"

"安全神话"的破灭促使日本当局决定打破部门条块分割状态，通过整合

各类食品安全检验检测资源，重新调整食品安全检验检测的资源配置结构。如今，日本已形成了相对高效、科学、灵活的食品安全检验检测体系（图9-1）。

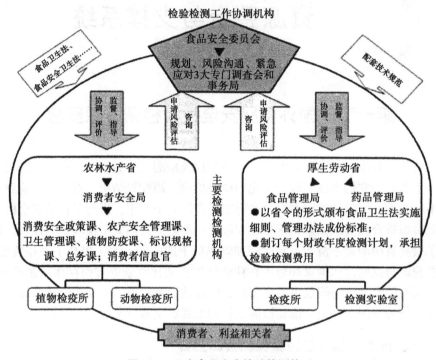

图9-1 日本食品安全检验检测体系

（一）日本食品安全检验检测的硬件资源整合

19世纪以前，受到多头管理的食品安全监管制度的影响，日本的食品安全检验检测硬件资源分布一直较为分散，仅在国家级层面，政府系统内部具有食品安全检验检测职能的机构就多达13个，分别对不同的食品进行检验检测。各检测机构各自负责制定本机构的检测经费预算，自行承担相应检测费用、购置检测设备。在原有体制下，众多检测机构彼此之间鲜有合作，经费、设备资源也不共享，这使得各机构在实际工作过程中，常常发生检测内容重复、检测工作冲突的现象，阻碍了经费、设备资源的有效利用和日本食品安全检验检测工作的有序发展。

从 2001 年起，日本开始对政府系统内部的检验检测职能机构、检测经费和检测设备等硬件资源进行了整合。

在检测职能机构整合方面，日本把 13 个检验检测职能机构整合、缩减为 2 个，即农林水产省和厚生劳动省，二省在检测工作的种类、对象、主体及环节等方面有明确分工（表 9-1）。

表 9-1　检测工作表

种类	检验检测对象	检验检测主体	检验检测环节	检验检测部门
植物检测	瓜果、蔬菜、小麦、大豆等	植物的病虫害	生产、加工阶段	农林水产省（植物检疫所）
动物检测	肉类、水产品	动物传染病	生产、加工阶段	农林水产省（动物检疫所）
食品卫生	其他食品、进口食品	对人类饮食带来危害的物质	进口、流通阶段	厚生劳动省（检疫所）

农林水产省新设的"消费者安全局"全面承担起对生鲜农产品及其粗加工产品在生产、加工阶段的检验检测职能，包括国内生鲜农产品及其粗加工产品在生产环节的安全检测；农药、兽药、化肥、饲料等农业投入品在生产、流通与消费环节的检测；实施进口动植物检疫；国产和进口粮食的质量安全检验检测；国内农产品品质检测等。植物检疫所和动物检疫所是农林水产省的食品安全检验检测执行机构。植物检疫所主要负责进出口植物及植物产品检测，其在全国共有 5 个总部，在全国 14 个城市设有分部，在 68 个城市设有派出机构。动物检疫所主要负责进出口动物及动物产品检测，其总部设在横滨，在主要海空口岸及一般口岸城市设有分部和派出机构。

厚生劳动省内设食品管理局和药品管理局，全面整合了农林水产省检测职责范围外的其他食品及进口食品的安全性检测职能，其在全国各地遍布了检疫所，并指定了 40 余个代行检验检测职能的实验室，检验检测主体为细菌污染和寄生虫繁殖情况，食品中添加剂、农药、兽药、重金属的残留量，大豆、玉米、番木瓜等食品的转基因情况等。

农林水产省与厚生劳动省之间也存在相互合作关系。一方面，对于作为食品或食品原料的进口动植物农产品，须先接受农林水产省的动植物检疫，再接受厚生劳动省指定的卫生防疫部门的检验检测。另一方面，日本政府还于 2002 年 12 月 21 日设立了食品安全委员会作为食品安全的政府最高决策机构，负责综合协调农林水产省与厚生劳动省的检验检测工作。食品安全委员会的产生，使日本的食品安全检测与监管工作形成了"三位一体"的机构格局，进一步促进了农林水产省与厚生劳动省的整合。

在检测经费整合方面，日本改变了以往众多检测机构各自负责制定预算、承担检测费用的局面，授权厚生劳动省全面负责制定每个财政年度的监督检测计划，并承担所有的食品安全检查和实验室检验检测费用。依据检测计划，厚生劳动省统一向农林水产省的消费者安全局和本省的食品管理局、药品管理局划拨专项检测费用，消费者安全局和食品管理局、药品管理局再根据检测计划，逐级向下划拨检测经费。到 2003 年年初，日本基本实现了全国检验检测经费自上而下的集中划拨，厚生劳动省全面掌握了全国食品安全检测经费资源的具体流向和使用情况。

在检测设备整合方面，日本对原本分散在 13 个检验检测职能机构中的检测设备进行了大规模清理，将检测水平较高、能够继续投入使用的检测设备按情况分别整合入农林水产省与厚生劳动省的各级检测机构。根据厚生劳动省的年度检测计划要求，各级检测机构自行决定是否更新检测设备，并各自负责设备购置工作。

（二）日本食品安全检验检测的软件资源整合

食品安全检验检测软件资源整合包括对食品安全检测制度资源、人员资源及信息资源的整合。

日本历来高度重视建立和完善食品安全监管与检测制度资源。1947 年，日本国会制定颁布了《食品卫生法》，在法案中对日本食品安全检验检测职能机构进行了赋权，并对检验检测工作作出了详细规定。2003 年 5 月 16 日，日本参议院审议通过了《食品安全基本法》草案，确立了"消费者至上"和"从农田到餐桌"等食品安全检验检测理念；赋权厚生劳动省开展既定检测工作。此外，日本也陆续颁布了《家畜传染病预防法》《植物防疫法》等专门法，对具体食品的检验检测工作作出了相应规定。但在食品安全检验检测工作的发展过程中，随着社会经济的不断进步和食品类型的日益复杂多样，各项法律间内容冲突严重的现象时有发生。为此，日本国会综合对比了各项法律的相关内容，于 2006 年对《食品安全法》进行了修订，对涉及法律内容冲突的部分进行了重新调整、规定，在一定程度上解决了法律冲突问题。如今，日本已形成了"以《食品卫生法》和《食品安全基本法》为主导、以各项专门法、检验检测实施细则和国际相关检测规定为支撑"的食品安全检验检测法律法规体系，各项法律法规间的整合程度得到提升。此外，日本还对原来 13 个检测机构各自遵循的技术规范进行了系统梳理，并统一制定了配套规范，实现了对检测标准资源的整合。

为了深入促进农林水产省与厚生劳动省间的互动合作，食品安全委员会承担了整合二省人员、信息资源的任务。具体而言，食品安全委员会的这一整合功能是通过三大机制实现的。

1. 风险评估机制

食品安全委员会可以接受农林水产省和厚生劳动省的食品安全检验检测咨询，并根据咨询内容，对既定食品进行检查和风险评估。在这一过程中，食品安全委员会发挥了整合二省检测工作信息的作用。

2. 风险沟通机制

风险评估结果产生之后，食品安全委员会可根据结果向农林水产省与厚生劳动省提供检验检测咨询和政策建议，并对二省的检验检测工作进行监督协调。此外，食品安全委员会还形成了委员会、行政机构、消费者与企业的多方信息沟通渠道，可将从该渠道搜集到的信息传递给农林水产省和厚生劳动省，这使得食品安全委员会间接建立起了协调二省间关系以及二省与消费者、企业间关系的有效路径。

3. 危机应对机制

在发生食品安全问题危机事件时，日本政府会在食品安全委员会事务局内成立临时性总部，总部由食品安全担当大臣、厚生劳动大臣、农林水产大臣、食品安全委员会委员长和其他相关大臣共同组成。因此，在危机事件发生的情况下，食品安全委员会还能够对农林水产省与厚生劳动省起到整合人员资源的作用。

在日本现行的食品安全检验检测体系中，两大检测机构——农林水产省和厚生劳动省彼此分工又相互合作，食品安全委员会在二者之间承担着资源协调者的角色。这一资源配置格局明确了各机构在食品安全检验检测工作中的功能与定位，在一定程度上改变了以往检验检测部门间职能划分不清的问题，提升了日本食品安全检验检测工作效率。然而，在现实运行中，日本食品安全检验检测体系也遭遇了不少问题。例如，作为资源协调机构的食品安全委员会的权威性明显不足。由于食品安全委员会属于审议会性质，不享有直接行政权力，虽可对农林水产省和厚生劳动省进行建议、咨询和监督，但无直接有效的制约权限，这大大削弱了食品安全委员会的资源协调能力。

二、美国食品安全检验检测资源整合

1998年以前，美国一直推行部门分割管理的食品安全检验检测与监管体制。对于食品安全检验检测工作而言，这一方面表现为联邦与地方分割检测，即联邦一级负责对进出口食品及州际间流通食品的检验检测，地方政府独立负责各自辖区内食品的检验检测工作；另一方面表现为同级不同部门分割检测，无论是在联邦层面还是在地方各州，都设置了不同的食品安全检验检测职能部门，分工负责对不同食品、不同环节的检验检测工作。

在分割管理的食品安全检验检测体制下，联邦与地方、地方与地方之间的检测机构职能设置、经费安排与设备配置都不统一，人员配置与管理模式、所遵循的检验检测标准也不尽相同，且相互间的检测信息沟通交流程度也较弱，使得联邦与地方间的食品安全检验检测工作常产生冲突。这都给美国食品安全检验检测与监管工作埋下了不少隐患。1998年，美国政府经过大刀阔斧的改革，明确划分了各检测部门职责，成立了相应的协调机构。建立起了综合性的、资源相对集中的食品安全检验检测体系（图9-2）。

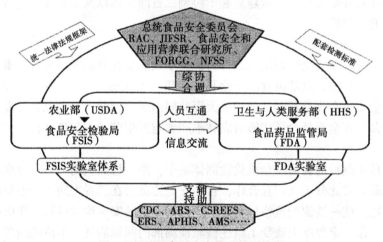

图9-2 美国食品安全检验检测体系

（一）美国食品安全检验检测的硬件资源整合

美国食品安全检验检测硬件资源整合工作主要完成了对联邦与地方检验检测机构的垂直整合，将原属于地方机构的食品安全检验检测职能纳入联邦各级机构，由联邦一级全面负责对所有食品的各个环节进行检验检测。在处理联邦与州食品安全检测权限时，遵循"联邦权力列举，剩余权力保留"的原则，由联邦一级负责全国范围内的所有食品安全检验检测工作，地方政府则负责协助联邦政府机构进行检测。

目前，美国已将食品安全检验检测工作主管机构整合为了二大机构，即农业农村部（USDA）的食品安全检验局（FSIS）和卫生与人类服务部（HHS）的食品药品监管局（FDA）。而 FSIS 则整合了 80%的经费与设备资源。

1. 食品安全检验局（FSIS）

食品安全检验局（Food Safety and Inspection Service）隶属美国农业部，主管国产和进口的家禽、肉类和部分蛋类产品的安全问题，其在食品安全检验检测方面的主要职责是检测用作食品的动物，肉、禽屠宰厂和加工厂，与农业农村部市场销售局合作，检测蛋制品；进行微生物、化学污染物、病原微生物、毒素的检验检测；制定食品添加剂和其他配料的使用标准；制定工厂卫生标准，确保所有进口肉、禽加工产品符合美国标准等。美国政府划拨了大额专项经费。建立了完善的实验室体系为 FSIS 的检测工作提供重要技术支撑。（图9-3）

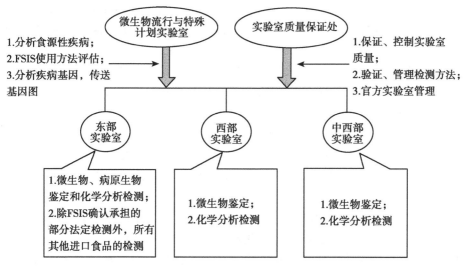

图9-3 FSIS 实验室体系

实验室体系包括三大官方区域性实验室和两大专门性的管理协调机构，三大官方区域性机构即东部实验室、西部实验室和中西部实验室。两大管理协调机构包括微生物流行与特殊计划实验室和实验室质量保证处。西部实验室是所有实验室中成立时间最早的实验室，位于加利福尼亚州的阿拉米达，主要任务是进行微生物鉴定和化学分析检测。东部实验室位于佐治亚州，主要负责微生物、病原生物鉴定和化学分析检测工作，除了FSIS确认实验室承担的部分检测工作外，还要承担其他所有进口食品的法定检验工作。中西部实验室位于密苏里州的圣路易斯，主要任务同样是进行微生物鉴定和化学分析检测。而微生物流行与特殊计划实验室以及实验室质量保证处则相当于三大实验室的协调、管理机构，负责沟通三大实验室间的信息。

为了培育社会实验室网络，提升社会食品安全检验检测能力，FSIS还针对州政府实验室及企业内设实验室等非联邦政府实验室实行了实验室确认计划，确认一批有能力从事官方样品检测的实验室。实验室获得确认资格后，便可替代官方实验室对法定的肉类、禽类食品样品进行化学检测，检测主体是FSIS指定农药残留、食品化学成分及毒害物检测。

2. 食品药品监管局（FDA）

食品药品监管局（Food and Drug Administration）隶属卫生与人类服务部，负责监管除肉类、禽类以外的其他80%的食品，其主要执行机构是"食品安全与实用营养学中心"（Center for Food Safety and Applied Nutrition，CFSAN）。

与FSIS相比，FDA的食品安全检验检测经费极为有限，这使得FDA各次食品安全检验检测工作间的间隔期很长，常常出现一年开展一次检验检测工作的情况。同时，这也令FDA只能主要依靠颁布食品标准的方式来实现自身的监管、检测功能，FDA不仅负责制定和执行一系列针对食品选择、储存、运输等各领域的检测标准，也负责制定针对特定食品的标准。

对于国内食品，一般由州政府或其他地方政府发放许可证，FDA进行不定期抽查和检测；对于进口食品，FDA则会每年去15~20个国家对生产企业实施现场检查，而所有食品在进入美国时，也都要在关口接受FDA抽检，经检测未合格的，海关不得放行。

检验检测实验室是FDA最为重要的检验检测硬件资源。FDA共有12个实验室，分布在全国5个地区，各实验室负责为本地区的FDA地区办公室以及执法人员的执法活动服务。FDA实验室在开展食品安全检验检测工作过程中会保留相关样品。若检测工作当事人对FDA实验室的检测结果有所质疑，虽不得申请FDA实验室进行再次检测，但可聘请社会实验室进行再检。如果两次检测结果不同，当事人可申请FDA总部裁决，或提请法院审查。此外，FDA还设有一个兽药中心，负责检测兽药，以减少兽药残留风险。

3. 食品安全检验检测工作辅助机构

FSIS 与 FDA 的一个最大的区别是，FSIS 须对畜类和禽类加工厂加工的全过程进行检测和监督，FDA 则只需不定期开展食品检验检测。然而，两部门之间也建立了良好的合作关系，达成了执法合作备忘录，双方每个月都会进行会晤，以求互通资源、共同保障食品安全检验检测工作的执行质量。

为了确保两大主管部门更好地开展检验检测工作，美国还建立了四个辅助与支持机构，为 FSIS 与 FDA 提供资源支持，并推进整合二者检测工作。一是 HHS 疾病预防控制中心（CDC），负责搜集食源性疾病数据，为主管部门提供参考；二是农业农村部农业研究服务局（ARS）、各州研究合作机构（CSREES）和经济研究服务局（ERS），主要负责研究食品安全及检验检测相关问题；三是动植物健康检测局（APHIS），负责监测动植物疾病，并进行风险评估；四是国家海事渔业局，负责海产品分级和自愿检测。

此外，至少还有 12 个部门致力于辅助、支持食品安全检验检测工作的进行。例如，农业市场服务局（AMS）建立了新鲜水果与蔬菜检测体系，通过新鲜产品部提供官方检验、分级和认证服务，并为检验检测工作主管机构提供重要参考；联邦谷物检验局（FGIS）则建立了粮食检验体系，该体系由联邦、州立、私营实验室和企业内设实验室构成，主要负责实施相关的国家质量保证和质量控制计划。

在各地区的食品安全检验检测工作中，州和地方卫生部门则具体负责填补联邦部门权限的空白。与此同时，为进一步整合联邦政府与地方政府之间、各食品安全机构之间的监管资源，美国还成立了总统食品安全委员会、风险评估委员会（RAC）、食品安全联合研究所（JIFSR）、食品安全和应用营养联合研究所、食源性疾病暴发反应协调组织（FORGG）、国家食品安全系统工程（NFSS）六个协调组织，以解决检测、监管权力分散，部门间合作效率低的问题，其中，总统食品安全委员会是食品安全检验检测与监管工作的最高权力机构。这一资源集中型的分散模式在一定程度上提升了美国政府的食品安全检验检测水平。

（二）美国食品安全检验检测的软件资源整合

1. 食品安全检验检测制度资源整合

美国已拥有几乎涵盖所有食品类别与食品链环节的法律体系，为食品安全检验检测工作提供制度保障。通过对相关法律进行长期修订、整理，美国已基本厘清了不同法律间的冲突内容，对食品安全检验检测与监管法律制度进行了

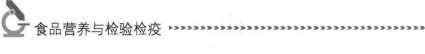

相应整合。

具体来说，美国现有的与食品安全检验检测工作直接相关的法律法规主要有《联邦食品、药品和化妆品法》《联邦肉类检验法》《禽类产品检验法》《蛋类食品检验法》《联邦杀虫剂、杀真菌剂和灭鼠剂法》《食品质量保障法》《公共卫生服务法》和《联邦管理法典》。

《联邦食品、药品和化妆品法》是当前美国的核心食品安全法令，为各项食品安全检验检测法令提供基本原则和框架，对各检验检测部门的相应权限作出具体划分。《联邦肉类检验法》《禽类产品检验法》和《蛋类食品检验法》为相应食品的检验检测工作提供具体法律指引，三部法律也同时要求向美国出口相关产品的国家必须具备等同于美国检验检测项目的检测能力，这在一定程度上向相关国家提出了较高的安全需求。《联邦杀虫剂、杀真菌剂和灭鼠剂法》对与食品有关的有毒液剂的使用和残余都进行了明确规定。《食品质量保障法》则对部分检测机构进行了明文授权，并要求加强了关于饮用水的检测与管理。《公共卫生服务法》对 FDA 进行了进一步授权。《联邦管理法典》则具体规定了食品与药品部分的具体检验检测规则。在《联邦食品、药品和化妆品法》的统领下，各项法律共同组成了统一的食品安全检验检测与监管制度框架，相互之间很少发生内容冲突。

2. 食品安全检验检测人员资源整合

美国将大量原本分散在联邦其他检测职能机构及各地方检测机构中的检测技术人员整合入 FSIS，大规模扩充了 FSIS 的食品安全检验检测队伍。如今，FSIS 有 7300 名全职监督人员驻扎在全国 6200 个畜类、禽类食品加工厂，且 FSIS 投入了 80% 的人头经费用于相关加工厂的检测与监管工作。FSIS 实验室聚集了大量高端技术人才，东部实验室有约 200 名专业工作人员，西部实验室拥有专业的微生物学家，中西部实验室拥有专业化学家，微生物流行与特殊计划实验室则配备了专业兽医。FSIS 对任职人员的培训非常严格，实验室工作人员必须接受 ISO 程序的培训。而 FDA 拥有的人员资源则明显少于 FSIS，其并没有足够的人手去开展针对所有相关食品的检验检测工作。

然而，FSIS、FDA 与其他食品安全检验检测工作辅助机构之间会进行人员互通。例如，FSIS 与 FDA 有官员常驻在部分派出机构内，这些派出机构也有官员常驻于 FSIS 与 FDA。而总统食品安全管理委员会中，由农业农村部部长、卫生部部长和科学与技术政策办公室主任共同担任委员会主席，形成"三权分立"模式，以对食品安全检验检测及监管工作进行一体化监控。

3. 食品安全检验检测信息资源整合

目前，FSIS 的所有实验室都已广泛应用了实验室信息管理系统和实验室电子申请结果通知单系统，负责搜集、存储从样品接收到检测结果全过程的信息，通知单系统负责向各实验室传输相关信息。

FDA 开发建立了电子实验室交换网络，旨在为全美具有相关职能的机构提供一个交换食品安全检验检测数据的平台，实现各部门间的检测信息共享。这一快速共享可靠数据的系统可帮助相关部门避免重复检测。对于针对不同环节和不同专业（如病源学、兽医学、生物学、化学等）的检验检测工作而言，这一系统也有利于扩大检测结果的被承认范围。此外，FSIS 和 FDA 也与其他辅助机构建立了相互合作关系，在信息方面互通有无。

总的来说，美国改变了联邦与地方分割检测的局面，扭转了同级不同部门分割检测的局面，建立了联邦机构为主、地方机构为辅的食品安全检测格局。FSIS 和 FDA 与其他辅助机构在明确划分各自职责的基础上，联合起来形成了庞大、多层次、相互制约、并贯穿于"从农场到餐桌"全过程的食品安全检验检测体系。但总体来看，美国的食品安全检验检测资源整合程度仍不够高。第一，虽然美国设立了总统食品安全委员会，但仍缺乏统一的总体领导机构来根本制约如此庞大的检测体系，这容易引发检测机构间的利益冲突；第二，由于缺乏一套完整的资源整合机制，使 FSIS、FDA 与各检测辅助部门间的协调性仍旧不强，这也在一定程度上降低了美国食品安全检验检测体系的整体水平。

三、欧盟食品安全检验检测资源整合

欧盟作为一个国家共同体，其食品安全检验检测与管理体制具有两重性，欧盟与各成员体的食品安全管理机构间呈现出既相对独立又相互融合的状态。目前，欧盟各成员体的食品安全检验检测工作基本都由各国的相关部门负责，欧盟食品安全部门则负责综合指导、协调各国检测工作，形成了"各国主导、欧盟协调"的食品安全检验检测体制。而欧盟及各成员体都很注重科学管理和配置检验检测资源，并提升各类检测资源的整合程度（图9-4）。

（一）欧盟食品安全检验检测的硬件资源整合

2005 年 6 月 21 日，欧盟委员会正式成立了欧盟食品安全管理局（FSA）统一管理欧盟所有与食品安全有关的事务，负责建立成员体食品卫生和科研机构的合作网络，包括指导、协调各成员体的食品安全检验检测工作，提升成员

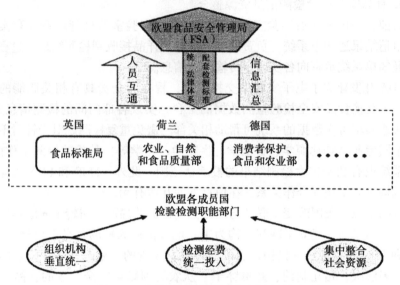

图9-4 欧盟食品安全检验检测资源整合

体检测工作的整合程度。FSA对欧盟及其成员体食品安全检验检测硬件资源的整合主要体现为对检测职能机构的整合。在FSA的督导下,包括英国、荷兰、德国在内的一些欧盟成员体对原有的监管体制进行了调整,将食品安全检验检测与监管职能高度集中到了一个组织系统。

1. 英国

英国在中央一级设立食品标准局(FSA),地方各郡、区设立相应机构,实行垂直管理,保证检验检测机构整合于同一组织系统。

FSA是英国政府为解决食品安全问题所专设的独立监督机构,其对食品安全检验检测工作负总责,负责食品全过程检验检测,并监督下级检测机关的检测工作。对肉类食品的检验检测工作由FSA下属的肉类卫生服务局承担,肉类卫生服务局的食品卫生官员每天在大型肉制品和水产品批发市场进行抽样检测。超市、餐馆及食品零售店的检验检测工作则由相应的地方管理当局负责。遍布全国的权威检测机构和实验室拥有先进的检测设备,可以对种类繁多的食品进行专业检验检测。这些检测机构和实验室主要为政府服务,经费由地方政府提供,不接受私人委托,检测结果具有较强的法律效力。

2. 荷兰

农业、自然和食品质量部是荷兰食品安全主管部门,其下属的食品和非食品安全总司整合了全国食品安全检验检测官方机构，直接主管荷兰食品安全检验检测工作，负责制定详细的检验检测规则，由其下属或协议机构具体执行检测任务。

食品和非食品安全总司的直接下属机构是国家畜牧肉品检查署（RVV）及健康保护和兽医卫生检查署（KVW）。RVV 负责屠宰厂的检验检测工作并对第三国进口食品进行检测（作为欧盟成员，荷兰对来自欧盟其他成员体的食品实行免检）。KVW 则主要负责批发市场、餐馆及零售商店等的食品检测工作。

3. 德国

德国实行中央集权式的食品安全监管模式，消费者保护、食品和农业农村部（RMVEL）是统一管理部门，在 RMVEL 的统一监管下，各州设有负责检验检测工作的相应机构。以北莱茵河——威斯特法伦州为例，州最高主管部门是州环境自然保护、农业和消费者保护部，其下设 5 个官方机构负责监控食品安全检验检测工作，而具体检测工作则由州化学和兽医检查局、药品检查局和兽医检查站负责开展。

除了具有官方的检验检测机构外，德国还建立起了非官方的检验检测体系。一方面，德国拥有企业食品安全的自我检验检测体系，从源头上保证食品安全。另一方面，德国还具备外部机构检验检测体系，由介于企业与政府之间的独立外部技术检测机构受政府、企业、行业协会等机构的委托开展食品检测，收取一定报酬。

（二）欧盟食品安全检验检测的软件资源整合

相对于食品安全检验检测硬件资源的整合情况而言，欧盟对软件资源的整合程度更高。

在食品安全检验检测制度资源整合方面，欧盟已实现了对各成员体食品安全检验检测制度资源的高度整合。为统一协调内部食品安全检验检测与监管规则，欧盟陆续制订了《通用食品法》《食品卫生法》等 20 多部食品安全法律法规，形成了强大的法律体系。同时，欧盟也制订了一系列检验检测标准及检测规范要求，在动植物疾病检测、农药残留检测、进出口食品准入检测标准等方面作出了详尽规定。目前，欧盟已将各成员体的相关法律制度纳入到了欧盟法律体系的整体框架之中。

以英国、荷兰和德国为例，英国已建立了较为完善的食品安全检验检测与监管法律体系，主要由国际条约与国内法构成。国际条约主要就是欧盟的相关法律和区域性条约，对英国的食品安全检验检测工作具有指导性、规范性和约束性。国内法包括基本法律和专门规定，基本法律对食品安全检验检测工作作出宏观性规定，专门规定是基本法律的必要补充，主要是对检验检测工作的具体细节作出规范，而这些国内法都以欧盟相关法律为参照，统一于欧盟法律框架之下。而对于荷兰的食品安全检验检测工作而言，欧盟法令、指令也是工作的直接制度依据，如 RVV 就主要依照欧盟《通用食品法》和欧盟关于进口食品检验检测的指令来开展检测工作。德国更是将欧盟法律体系中所有与食品安全检验检测有关的内容全部转换为国内法，目前德国实施的《食品法》中有关检验检测的规定多达数万条。

在食品安全检验检测人员资源整合方面，各国官方检测机构中的专业技术人员都由各国最高级检验检测机构统一聘用与管理，并负责向下安排岗位。成员体各级官方检测机构中的检测人员都是经过长期培训的、全职的技术人员。此外，欧盟食品安全管理局的部分成员来自各成员体国家级检测机构的领导层，这在一定程度上起到了整合各国人员资源的作用。

在食品安全检验检测信息资源整合方面，一来，欧盟各成员体基本完成了本国食品安全检验检测信息整合，由于各级检测机构实行自上而下的垂直管理，使得各机构间能够实现检测信息的通畅传递，而在德国，官方检测机构与非官方检测机构也能进行信息沟通和相互对话。二来，欧盟食品安全管理局通过接收、传递、整理、统一发布各成员体检测信息，实现了对各成员体检测信息资源的高度整合。

可以看出，虽然欧盟各成员体独立负责执行本国食品安全检验检测工作，且各自掌握检验检测资源，但欧盟仍在一定程度上实现了对各国检验检测资源的协调、整合。尤其是在制度资源方面，欧盟的法律法规体系基本成为各成员体检验检测工作的统一依据。欧盟食品安全检验检测资源整合实现了欧盟各国在食品安全检验检测工作上的互动沟通，提升了欧盟及其成员体的检验检测效率，推动了各国检测水平的共同提高。但是，欧盟大区域层面的资源整合工作基本都集中在软件资源层面，欧盟至今没有建立具备检测职能的机构，也没有整合检测经费和检测设备，对于各国检测机构而言，欧盟食品安全管理局并没有足够的权威性，检测机构可以选择接受或否决欧盟食品安全管理局的建议。

四、国外食品安全检验检测资源整合的比较分析

科学完整的食品安全检验检测体系是判断食品安全与卫生的主要手段，是

保证食品安全监管有效进行的技术基础。而一国食品安全检验检测体系是否科学完整，很大程度上取决于该国食品安全检验检测资源的配置结构是否合理。

19世纪至今，日本、美国和欧盟等发达国家或地区都在不断进行食品安全检验检测资源整合的实践探索，它们在整合对象、整合范围、整合方式和整合程度上有所不同，但总体看来，日本、美国和欧盟的整合工作仍呈现出了诸多共同特征。

（一）系统梳理原有检测资源，重新划定检测资源产权

产权明晰是降低交易成本、取得高经济效益的前提。检验检测资源属于公共产权，检测资源产权不明易造成检测工作冲突、检测成本上升、检测效率低下等问题。因此，要保证食品安全检验检测工作的顺利推进，就必须从根本上解决检测资源产权不明的问题。而明晰的资源产权也是实现资源整合的必要前提。在实行食品安全检验检测资源整合的初期阶段，日本、美国、欧盟及其成员体都对原有分散监管体制下的食品安全检验检测资源进行了系统梳理，并重新划定了各项资源产权。

在检验检测职能机构方面，日本、美国和欧盟各成员体都对原有体制下众多分散的检验检测职能机构进行了大规模清理，撤销了大量冗余机构，重新划定了检测职能产权。日本对原有的13个检测职能部门进行了彻底清理，将原部门的检测职能分类划归农林水产省和厚生劳动省，并明确了二省之间的职能分工。美国则重新梳理了联邦检验检测机构与地方检验检测机构的关系，对原本由地方机构独立掌握的检测职能进行了重新划分，将检测职能机构资源剥离了各地方政府。欧盟范围内的检验检测职能机构始终由欧盟各成员体独立负责管理、运行。欧盟食品安全管理局成立之后，英国、荷兰、德国等成员体纷纷开始清理国内所有检验检测职能机构，对各机构采取了撤销或重新设定职能等措施，并重新划定了检测机构。

在检验检测经费、设备资源方面，各国也对原有检测经费、设备管理体制进行了较为彻底的改革。日本重新界定了所有官方检测机构的经费资源产权，将产权划归厚生劳动省，改变了众多检测机构各自负责制定预算、独立承担检测费用的局面，并根据实际情况，将原机构拥有的部分检测设备按需配备给农林水产省与厚生劳动省。美国及欧盟各成员体在重新安排检验检测职能机构的同时，也调整了检验检测经费、设备的配置模式，对于不在履行检测职能的机构，则收回其检测经费、设备资源产权。

在检验检测制度资源方面，因检验检测相关法律法规制度原本就有划定检

测资源产权的作用，因而日本、美国、欧盟以及欧盟各国都极为重视对原有检测制度的重新梳理。为解决各项法律法规间内容严重冲突的问题，日本、美国和欧盟众多成员体都通过综合对比、梳理国内各项法律的相关内容，对冲突部分进行了修订。欧盟则是在系统梳理各成员体检验检测制度、明确各国检测制度特征的基础上制定出适用于欧盟范围内的检测法律法规。

在检验检测人员资源方面，各国也都对分散在原有检测职能机构中的检测技术人员及其他工作人员进行了重新安排。

日本、美国、欧盟及其成员体都对原有检测资源进行了系统梳理，进一步明晰了各项检测资源的产权归属，使新体制下的各检测职能机构能够更为明确地履行自身职责，缓解了检测机构间职能重复、经费设备浪费严重、检测制度缺乏一致性等问题。

（二）全面整合各项检测资源，逐步推进资源整合工作

对于任何一国的食品安全检验检测工作而言，都需要充足的检测资源作为基础保障。检测资源主要有硬件资源和软件资源，硬件资源指检测机构资源、检测经费资源和检测设备资源，软件资源包括检测制度资源、检测人员资源和检测信息资源。这六大资源共同组合成食品安全检验检测工作的资源整体，互相交融、互相支撑、缺一不可。在各项检测资源分散在众多检测部门，且各部门彼此拥有大量同质性检测资源的情况下，易产生检测部门间利益争夺激烈、检测工作效率低下等问题。因此，为了解决各检测部门间的利益冲突问题、提升食品安全检验检测能力，日本、美国、欧盟都强调对机构、经费、设备、制度、人员及信息资源的全面整合。

整合检验检测职能机构是各国食品安全检验检测资源整合工作的切入点。日本将原有体制下国家级层面的 13 个检验检测职能机构整合为 2 个，即农林水产省与厚生劳动省，减轻了日本检测机构过多造成的负面影响。美国则完成了对联邦与地方检验检测机构的垂直整合，按照“联邦权力列举，剩余权力保留”的原则建立了统一的检测机构框架。以英国、荷兰和德国为代表的欧盟成员体更是在国家层面设立了唯一的检测工作领导机构。总体看来，各国都形成了中央检测部门统一领导的垂直组织结构。

整合检验检测经费、设备资源是各国食品安全检验检测资源整合工作的支撑点。为使原本分散在不同检测机构中的检测经费、设备得到集中利用，提升检验检测效率及水平，各国都对检测经费与设备进行了不同程度的整合。日本将所有官方检测经费资源产权统一划归厚生劳动省，美国将 80% 的检测经费

集中划归食品安全检验局，欧盟各国的检测经费也都由国内最高级检测机构统一负责管理与划拨。而各国也对原有机构内的检测设备资源进行了分类，并按类别整合入现行检测机构。

整合检验检测制度资源是各国食品安全检验检测资源整合工作的着力点。各国虽然都制定了种类繁多的相关法律法规，但所有法律法规都基本统一于一个制度框架之下，相互之间少有内容冲突。且各国都依据法律法规制定了相应的配套检测标准，构建了统一、协调的标准体系。可以说，在六大检测资源中，各国检测制度资源的检测程度都是最高的。尤其是对于欧盟的整合工作而言，欧盟各成员体间的资源整合主要就体现为制度资源的整合。

整合检验检测人员、信息资源是各国食品安全检验检测资源整合的发展点。欧盟各国的检验检测人员都由国内唯一的检测主管机构统一管理，且各级检测机构间信息传递渠道通畅，实现了对检测人员与信息资源的高度整合。欧盟通过集中汇总、发布各国检测信息，实现欧盟范围内的信息资源整合。日本、美国则通过人员交流、人员交互任职、建立机构间信息交流系统等方式推进检测人员、信息资源整合。而人员、信息资源的整合也是各国进一步推行整合工作的发展方向。

仔细分析各国食品安全检验检测资源整合工作，可以发现，各国都强调"全过程"检测，不论是由一个职能部门统一垂直负责开展检验检测工作，还是由多个职能部门共同进行检验检测，都不会将同类食品或某一类食品的生产、加工和销售过程进行人为分割，而是实行"以品种检测为主"的工作体制，保证对检测对象进行"从农田到餐桌"的全过程检测。

此外，发达国家，特别是美国和欧盟，还致力突破传统的资源整合框架，开始积极寻求利益相关者的合作，注重整合企业、中介组织、民间机构等社会力量的食品安全检验检测资源，以建立社会协作式、参与式的检验检测工作机制，从而将检验检测工作置于广泛监督之下，既能提升检测工作技术水平、提高检测效率，又可减少失误。

总体来看，各国食品安全检验检测资源整合工作一方面强调整合的全面性，即对各项资源进行全方位整合；另一方面也强调整合的渐进性，即从机构、制度整合，到经费、设备整合，再到人员、信息整合，逐步推进整合工作。

（三）设置综合辅助协调机构，助力提升资源整合程度

在各国及欧盟的食品安全检验检测资源整合过程中，综合辅助协调机构在

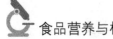

促进整合进程、提升整合程度方面发挥着举足轻重的作用。通过设立统一的监督协调机构，日本、美国和欧盟进一步推进了各检测机构或欧盟各国间的资源整合。如日本设立了食品安全委员会综合协调农林水产省与厚生劳动省的检验检测工作，促进了二省间检测工作、人员和信息整合。美国更是成立了总统食品安全委员会等六个协调组织，来促进 FSIS 与 FDA 间的资源整合。欧盟食品安全管理局（FSA）则是欧盟协调各成员体的食品安全检验检测工作、提升成员体检测工作整合程度的重要载体。

第二节　我国食品安全检验检测资源的配置与整合模式

一、我国食品安全检验检测资源的总体配置

近年来，随着瘦肉精事件、大头娃娃事件、三聚氰胺事件等食品安全事件发生，食品安全问题已成为我国各级政府及社会共同关注的热点。2004 年，我国出台了《国务院关于进一步加强食品安全工作的决定》，要求各级地方政府及相关部门全力抓好食品安全工作，科学落实食品安全检验检测工作。《决定》还特别强调要健全食品安全标准，推进食品安全检验检测体系的建设。

2007 年 8 月 17 日，国务院新闻办发布了《中国的食品质量安全状况》白皮书，指出，经过数年的不懈努力，我国已建立了一批具有资质的食品安全检验检测机构，基本形成了具有中国特色的食品安全检验检测体系，为保障人们的饮食安全提供了有力保障。

（一）三级检测机构网络初步形成

目前，我国的官方食品安全检验检测机构可分为三级，第一级是食品安全毒理学审查评价中心，第二级是设在各省的国家级食品检验检测中心，第三级是设于全国 360 个地市质检机构内的食品检验室和在全国 2 400 个县的理化检验室（图 9-5）。检测范围全面覆盖了各类国内食品与进出口食品从生产到消费的各个环节。

在国内食品检验检测方面，我国建立了一批具有资质的检验检测机构，初步形成了"国家级检测机构为龙头品检验机构为补充"的机构格局，省级和部门食品检验机构为主体。我国还对一批食品安全检验检测机构实行资质认

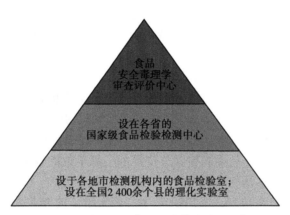

图 9-5　我国三级食品安全检验检测机构

定，目前已有 3 913 家食品类检验检测实验室通过了实验室资质计量认证。而国家质检总局也在全国建立起了 30 多家国家级食品安全检验检测中心。

在进出口食品检验检测方面，我国初步建立、形成了以 35 家"国家级重点实验室"为龙头的进出口食品安全检验检测组织结构。目前，全国已有 163 家进出口食品检验检测实验室，可检测各种食源性致病菌以及 786 个安全卫生项目。

以农产品检验检测组织机构为例，截至 2006 年，我国已建成 323 个国家级（部级）农产品质检中心、1 780 个省地县级农产品检测机构，形成了"部级、省级、地市（县）级互为补充，常规检测和快速检测互相配套"的农产品质量安全检验检测体系。而全国省、地市、县级的农产品检测机构中，也有 400 余家机构获得了计量认证。这些机构在很大程度上保障了各类农产品质量安全，并为各地开展农产品质量管理、实施农产品质量安全市场准入提供了重要的信息依据。

（二）检验检测技术体系日益完善

随着三级食品安全检验检测组织结构的建立和国内外现代生物科技的不断进步，我国开始注重发展、更新和完善检验检测技术体系。

目前，我国的食品安全检验检测技术体系中包含了 219 项实验室检测方法，我国的食品安全检验检测机构还研制出了 81 个检验检测技术相关试剂，开发出了相应的现场快速检测技术。此外，为了有效检测出 H5、H7 和 H9 等不同类型的禽流感病毒，我国检测实验室还研制出了 RT-PCR 测试试剂盒。

这一系列新研发并投入应用的检验检测技术，在保证我国食品安全检测结果的科学性、提升检验检测效率、保障我国食品贸易安全等方面，都发挥了重要作用。

（三）检测人员素质结构趋于优化

我国各级食品安全检验检测机构的工作人员队伍也日益呈现出高素质化、专业化的特点。而这一点在较高级别的检验检测机构中体现得尤为明显。

以我国农业农村部部级质检机构为例，这批部级检验检测机构基本都是在已有的农业科研单位、高等院校以及技术推广等单位的基础之上建立起来的，有着较为雄厚的技术基础及强大的人才集聚优势。目前，我国部级农业之间机构现有工作人员约6 400人，其中具硕士、博士学位的专业人才总数占总人数的6.7%，拥有高级职称的工作人员数占总人数的32%。我国各进出口食品安全检测机构中，也有近2 000位直接从事进出口食品安全检验检测工作的专业技术人员，且人员的年龄结构合理，专业方向也对口。

（四）食品质量安全标准逐步统一

在以往食品安全检验检测工作过程中，常常出现食品安全标准间内容交叉重复、层次不清，甚至相互矛盾的现象，这大大影响了我国食品安全检验检测工作的执行效率，降低了我国检验检测体系的科学化水平。为了解决这一问题，我国废止了530余项国家标准和行业标准，并对1 800余项国家标准、2 500余项行业标准、7 000余项地方标准及14万余项企业标准进行了清理、修改。同时，我国还加快制定了新的食品安全标准，新制定了200余项国家标准。下达了280余项国家标准制订计划，并加大了对标准的宣传及推行力度，以推进食品生产企业严格执行相关标准。

这一系列"废、改、并"举措的实质就是对现有食品安全质量标准的整合，在一定程度上缓解了各食品质量安全标准间的冲突和矛盾，为各食品安全检验检测机构提供了更为清晰、具体的检测工作执行依据。

中国食品质量安全标准化的工作由国家标准化管理委员会统一管理，负责统一立项、统一审查、统一编号和统一批准发布标准。而国务院的相关行政主管部门则具体负责本部门和管辖行业的食品安全标准。

目前，我国已初步形成了门类齐全、结构相对合理，且具有一定配套性和完整性的食品质量安全标准体系。虽然我国已初步建立了一套具中国特色的食品安全检验检测体系，但在我国食品安全检验检测工作的实际运作过程中，仍面临着不少问题。

1. 我国食品安全检验检测制度体系不完善

（1）食品安全检验检测法律法规相互冲突。我国现已形成了以《中华人民共和国食品卫生法》与《中华人民共和国食品安全法》为主导，以《产品质量法》《食品卫生行政处罚法》《食品卫生监督程序》及国务院有关部门的特殊规定为辅助的食品安全监管法律法规体系，为我国食品安全检验检测与监管工作提供了重要制度依据。然而，这些法律法规间却存在严重的相互冲突。比如《食品卫生法》规定全国食品卫生监督管理工作由国务院卫生行政部门负责，《产品质量法》规定全国产品质量监督工作由国务院产品质量监督部门负责，但实际上，食品卫生与食品质量本就是两个难以区分的概念，这导致卫生行政部门与产品质量监督部门间的权限划分不清晰。此外，根据法律法规规定，国家食品药品监督管理局负责综合协调食品安全检验检测与监管工作，农业农村部负责初级农产品监管，质检总局负责生产加工环节的监管，工商总局负责流通环节的监管，卫生部负责消费环节的监管，商务部负责行业监管，而地方政府须对本地食品安全负总责，这使我国食品安全检验检测与监管职能分散在各个部门。而从各部门的管理体制上来看，卫生、农业、商务系统实行从中央到地方的分级管理体制，质监、工商、食品药品监督系统实行中央到省分级管理，省以下垂直管理的体制，这种各部门分散管理却条块分割的现象，无疑增加了地方政府协调的成本和难度，形成了"多龙治水"却"难成重拳"的局面。

（2）食品安全检验检测标准不完善。食品安全检验检测标准整合度不高，检测标准间的交叉重叠现象仍较为严重。虽然，从制度逻辑上看，我国已初步形成了门类齐全、结构相对合理的食品质量安全标准体系，各部门制定安全标准的职能范围也较为清晰，然而，现实中往往会出现各部门制定发布的众多标准交叉、重复的现象。

2. 我国食品安全检验检测资源分布不合理

（1）我国检验检测资源纵向分布不平衡。当前我国的食品安全工作及其财政保障实行分级负责制，各级检验检测机构的财政支出由各级政府负责，由于较低级别的地方财政相对困难，使低级别的检测机构难以配置高质量的检测设备和检测人员，这造成了我国省部级以上检测机构的检测水平与地市级以下检测机构的检测水平间的明显差异。目前，我国市级以下的基层检验检测机构特别是县级检验检测机构检测技术落后、设备老化、开展检测的项目少、范围窄，检测水平低，检测能力弱，检测的结果只能作为参考数据，缺乏法定性和

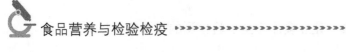

权威性。

（2）我国检验检测资源横向分布不合理。我国绝大多数检验检测机构现都集中在主城区，有些偏远县区却很少有甚至没有检验检测机构，这严重制约了我国基层检验检测工作的整体发展。而各地的检测设备、人员又被分散在卫生、质监、农业、工商等部门内，由于各部门间缺乏相互合作的机制，使得我国检验检测工作，特别是基层检验检测工作重复开展、互相冲突的现象严重。

3. 我国食品安全检验检测能力总体较弱

这主要体现为我国检验检测工作的可测项目少且耗费时间长。我国缺乏对一些与食品安全密切相关的食品安全指标的系统研究，很多在国外已被承认的指标尚未被纳入我国检验检测项目。同时，我国各级食品安全检验检测工作所需耗费的检测时间也总体偏长，基本上只能提供"快速不准确，准确不快速"的检测，对突发性食品安全的快速反应能力明显偏弱。

二、我国省市级食品安全检验检测资源整合情况

为了解决食品检验检测工作过程中各检测部门协调不顺、沟通不畅的问题，并最大化发挥检验检测资源功效、提升检验检测水平，我国许多省市早已开始尝试对检验检测资源进行整合，经过数年的实践探索，部分省市的资源整合工作取得了较好成效。

（一）上海市食品安全检验检测资源整合

上海市作为我国改革开放的龙头，也率先推进了食品安全检验检测资源整合工作，如今，上海已初步形成了协调统一的资源配置结构，建立了运行高效的食品安全检验检测体系。

首先，上海市对食品安全检验检测机构进行了整合。上海市以现有的国家产品质量监督检验研究院、国家食品质量监督检验中心和市食品药品检验所等重要检验检测机构为基础，整合上海市高校、国家重点实验室，初步形成了布局合理、覆盖全市范围食品生产加工、流通、消费等领域的食品安全检验检测组织网络。

其次，上海市充分整合了检测技术资源及区域人才资源。一方面，上海市致力推进市食品药品检验所及 7 个区域检验检测机构整合，实现技术资源共享，以全面提升市食品检验检测技术水平。另一方面，上海市通过发挥地区性人才与科研高地优势，不断提高食品检验检测和科学研究能力，重点发展了快速、精确的检验检测技术，率先在全国建立了食品安全监管快速检测体系。

最后，上海市还整合了国际性信息资源和检测信息资源。自 2000 年起，上海参照世界卫生组织的要求，在批发市场、大型农贸市场和连锁超市设置了 79 个监测点，每年抽检大量食品，对其中的重金属、药物残留、毒素、各类有害物质、致病微生物等污染物进行监测。至 2006 年年底，监测项目已扩展至 148 项，获得的数据已有数十万个，并形成了污染状况基础数据库和数据分析系统。

（二）江苏省食品安全检验检测资源整合

江苏省的食品加工业和食品流通业发展迅速，发展规模位居全国前列。为保障本省食品产业的持续健康发展，江苏省以现有食品安全检验检测资源为基础，进一步增加资源投入，整合各类资源，逐步形成了重点突出、功能完善、分工明确、实用有效的省、市、县食品安全检验检测体系。

首先，江苏省推进整合了省级检验检测力量。江苏省建成了国家级食品研究实验室近 30 个，能承担食品检验检测的机构有 300 多个，并聚集了南京农业大学、江南大学、江苏省农科院等 20 多家食品大专院校和科研院所。根据现有资源分布特点、工作分工和技术优势，江苏省还通过统一检验计划和检验经费对省级食品安全监管部门的检验检测力量进行整合，在一定程度上改变了检测技术、人员过于分散的局面，整体上提升了省级检验检测能力。

其次，江苏省整合国外先进技术资源，建立了省级食品安全检验检测平台，综合负责省级检验检测工作。2005 年 9 月 28 日，"江苏省食品营养成分与有毒物质量检测中心"在南京揭牌，该检测中心由江苏省理化测试中心与美国化学分析巨头瓦里安公司联手打造，总投资 700 万元。测试中心是江苏省建设食品质量与安全检测平台的关键技术依托单位，主要负责对重金属、农药、兽药与激素残留、非法添加剂等的检测工作，其在食品营养方面的检测技术已处于国内领先水平。如今，检测中心借助与美国瓦里安公司合作建立的实验室和先进的检测仪器，成为全省首屈一指的开放式、社会化公共平台及检测人员培训基地。

最后，江苏省进一步推动了市、县级检验检测资源整合。江苏省在结合各市、县实际，着力加强基层检验资源投入的同时，又要求、倡导各基层政府着手推进基层检验检测资源整合，解决基层检测工作中常遇到的各检测部门职能划分不明、协调不畅的问题。

此外，江苏省还大力推进食品安全检验检测信息资源的整合工作，在全面搜集有效信息资源的基础上，建立了食品安全信息数据库，以畅通各检测机构

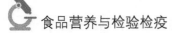

间的信息交流渠道，初步形成了准确、有效、便捷的信息资源共享网络。

（三）江西省食品安全检验检测资源整合

截至 2004 年底，在江西全省，部级、省级、设区市级和县（市）级各层次的食品安全检验检测技术机构约有 240 家，分属省质量技术监督局、省食品药品监督管理局、省粮食局、省农业厅、省卫生厅、省科技厅、省内贸行办、省农科院和江西出入境检验检疫局等部门。近年来，江西省也开始了对分散在各机构中的检验检测资源的逐步整合。

在农产品质量安全检验检测方面，江西省整合全省省级农产品检验检测资源，重点建设了省农产品质量安全检测中心，同时建设了例如省茶叶质量监督检验站之类的多个专业性农产品质检中心。

在食品质量安全检验检测方面，江西省质检局重点加强了对省产品质量监督检测院的资源投入，省质检院通过自筹资金和利用国家技改专项补贴，购置了世界先进检测仪器，引进培养了专业技术人才，建立了微生物实验室，建成了国家果蔬水产肉禽产品综合性质量监督检验中心。同时，设区市级的食品安全检验检测资源也在很大程度上被整合到了区市级食品安全实验室，使实验室的检验检测能力得到了大幅度提高。

三、我国基层食品安全检验检测资源整合的五大典型模式

基层食品安全检验检测资源严重缺乏且资源布局过于分散已成为制约我国食品安全检验检测工作发展的关键因素。目前，我国第一、二级食品安全检验检测机构建设工作已初步告一段落，推进建设第三级检测机构随之被摆上了重要议程。国家食安办将县级食品安全检验检测机构整合工作列为"十二五"期间的 19 个重点规划之一，并列入 95 个须报国务院审批的规划项目，同时将县级食品安全规划列入国家级规划重点。可见，对于我国食品安全监管与检测工作而言，基层食品安全检验检测资源整合，特别是县级食品安全检验检测资源整合，已成为大势所趋。

按照整合方式为划分依据，可将当前我国基层食品安全检验检测资源整合工作分为五种模式，即机制协调型整合模式、挂靠依托型整合模式、分设机构型整合模式、职能归口型整合模式和合五为一型整合模式。

（一）机制协调型整合模式

机制协调型整合模式，也作"1+X 模式"，主要指基层政府通过统一检测计划、统一按检测批次划拨检测经费、统一汇总检测结果等整合机制来整合辖

区内食品安全检验检测资源。

宁波市鄞州区和江苏省苏州市张家港（县级）模式是典型代表。2008 年以前，鄞州区具有食品足够检测能力且通过法定资质认可的检测机构共有 3 家，分别是区农林局下属的区农业信息与农产品质量检测服务中心，区质监分局下属的区质量技术监督检测中心，区卫生局下属的区疾病预防控制中心。多头分散的检测体系造成了设备配置重复，仪器利用率低；检测批次少，难以满足监管需要；信息无法共享，权威性不足等问题。为此，鄞州区按照"严格资质审核、逐步面向社会、实现资源共享、不搞重复建设"的原则，进行了食品安全检测资源整合探索。首先，鄞州区将农产品质量监测服务中心的农产品检测实验室和监督检测中心的食品检测实验室进行整合，建立食品检测中心，两个实验室技术人员合并在一起，将该中心设在质监局，但资产和人员归属原单位不变。在此基础上，区财政再投入 623 万元用于添置食品检测设备和实验室扩建，同时增加 5 名人员编制。其次，鄞州区实行了"五个统一"的检测机制，一是统一制定和下达抽检计划，各部门将编制的年度抽检计划上报区食安办，由区食安办作综合平衡后，统一下达各部门年度抽检计划；二是统一检测项目标准，各检测机构应统一按国家标准、行业标准和地方标准开展检测工作；三是统一核拨和监督使用检测经费，各部门编制的检测经费预算须经区食安办审核，并报区财政部门核定，统一纳入专项资金；四是统一利用和发布检测信息，各检测部门的检测信息由区食安办汇总并统一发布；五是统一配置食品检测设备，由各检测部门向食安办提出设备更新申请，食安办负责统一配置。最后，为保证检测信息发布的及时性、通畅性，鄞州区建立了食品检测网络平台，将统一检测数据录入"宁波市食品安全检验检测信息共享系统"。

机制协调型整合模式下，基层的食品安全检验检测工作仍由多个检验检测机构分别负责，但通过运行统一的检测计划制定机制、经费划拨机制、信息沟通机制，基层政府建立起了各机构间的合作互通关系，在一定程度上实现了对各机构检测工作的整合。然而，在实际工作中，由于基层检验检测机构仍旧较为分散，且各机构的性质与人员、经费隶属关系并未改变，这使得检测机构及其人员不服从统一协调、检测工作交叉重复等现象仍时有发生。

机制协调型模式主要实现了不同检测机构间的检测资源互通，但各项检测资源的归属关系与整体布局情况仍未得到根本改变。可以说，在五大典型模式中，机制协调型模式对食品安全检验检测资源的整合幅度相对较小。

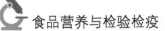

（二）挂靠依托型整合模式

挂靠依托型整合模式主要指在原有的某个检验检测职能机构加挂基层食品安全检验检测中心牌子，以该机构为依托整合检验检测资源，让该机构承担全过程的基层食品安全检验检测任务，在保留该机构原有检测资源的基础上，由基层财政负责补充投入新的检验检测设备和经费，并增加检测技术人员。但区域内其他检验检测机构仍然保留原有资源、履行检测职能。

湖南省部分县采取的检验检测资源整合模式是挂靠依托型半整合模式的典型代表。湖南省部分县依托县级疾病预防控制中心，通过在疾控中心加挂"县食品安全检验检测中心"牌子的方式，将县级食品安全检验检测资源整合入疾控中心。

一般而言，我国基层疾病预防控制中心需要负责开展病原微生物常规检验和常见污染物的检验检测，并承担卫生行政部门委托的特定检验检测任务。这使得基层疾控中心的实际检测工作常常与基层食品安全检验检测工作相交叉。

基于此，湖南省部分县开始将疾控中心的检验检测职能与县级食品安全检验检测职能整合起来，将县级食品安全检验检测资源统一投入疾控中心，实现疾控中心与县食品安全检验检测中心合署办公。各县政府负责投入经费补充疾控中心的食品安全检验检测设备，并向各疾控中心增加食品检测技术人员 12～15 人。

挂靠依托型模式将某一个检测机构的检测资源与新投入的食品安全检验检测资源相整合，在一定程度上增强了该机构检测工作的资源基础，提升了机构检验检测技术水平。但这一模式并没有对原有体制下其他检测机构的职权和检测资源进行清理，因此，挂靠依托型模式下，不同检验检测机构间职能冲突、工作内容交叉的现象仍普遍存在。

总体来看，挂靠依托型模式没有真正实现对检验检测机构的整合，其对基层检验检测经费、设备、制度、人员、信息的整合也不完全。

（三）分设机构型整合模式

分设机构型模式即在原有的检验检测组织框架之外，直接新建一家检验检测机构，基层政府集中向新建机构投入经费、设备、人员等各项检测资源，全新的检测机构被赋予了明确的检测任务，可对检测对象实行"全过程"检测。同时，其他检验检测机构仍然掌握原有检测资源，继续履行检验检测职能。

山东省威海市乳山市（县级）模式是典型代表。为了解决辖区内农副产品检验检测资源过于分散、检测工作"分段监管"、各部门面临合作及协调程度低等问题，乳山市新建了农副产品质量监督检验中心，该检验中心主要承担对农产品水质、土壤的检测任务，并对农副产品的前期投入、种植过程、产品加工和成品出厂等环节实行全过程追溯。但需要强调的是，原有的农副产品检验检测资源分散在诸多基层检测机构中的局面并没有改变，在乳山市农副产品质量监督检验中，开展检验检测工作的同时，其他检测机构的职能没有发生改变。

乳山市农副产品质量监督检验中心总投资3 250万元，中心占地面积6 461平方米，实验室面积2 279平方米，拥有万元以上仪器设备52台套，总价值1 000余万元，其中10万元以上仪器18台套。现有专业技术人员38人，中级以上职称26人，均为本科以上学历，且常年从事检验工作的人员。目前，该中心可对179种产品进行检验检测，可覆盖辖区内所有的农副产品和农业投入品。整个检测中心主要由业务受理大厅、计量区和核心检测区组成，核心检测区的各个实验室均配备了国际和国内先进的检测仪器。

检验中心实行全环节、全过程的检验检测工作，不仅从源头上保障了农副产品的质量安全，也在一定程度上放大了农产品的品牌效应，有利于扩大农产品的出口规模。但是，其他检测机构仍然保留原有职能，也为乳山市农副产品检验检测工作的进一步发展埋下了隐患。

分设机构型模式是对基层食品安全检验检测经费资源、设备资源、制度资源、人员资源和信息资源的不完全整合。

（四）职能归口型整合模式

职能归口型整合模式即新建一家检验检测机构，原有检测部门的职能统一归日新建机构，原部门不再行使检测职权，且原本分散在各检测部门的经费、设备等资源也全部整合到新机构之中，由新建机构按照相应制度标准，全权负责开展"全过程"的基层食品安全检验检测工作，统一发布检测信息。但是，新建机构中来自原相关部门的检测人员仍归原部门管理。

宝鸡市（地级市）模式是典型代表。宝鸡市在原药检所基础上，将市农业、水产、质检、工商、盐务等检测机构职能、原有设备全部整合到新建的食品药品检验监测中心，但来自各部门的检测机构的人员人事及劳资关系仍归原部门管理。在县级设立快检中心，宝鸡市编办发文从县级相关部门划出编制，每县落实12~15人成立农产品质量安全检验监测站，将质监、工商、卫生等部门快速检验机构纳入，并在乡镇设立检验监测室。

职能归口型整合模式基本完成了对检验检测机构、经费、设备、制度、信

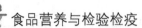

息资源的整合，扭转了基层检测机构过多的局面，能够有效解决以往各检测部门间职能冲突、设备冗余、技术水平低等问题。但是，该模式却忽视了对人员资源的彻底整合，导致新建机构的检测工作运行与人员管理无法实现统一，使检验检测工作难以真正落到实处。

（五）合五为一型整合模式

合五为一型整合模式，亦为彻底整合模式，即是对所有检验检测资源进行全方位、彻底性整合的模式。具体而言，就是新建一家独立的检验检测机构，将原相关部门的所有检测经费、设备资源全部整合入新机构。整合后，由新机构按照相应制度标准，独立完成对所有食品的"全过程"检验检测工作，统一发布检测信息，原有职能部门不再拥有任何检验检测资源，无需承担任何检验检测工作，被整合入新机构的工作人员的人事及劳资关系也都转归新机构管理。目前为止，浙江省台州市三门县是全国唯一推行彻底整合模式的基层地区。三门县政府单独组建了专业的食品检测机构——三门县食品检验检测中心，把原来分散在农业、海洋渔业、质监、工商、卫生等部门的食品定量检测职能、检测设备、检测人员都整合在一起，并划入检验检测中心，同时，通过统一检测计划、统一划拨经费、统一汇总检测结果等方式来推动检测中心的运行。而农业、海洋渔业等部门不再承担原有的检验检测任务，也不享有检验检测经费支持。三门县政府称其资源整合模式为"合五为一"模式。

合五为一型整合模式建立了唯一的基层检验检测职能机构，并通过该机构实现了对同级检测经费、设备、制度、人员与信息资源这五类资源的彻底整合。与前四种模式相比，该模式有利于彻底厘清各食品安全部门间的职能关系，消除各部门间冲突，并真正解决我国基层食品安全检验检测资源严重缺乏且布局过于分散的问题。但由于彻底整合涉及利益部门众多，因而要在全国各基层推广这一模式，难度较大。

第三节　我国食品安全检验检测资源整合的支撑系统

推进食品安全检验检测资源整合，有助于避免部门之争，维护公共利益；有助于明晰公共产权，提升检测效率；有助于优化资源结构，增强检测能力。全面整合检测职能机构、经费、设备、制度、人员、信息等资源，已成为未来世界各国食品安全检验检测工作发展的主流趋势。在这一形势下，要全面推进我国各级检验检测资源整合工作，必须着眼于我国实际，深入分析各级检测资源整合的发展困境，并有针对性地构建多维度配套支撑系统。

一、我国食品安全检验检测资源整合的发展困境

整合食品安全检验检测职能机构，即在各级设立"统一、权威、高效、全过程"的检验检测机构，在国家级层面及各省、市、各县。都由唯一的检测机构负责本级的所有食品安全检验检测任务，改变检测机构繁多、检测工作混乱的局面，同时，建立起各级检测机构间自上而下的垂直管理关系。整合食品安全检验检测经费资源，即将原本分散在同级诸多机构内的检测经费资源全部集中，由各级财政或相关部门统一核算、管理和划拨，实行"一个口子"投入，以最大化提高检测经费利用效率。整合食品安全检验检测设备资源，即将分散在各级原有检测机构中的设备整合到统一的检测机构之中，由统一检测机构集中利用，或推行同级、上下级检测机构间的设备共享，解决各级检测设备重复配置、县级检测设备质量偏低的问题。整合食品安全检验检测制度资源，即解决不同检测制度间内容冲突问题，形成完善、全面、系统的各级检验检测制度框架。整合食品安全检验检测人员资源，即实行各级检验检测工作人员归口管理，由各级统一的检测机构全权负责管理机构内工作人员的人事及劳资关系。整合食品安全检验检测信息资源，则是推动实现各级检测部门间、检测部门与监管部门间、检测部门与消费者间的信息共享与交流，通过统一发布检测信息，解决以往各检测部门间信息"多头"和"无序"发布的问题。

2000 年以来，随着我国食品安全问题频繁发生，各级食品安全检验检测职能机构"各自为政"的矛盾日益突出，国家相关部门、省级部门及各级政府纷纷开始了对食品安全检验检测资源整合的实践探索。然而，目前我国各级食品安全检验检测资源的整合程度仍旧偏低，且资源整合工作并没有取得应有效果，特别是在基层地区，基层政府的资源整合工作始终徘徊不前。当前，我国各级检测资源整合工作面临的发展困境可归纳为 6 个方面。

（一）组织机构设置不完善

从部门利益理论的视角看来，分级设立统一的检验检测机构，无疑可以避免各检测部门间的利益冲突，降低检测部门被食品企业"俘获"的可能性。但是，在食品生产商提供的利益诱惑足够大的条件下，统一的检验检测机构也可能出现被巨大利益"俘获"的情况。因此，保证食品安全检验检测资源整合工作的高效推进，不仅需要分级设立统一的检验检测机构，还需设置相应的

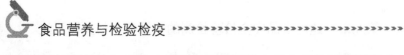

综合辅助协调机构。目前，我国各级都还缺少配套机构对资源整合工作进行综合监督和业务指导，以致整合后检测机构行为变异问题时有发生。

另外，我国各级食品安全检验检测职能机构主城区分布多、偏远县区分布少的情况也制约了我国基层检测资源整合工作的整体发展。

（二）财政经费支持不充足

充足的财政经费投入能够为食品安全检验检测资源整合工作提供强大的推进动力。目前，我国各级食品安全检验检测工作经费都由食品安全监管部门按照年度计划自主划拨，专项资金投入少，而检测资源整合工作更是没有专项经费支持，这大大制约了我国各级检测工作及资源整合进度。此外，我国检验检测资金的纵向分布也极不平衡。国家级、省级检验检测工作经费投入与基层检测工作的经费投入差距过大，基层检验检测资金严重短缺，这在一定程度上削弱了我国基层地区推进资源整合工作的能力，但基层检验检测资源整合又是实现我国各级检验检测资源全面整合的必要保障。目前，我国各县普遍存在检测中心以租代建的形式和建设资金不足的问题，这将会影响食品安全检验检测资源整合工作的长远发展。

（三）设备配置方式不合理

检测设备的先进程度决定了检测范围的大小和检测水平的高低。推进各级食品安全检验检测资源整合，有利于最大化地集中同级检验检测经费，以购买到更为优质的检测设备。但这并不代表实现资源整合就一定能优化检测设备的配置结构，还需要构建科学的设备配置系统。

目前，我国国家级检测机构与省级检测机构所拥有的检测设备价格相对高昂，检测技术相对先进，种类较为丰富。但是，由于国内检测设备研发水平整体较弱，国家级和省级机构的高端检测设备一般都从国外进口。这不仅增加了检测机构的成本，也提高了我国食品安全监管的对外依赖度。而在我国各市、县级的检验检测机构中，又普遍存在检测设备购置渠道少、设备老化严重、设备数量及种类少及设备质量相对较差等情况，致使基层检测机构检测技术落后、检测水平低、检测能力弱，检测结果缺乏权威性，严重影响了我国基层检测资源整合工作功能的有效发挥。

（四）配套制度标准不健全

一方面，我国缺少相关的法律法规来保障各级检验检测资源整合工作的运行，由于缺少法律依据，各级原本掌握一定检验检测职能的部门出于自身利益考虑，往往不愿意配合整合工作。在经济越发达、检测机构分布越多的地区，推进检测资源整合工作的难度则越大。并且，国家、省市政府没有正式明确基层政府每千人食品检验批次和人员配备等制度规范，特别是县级食品药品监督体制改革尚未到位，致使检验机构具体职责、人员编制和内设科室等难以落实。

另一方面，我国现有的食品安全检验检测制度与标准设置混乱，不同的检验检测相关制度与检测标准间交叉重叠、内容冲突的现象甚为严重，这无疑增大了我国各级检测资源整合工作的难度。

（五）专业人才供求不平衡

随着社会进步和时代发展，检测方法不断更新，检测设备不断推陈出新，食品安全检验检测工作对检测人员的业务素质和知识水平的要求也不断提高。对于食品安全检验检测资源整合工作而言，要在各级设立统一的检测机构，保证机构的权威性，需要配备专业化的人才队伍。

虽然，我国各级食品安全检验检测机构的人员结构日益呈现出高素质化、专业化的特点。但是，这些专业人才的总体规模偏小，难以满足我国检测工作未来发展的需要；且大部分紧缺型技术人才都集中在国家级、省级检测机构当中，往往又不愿意到基层地区发展，这造成我国基层检测机构的专业人才严重短缺，阻碍了基层检验检测与资源整合工作的科学、高效开展。

（六）网络信息系统不成熟

网络信息系统是建立在各检验检测机构之间、检验检测机构与监管部门之间以及检验检测机构与食品企业、公众之间的信息共享、传输系统。在网络技术不断发展、电子办公系统高度普及的时代背景下，构建网络信息系统成为推动食品安全检验检测信息整合、保证检测信息得到充分有效应用的重要途径。

检验检测机构与政府食品安全监管部门间的信息共享、传输是指导双方开展工作的信号灯。检测机构与食品生产、加工、流通企业间的信息传输是实现食品企业规范发展、主动自律的推动力量。检测机构与公众间的信息、传递是充分保障消费者知情权、监督权，提升各地区乃至全国食品消费信心的必要前提。

但是，目前我国各级检测工作都尚未建立起电子化的信息管理平台，政府部门与公众之间的信息沟通往往呈现的是政府向公众"单向公布"的状态。在各级食品安全检验检测工作中，公众无法主动了解到各级食品检测信息，公众对检测工作的监督权没有得到充分保障。同时，整合后各级统一的检测机构只负责本级的食品检测工作，检测结果应反馈给农业、工商等监管执法部门，而我国现缺乏不同部门间的数据库共享系统，这也使得各监管部门难以及时接收和有效利用检测结果。

二、我国食品安全检验检测资源整合的支撑系统

要真正突破我国各级食品安全检验检测资源整合的发展困境，实现从中央到地方各级食品安全检验检测资源的高度整合，就必须结合我国实际，借鉴国外先进经验，深入分析各级食品安全检验检测资源整合工作的实际需求，构建多维度的配套支撑系统。

（一）构建食品安全检验检测资源整合的职能机构系统

1. 分级确立综合监督协调机构

在国家级层面，目前，我国已建成了食品药品监督管理局，负责对我国的食品安全工作进行综合监督。因此，建议由食品药品监督管理局承担监督食品安全毒理学审查评价中心的任务，以确保评价中心的检测工作"合理、合法、合程序"运行。

在省级层面，可以由省、直辖市政府负责监督省级检验检测机构的检测工作，但前提是要保证省、直辖市政府与检测机构间不存在隶属关系和利益关系。

在市、县级层面，可以由县政府综合负责监督协调市县级食品检验检测中心的工作。

2. 分级培育、发展社会检测机构

通过梳理发达国家的食品安全检验检测体系建设经验，不难发现，美国、欧盟等国家或地区都很重视对政府系统外的社会检测资源的整合。

高校科研单位、社会中介检验检测机构及企业内部检验检测机构等社会检测机构是对官方检验检测机构的补充，有利于增强一国或一个地区的整体检验检测能力，强化食品安全检验检测的严密性，清理检测盲点，缓解我国各级食品安全检验检测职能机构横向分布不均衡所造成的负面影响。

然而，我国现有的社会检测机构检测力量还很薄弱，技术水平普遍偏低，能发挥的作用极为有限。因此，既需要分级培育社会检测机构，也需要保证各级社会检测机构能够充分发挥作用。

在分级培育社会检测机构方面，由于不同层级的检验检测工作对检测机构的要求不同，因此，要结合各级检测工作的需要，有针对性地培育、扶持不同规模、不同检测能力、不同地域的社会检测机构。

在确保社会检测机构充分发挥作用方面，应通过资质认定、项目合作、委托检测等方式赋予社会检测机构一定的资质与职能，将技术水平高、信誉良好的社会检测机构纳入各级检验检测体系，鼓励其积极参与各级食品安全检验检测。

（二）构建食品安全检验检测资源整合的资金保障系统

1. 加大资源整合专项资金投入

建议各级财政每年都划拨出一定的食品安全检验检测资源整合专项资金，并根据实际工作需求，适时加大资金投入。

由于我国各级食品安全检验检测工作经费都由政府部门承担，造成了财政负担和资金缺口过大的局面，因此建议积极引导各种企业和社会资本的资金投入，并将这部分资金也纳入检验检测专项资金，构建"以政府预算资金为主导、企业和社会资本为补充"的资金保障系统。

2. 平衡配置各级检验检测资金

针对我国国家级和省级检验检测工作的经费投入与基层检测工作的经费投入差距过大，基层检验检测资金严重短缺的情况，要致力推进我国各级检测资金的平衡配置。建议对我国各级检验检测资源整合工作的实际经费需求进行深入调研，根据调研结果，科学调整我国检验检测资金投入结构，对基层工作给予一定的资金倾斜，以改变我国检验检测经费纵向分布不平衡的局面。

（三）构建食品安全检验检测资源整合的设备配置系统

1. 拓宽检测设备配置渠道

一方面，要注重提升我国的检验检测设备自主研发能力。通过扶持国内相关科技企业、鼓励有条件的检验检测机构进行自主研发，并利用"产—学—研"的集聚效应，推动相关科研单位的发展，提升国产检验检测设备的质量。同时，要加强对各类检验检测设备的技术认证，保证国产检测设备的科学性、权威性。在国产和进口检测设备质量相差不大的情况下，各级检测机构应着重购置国产检测设备。

另一方面，要特别重视拓宽基层检验检测机构的设备购置渠道。针对基层检验检测机构设备购置渠道少、高端设备严重缺乏、检测设备难以覆盖食品从生产到销售全过程的情况，上级相关部门要为基层检验检测机构提供一定的购置建议，并鼓励基层政府领导基层检测机构主动寻找多个供货方，经过对比分析，确定技术水平高、设备种类全、价格相对低、信誉良好的合作方。

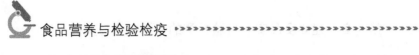

2. 按需配置各级检测设备

本质上讲，检验检测设备的配置计划应根据检测机构自身的检测需求来制定。国家级检测机构、省级检测机构与市县级检测机构间的检测对象、检测范围、检测项目都有所差异，因而他们在检测设备配置规模、设备种类、设备检测能力等方面的需求也有所不同。因此，要在保证各级检验检测设备配置相对充足的前提下，按照各级需求，有所差异地配置检测设备。

建议在各级检验检测机构系统内设立统一的设备采购部门，由各级采购部门根据本级检验检测机构的实际需要来确定检测设备配置计划，并统一负责完成该级检测设备的购置任务。

3. 加强检测设备配置审批

要保证各检验检测设备得到充分利用，仅仅依靠各级检验检测机构是不够的。出于部门利益的考虑，检测机构可能会选择夸大设备需求来获取更多的资金支持。因此，建议加强检测设备配置审批，设立独立于各级检验检测机构之外的设备配置审批部门来对各级检测设备配置计划加以进一步监督。各级设备配置审批部门可以建立在同级检测机构的监督部门之中。

例如，可以在食品药品监督管理局设立国家级食品检验检测机构设备配置审批部门；在各省、直辖市政府下设省级检验检测机构设配置审批部门；在市、县级政府下设基层设配置审批部门。通过部门调研和有关专家小组审核设备购置的必要性来保证设备资源的合理布局。

（四）构建食品安全检验检测资源整合的制度支撑系统

国外食品安全检验检测的成功经验表明，完善、严格、系统的食品安全检验检测制度体系是有条不紊地推进食品安全检验检测资源整合工作的重要保障。

要推进我国各级食品安全检验检测资源整合工作，需要从法律法规和检测标准两个层面入手，构建食品安全检验检测资源整合的制度支撑系统。

1. 系统梳理食品安全法律法规

食品安全相关法律法规在总体上决定了各级食品安全检验检测资源的配置结构。面对各项相关法律法规间相互冲突的情况，我国必须借鉴发达国家经验，对现行的食品安全法律法规体系进行系统梳理。

首先，彻底梳理出各项法律法规间相互冲突的内容，找出检测资源配置混乱的根源；其次，通过深入、科学的比较分析，明确最适合我国检验检测工作实际的检测资源配置结构；最后，根据梳理出的内容和科学分析结果，采取

"合、删、改"的方式，系统调整现有法律法规，从制度层面明确划分各项检验检测资源。

2. 研究、出台保障性法律法规

食品安全检验检测资源整合工作会涉及各级农业、工商、质检等食品安全监管部门的既得利益，如果没有权威性、保障性的法律法规作为后盾，整合工作必然会遭遇强大阻力。因此，要尽快研究、出台食品安全检验检测资源整合工作的保障性法律法规。

在国家法律法规层面，要保障在各级统一设立的食品安全检验检测职能机构的合法性，为食品安全检验检测资源整合工作留足制度空间。同时，还应对检测工作的经费投入、设备配置、人员管理等内容作出保障性规定，为资源整合工作提供全面的法律依据。当在全国范围内推广资源整合工作的条件足够成熟时，可以颁布《中华人民共和国食品安全检验检测资源整合法》及整合工作实施条例等，为资源整合工作提供强大保障。

在地方性法规层面，要以相关法律为基准，出台《食品安全检验检测实施细则》《食品安全检验检测资源整合实施办法》《促进食品安全检验检测社会中介机构发展条例》等法规、政策，为地方食品安全检验检测资源整合工作提供更为具体的保障与指导。市、县级地区也应依据省级法规、政策的规定，制定整合工作方案，推进工作运行。

3. 加快健全检验检测标准体系

（1）加快对各级食品安全检测标准的梳理。由国家质监总局牵头，联合卫生部、农业农村部、工商部等有关部门，组织开展对现行国家标准、行业标准、地方标准的梳理，解决标准间交叉、重复、矛盾的问题。

（2）构建覆盖整个供应链的食品安全检测标准体系。综合考虑食品安全控制的需求、国外食品安全标准的特点，以及我国各级食品安全标准的现状，依据"提高食品安全标准的通用性，减少特定食品安全专用标准"的原则，对重要食品安全限量标准、食品检验检疫与检测方法标准、重要食品的安全控制标准及食品市场流通安全标准等进行全面完善。

（3）加强食品安全标准的基础性与科学性研究。通过市场调研，争取企业和公众参与，进行检测标准验证等方式，提升检验检测标准的科学性。

各省、各市县在充分遵循国家级检验检测标准体系的基础上，可根据实际需求制定更为细化的检测标准。

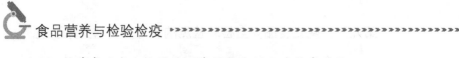

（五）构建食品安全检验检测资源整合的人才培育系统

1. 加强检测系统内部人才队伍建设

（1）提高食品安全检验检测准入门槛。建立和完善食品安全检验检测专业资格考试与认证制度，提高准入门槛。各级检测机构的检测岗位应聘者，都必须持有相应等级的食品安全检验检测资格证。同时，有关部门还要认真做好定期认证工作。

（2）要完善岗位培训体系。各级检测机构都必须对在岗检测人员进行定期的、全方位的职业、技术培训。尤其要注重对市、县级检验检测机构检测人员的在岗培训，不断提高他们的业务素质和检测水平。

（3）要优化对各级检测人才队伍的管理。在加强人才培养的基础上，积极探索适用于不同级别的有效的检测人才管理措施，强化人员中的竞争机制，并扩大用人视野，挖掘内部人才的潜力，使人才队伍能够最大化地发挥积极性和创造性。

2. 加强检测机构外部技术人才培育

一方面，在全国各地有条件的高等院校设立食品检验检测专业，并注意划分培养层次（如区分博士、硕士、本科、专科、高职），培养各级食品安全检验检测后备技术人才，确保食品安全检验检测人才的持续供应。对此，要鼓励有关高校在准确把握国内外食品安全检验检测专业人才现状和用人取向的基础上，进行培养机制创新，加强学科与专业建设，确保人才培养的质量。各级检验检测部门也应与高校形成合作互动关系，为人才培养工作提供建议和必要支持。

另一方面，要注重对科研院所和食品生产加工企业中的检测人才培育，推动他们成为我国各级检测系统内部人才队伍的重要补充力量。

3. 引导高端检测人才投身基层工作

针对我国基层检测机构的专业人才严重短缺的情况，一方面，要加强基层地区的检测人才培育；另一方面，也要引导高端检测人才投身基层的检验检测工作。

建议对赴基层检测机构工作的高端技术人才采取一定的激励性措施。例如，在物质上，给想在基层检测机构工作的高端人才提供比省级检测机构更为优越的薪酬待遇和工作补贴；在精神上，定期举行国家级、省级的先进检测工作人员评选，并在评选中优先考虑基层检测机构的检测人才，同时对在基层工作的检测人才进行重点宣传；在发展机会上，适度地为高端检测人才设置职业

"绿色通道"，对于技术水平高、工作成绩特别突出的高端检测人才，可以给予重点提拔。

（六）构建食品安全检验检测资源整合的网络信息系统

1. 建立检测信息采集与加工机制

各级检验检测机构全面负责本机构检验检测信息的采集与加工工作。

在进行检测信息采集与加工时，首先要分级编制检测数据汇总表。通过分析国外做法、结合各级检测机构实际工作需求，明确各级检验检测工作所需要采集的检测数据，并对这些数据进行系统梳理和分类，制定适宜各级检验检测机构的检测数据汇总表。各级检测机构完成检测任务后，根据既定格式，将检测信息填入数据汇总表中，以便后续信息加工工作的开展。在此基础上，我们还要深入加工检验检测数据。各级检验检测机构应组织机构内分管不同类别检测工作的负责人和有关专家，结合消费者、食品生产加工企业、食品经营者和农民的意见，根据食品安全检验检测信息本身的特征，对检测数据汇总表所呈现的数据信息进行整体评估和深入加工，将检测数据转化为能够直接表示检测结果的信息。

2. 全面开发检验检测信息数据库

以互联网为载体，全面开发食品安全检验检测信息数据库，是实现检验检测工作相关主体多方信息共享的有效方式，更是强化食品安全检验检测信息综合利用的内在要求。

因此，应该彻底整合当前我国各级检验检测信息，统一各机构的检测信息形式和信息内容，开发我国检验检测信息数据库系统，由统一的监管部门负责管理、维护，通过对信息的电子化、网络化，辅以客观、及时的信息发布机制，保证食品安全检验检测信息的即时传递和充分共享。各级监管部门也可以通过信息数据库实现对检验检测活动的电子监管，并为其提取监管工作所需要的检测信息提供依据，以此推动检测信息得到有效利用。

同时，食品安全检验检测信息数据库还应向食品生产加工企业与公众开放，将数据库中的检测信息同步在官方网站上公布，使食品企业与公众能够方便地登录网站了解检测信息。通过信息上网，使食品企业能够方便掌握食品安全标准，规范自身的食品生产加工行为；使消费者能够方便获取食品安全信息，提升其食品消费信心。此外，还可通过对数据库信息的分析，向公众提供消费建议，定期推荐安全性高的食品，引导公众的食品消费行为。

3. 开辟网络系统的信息反馈渠道

为充分发挥公众在食品安全检验检测工作中的监督作用，应在官方网站设立专门版块，让公众能够进行留言咨询，相关检测机构或监管部门须对公众留言进行定期反馈，为实现公众与食品安全检验检测机构间的"双向互动"开辟渠道。

不论是从国外的食品安全检验检测工作发展情况来看，还是从我国各级检测工作的发展路线来看，都可以断言，食品安全检验检测资源整合是大势所趋。但是，由于我国食品安全"分段监管"体制的历史较长，整合工作会牵涉大量部门和人员，因此，实现我国各级食品安全检验检测资源的彻底整合绝非易事，需要循序渐进地长期推进。

县级食品安全检验检测工作是我国检验检测工作的基础，与百姓生活的关系最为密切，直接影响着我国人民的身体健康。然而，相比于国家和省级的检验检测工作，实现县级食品安全检验检测资源整合的难度相对较小。因此，应首先着眼于县级层面，推动各县实现食品安全检验检测资源的彻底整合。对此，建议将三门县作为试点，从国家和省级层面给予一定的制度支持，帮助探索和总结县级检测资源彻底整合的最优路径，确保切实可行后再在全国各县进行推广。全面完成县级检测资源整合后，再由下而上地开展省级、国家级的资源整合工作。

参考文献

卞爱红 . 2017. 食品中致病性微生物污染及食品安全研究［D］. 齐鲁工业
　　大学.

蔡松 . 2017. 天津市食品安全监管问题研究［D］. 天津财经大学.

陈训建 . 2004. 中国食品卫生监管问题与对策［J］. 粮食加工（1）：6-8.

高旭 . 2017. 淮安市食品安全监管研究［D］. 大连海事大学.

郭聪，杨凌 . 2017. 基层食品安全监管研究［D］. 西北农林科技大学.

胡鹏 . 2012. 中国食品安全合作规制问题研究［D］. 西南政法大学.

解全明 . 2017. 进口食品安全监管存在的问题与对策研究［D］. 深圳大学.

康建华 . 2016. 我国地方政府权力清单制度建设中的问题与对策［D］. 吉
　　林大学.

李平 . 2014. "大部制"改革视角下食品安全监管问题研究［D］. 西北农
　　林科技大学.

李书勇 . 2011. 治理背景下的问责制研究［D］. 吉林大学.

刘鹏，张苏剑 . 2015. 中国食品安全监管体制的纵向权力配置研究［J］.
　　华中师范大学学报（人文社会科学版）（1）：28-34.

刘雁鹏 . 2013. 日本食品卫生监管体系概览［J］. 中国质量技术监督（8）：
　　82-83.

刘悦 . 2016. 我国《食品安全法》的监管权限漏洞分析［J］. 法制博览
　　（7）：113-114.

柳金花 . 2017. 论我国食品安全风险预防法律制度的完善［D］. 深圳大学.

逯文娟 . 2013. 食品安全监管大部制改革探索未来新发展［J］. 食品安全
　　导刊（5）：18-20.

苗泉，徐逢昌，王桂 . 2008. 对农村流通领域食品卫生监管模式的探讨
　　［J］. 中国农村卫生事业管理（7）：547-548.

乔德清，陈阳飞 . 2008. 强化食品卫生监管促进校园和谐发展［J］. 政府
　　法制（22）：57-58.

桑学成，周义程，陈蔚 . 2014. 健全权力运行制约和监督体系研究［J］. 江海学刊（5）：211-218.

孙昊，张炜炜 . 2015. 食品安全多部门监管机制研究［J］. 学理论（1）：155-157.

王彩霞 . 2011. 地方政府扰动下的中国食品安全规制问题研究［D］. 东北财经大学.

王坤 . 2011. 公共危机管理的多元共治模式研究［D］. 河北大学.

王路 . 2016. 论食品安全监管中的政府责任［J］. 法制与社会（5）：216-217.

王小敏 . 2014. 从食品安全的角度出发对食品卫生监管的挑战分析［J］. 食品安全导刊（23）：36-37.

王焱 . 2017. 我国食品安全监管体制研究［D］. 天津大学.

温媛琳 . 2017. 河源市食品安全监管问题研究［D］. 仲恺农业工程学院.

徐子涵，徐加卫，郑世来，等 . 2016. 浅谈我国食品安全政府监管的法律责任追究制度［J］. 中国调味品（1）：152-155.

闫谨 . 2016. 食品安全监管模式研究［J］. 现代食品（3）：90-91.

张锋 . 2008. 我国食品安全多元规制模式研究［D］. 华中农业大学.

张磊 . 2014. 中国食品安全监管权配置问题研究［D］. 复旦大学.

张明博 . 2017. 湖北省农产品质量追溯系统的分析与设计［D］. 湖北工业大学.

张如 . 2017. 新建隧道近距离上跨既有隧道段爆破振动控制技术研究［D］. 长安大学.

张世忠 . 2012. 浅析食品卫生监管工作中存在的问题［J］. 经济师（9）：44.

张晓伟 . 2016. 浅谈食品营养与食品卫生监管并重应对食品安全"双重挑战"［J］. 中国农村卫生（24）：10-11.

赵欢 . 2012. 多中心理论视角下我国食品安全监管主体研究［D］. 湖南师范大学.

郑靖 . 2015. 食品安全监管大部制改革与现行法律冲突问题研究［D］. 广西大学.

郑敏强 . 2016. 从食品安全的角度分析食品卫生监管的挑战［J］. 食品安全导刊（30）：30.

郑晓莹.2012.四位一体食品安全监管模式研究［D］.江西师范大学.

质检总局承接食品卫生监管［J］.商品与质量，2005（1）：8.

卓佳.2015.多元共治理论下我国保健食品安全监管模式的研究［D］.云南大学.

邹子奇.2013.公共治理视阈下食品安全监管探析［D］.内蒙古大学.